森岡周 著
発達を学ぶ
人間発達学レクチャー

協同医書出版社

装幀……岡　孝治

はじめに

　「人間らしさ」とは何か？といわれて真っ先にあがるものは何でしょうか？「二足歩行にて移動すること」「手を使って道具を操作すること」「新しい道具を開発すること」「言語を使ってコミュニケーションをとること」「複雑な感情をもっていること」「文化・文明を築くこと」「社会システム・ネットワークを形成すること」など、いろいろあがってくると思います。

　こうしたさまざまな人間がもつ機能や能力をまとめると、人間としての「姿勢・動作・行為」、人間としての「認知・知性」、人間としての「感情・社会性」の3つに概念化されます。人間の発達の程度を評価する際に、現代ではさまざまな検査表や評価スケールが用いられていますが、それらには若干の相違（対象年齢や小項目）はあるものの、そのコンセプトはおおよそこの3つに絞られます。すなわち、人間らしく発達するためにはこれら3つの要因が欠かせないというわけです。

　こうした人間らしい機能や能力は、ヒト遺伝子に基づいた遺伝的要因、そして、生後自らの身体と脳が環境（外界）と相互作用し、記憶ならびにその更新作業を通じて発達していく環境的要因の両方が関連することで獲得されていきます。

　人間らしさを象徴するこのような機能・能力の発達は、それぞれが独立して起こるわけではありません。たとえば、二足歩行の獲得は道具や食物の運搬のために手を自由にさせます。手の機能の発達は行為の自由度を増加させました。道具をなめらかに操作することは利き手を生み出すことになり、利き手は左右脳の側性化をつくりました。すなわち、右半球と左半球の機能的差異の出現です。周知の通り、右利きの人間は主に左半球に道具操作の概念形成や言語に関連する機能があることがわかっています。道具操作の伝達のためには、シンボル化されたコミュニケーションが必要になります。種を保存していく意識を発端に先祖から受け継ぐ道具操作の概念は、他者コミュニケーションによって引き継がれていきます。それはボディーランゲージや表情伝達から始まり、最終的には言語化にまで発展してきました。言語の発生はコミュニケーションだけでなく、内言に基づく自己の行動シミュレーションにまで発展し、それにより道徳的行動や知能に基づいた行動がとれるようになり、秩序だった大きな社会を形成するにまで至りました。また、二足歩行という手段を用いて手で物を運ぶという行為は「他者のため」「社会のため」にという意識を生み出しました。すなわち、「待つ」仲間に対して食物を運搬することで報酬を分け与えるという利他的行動や親切心といった社会的能力を形成していくわけです。さらには、その親切心は信仰心にもなり、先祖を道具を用いて奉ったり、いわゆる「拝む」という行為もつくりだしました。このように人間らしさを形成する「姿勢・動作」「知性」「社会性」はそれぞれがまったく独自の発達を遂げるというのではなく、互いに影響し合いながら発達します。それを可能にさせたのが個人の脳の形成・発達です。脳にはさまざまな領域があり、機能分化がはかられていますが、それらは互いにネットワークを形成し、影響し合っています。現に、言語と道具操作は共通の神経基盤を利用したりします。

人間発達はまさに機能が分化していったり、それらが統合されたりと、神経ネットワークの収束、発散システムを利用しながらつくられていきます。本書は、人間発達学の教科書を意識して、第1部を「姿勢変換および動作のシークエンスとして観察する方法」、第2部を「知性の生成のプロセスとして観察する方法」、第3部を「自己形成と社会性の獲得のプロセスから観察する方法―ライフサイクル論―」とし、「姿勢と運動」「認知と知性」「情動と社会性」といった人間らしさの発達をそれぞれ解説した後、それらがどのように関連し合って発達しているか、第4部に「観察結果のマトリクス的統合―発達を複眼的に捉える思考法―」と題して、第1部から第3部の内容をある事象などからまとめるといった構成になっています。このような構成の意図は、近年、発達障害をスペクトラム様として捉えるべきであるという視点を組み入れたものになっています。本書を読み進めるにあたって「人間らしさ」とは何か？を考えていただき、さまざまな人間らしい機能・能力が実は生活の中で関連し合っていることに気づいていただければと思います。

2015年4月

森岡　周

目　次

はじめに

第1部　姿勢変換および動作のシークエンスとして観察する方法　001

1　背臥位から観察する運動発達―寝返りを含む―　002
- 運動学的側面からの観察 ……… 003
- 認知神経科学的側面からの観察 ……… 007

2　腹臥位から観察する運動発達―四つ這い移動を含む―　011
- 運動学的側面からの観察 ……… 012
- 認知神経科学的側面からの観察 ……… 016

3　座位から観察する運動発達　018
- 運動学的側面からの観察 ……… 019
- 認知神経科学的側面からの観察 ……… 023

4　立位から観察する運動発達　026
- 運動学的側面からの観察 ……… 027
- 認知神経科学的側面からの観察 ……… 029

5　gross motor skill から観察する運動発達　032
- 1・ジェネラルムーブメントから観察する運動発達 ……… 033
  - column　神経系の発達と運動発達　035
  - column　胎児期の神経系の発達―(1)ニューロンとシナプス　035
- 2・姿勢バランスから観察する運動発達 ……… 036
  - column　胎児期の脳の発達―(2)脳の構造と機能の発達　036
- 3・歩行から観察する運動発達 ……… 039
  - column　発達におけるシナプス形成とミエリン形成　042

6　fine motor skill から観察する運動発達　043
- 1・手の行為（到達・把握・操作）から観察する運動発達 ……… 044
  - 付録：反射の一覧　049

第2部　知性の生成のプロセスとして観察する方法　053

1　空間知覚とボディーイメージの発達から観察する知性の発達　054
- 1・空間知覚を可能にする視覚・眼球運動の発達 ……… 055
  - column　発達の概念　056

2 • 空間知覚を可能にする音源定位の発達 ……… 057
　　　　　　　column　発達段階・区分とライフステージ　057
3 • 空間知覚を可能にする手の探索機能の発達 ……… 058
　　　　　　　column　発達の基本原則　058
4 • ボディーイメージの概念の整理 ……… 060
5 • 触覚的経験から発達するボディーイメージ ……… 061
　　　　　　　column　臨界期の存在　062
6 • 視覚的経験から発達するボディーイメージ ……… 063
7 • 身体描画から観察するボディーイメージの発達 ……… 064
　　　　　　　column　豊かな環境　065
8 • 空間知覚とボディーイメージの神経基盤 ……… 066

2 言語の発達から観察する知性の発達　068

1 • 発声・喃語から観察する言語の発達 ……… 069
2 • 意図的・象徴的な伝達能力から観察する言語の発達 ……… 070
　　　　　　　column　文化的社会的発達論　071
3 • 他者コミュニケーションの発達から観察する言語の発達 ……… 073
4 • 学習言語の発達から観察する言語の発達 ……… 075
5 • 言語に関係する神経基盤 ……… 076

3 知能の発達から観察する知性の発達　078

1 • 同化と調節 ……… 079
2 • 感覚運動期を通じて発達する知能 ……… 080
　　　　　　　column　認知発達論　080
3 • 表象的思考期（前操作期）を通じて発達する知能 ……… 082
4 • 表象的思考期（操作期）を通じて発達する知能 ……… 085
5 • 知能に関係する神経基盤 ……… 087

第3部　自己形成と社会性の獲得のプロセスから観察する方法
—ライフサイクル論—　089

1 感情の獲得プロセスから観察する社会性の発達　090

1 • 情動と共感から観察する社会性の発達 ……… 091
　　　　　　　column　リビドー発達論　092
2 • 情動と共感に関係する神経基盤 ……… 094
3 • 情動の発達手続き ……… 097
　　　　　　　column　S-R理論　099

2 共同注意・自己認知・心の理論の獲得プロセスから観察する社会性の発達　102

1 • 共同注意から観察する社会性の発達 ……… 103
2 • 自己認知から観察する社会性の発達 ……… 106
3 • 心の理論の形成から観察する社会性の発達 ……… 108
4 • 共同注意・自己認知・心の理論に関係する神経基盤 ……… 112
5 • 共同注意・自己認知・心の理論の発達手続き ……… 115

3 道徳倫理的行動の発達から観察する社会性の発達 ……… 116
- 1 ● 嫌悪感の発生から観察する社会性の発達 ……… 117
- 2 ● 感情操作と人格形成から観察する社会性の発達 ……… 118
- 3 ● 嫌悪と感情操作に関係する神経基盤 ……… 120
- 4 ● 感情操作の発達手続き ……… 121

4 ライフサイクルとアイデンティティ ……… 123
- 1 ● 乳児期におけるライフサイクルとアイデンティティ ……… 124
  - column 心理社会的発達論　125
- 2 ● 幼児期前半におけるライフサイクルとアイデンティティ ……… 126
- 3 ● 幼児期後半のライフサイクルとアイデンティティ ……… 127
- 4 ● 学童期のライフサイクルとアイデンティティ ……… 128
- 5 ● 青年期のライフサイクルとアイデンティティ ……… 129
- 6 ● 成人期前期のライフサイクルとアイデンティティ ……… 131
- 7 ● 成人期後期のライフサイクルとアイデンティティ ……… 132
  - column マズローの欲求階層　133
- 8 ● 老年期のライフサイクルとアイデンティティ ……… 134

第4部 観察結果のマトリクス的統合 —発達を複眼的に捉える思考法— ……… 135

- column 新生児の評価　136
- column 乳幼児期の身体構造の発達　137

各種発達検査の概要 ……… 139

発達の複眼的観察方法 ……… 141
- ● 発達テーマ❶「誕生から頸定までのステージ」……… 141
  - column 脳性麻痺　141
- ● 発達テーマ❷「能動的な外界探索および意図の共有」……… 142
  - column 自閉症スペクトラム症候群　143
  - column 注意欠陥多動症候群と学習障害　144
- ● 発達テーマ❸「体験に基づいた既知のシェマの更新プロセス」……… 145
- ● 発達テーマ❹「豊かに生きるための運動―認知―社会性の相互作用」……… 145
- ● 発達テーマ❺「大人は子どもの行動の変化に気づけているか？」……… 146

あとがき ……… 149
索　引 ……… 151

第 1 部

姿勢変換および動作のシークエンス
として観察する方法

1 背臥位から観察する運動発達
―寝返りを含む―

　生後間もない新生児の中心的な姿勢は背臥位（supine）です。物理的に支持基底面が広い背臥位は姿勢の安定性をもたらします。
　胎児の間は屈曲優位であったことから、伸筋の発達がより必要な腹臥位よりも背臥位は新生児にとって運動のコントロールがしやすい姿勢といえるでしょう。また、背臥位では他の姿勢に比べ、姿勢の安定性が供給されていることから、対象物に対する目と手の協調に基づく上肢の到達運動コントロールを学習することができます。また、キッキングに代表されるように下肢筋の屈曲・伸展を繰り返す運動を通して下肢の運動コントロールを学びます。誕生当初はランダムかつ、空間、時間、力の側面で、その運動コントロールに秩序がみられない動きですが、徐々にその精度があがってきます。これに関しては「ジェネラルムーブメント（general movement）」の項目で詳しく説明します。
　一方、認知神経科学的側面からみれば、床面に対する身体の接触を通じて触覚の過敏性を減少させます。また、寝返りなどの姿勢変換を伴うことで知覚の変化を学習していきます。さらに、自分自身の手で足をつかんだりすることで、身体知覚の学習も引き起こしていきます。加えて、対象物に対してそれをじっと見る注視や目線で追いかける追視、そして、それに対応した上肢の到達運動、さらには右手と左手を合わせる運動を通じて、自己と物体との空間性や身体の正中線を学び、身体図式や空間認知に関わる大脳皮質や小脳の機能の発達を促していきます。また、前方引き起こし運動などを通じて、フィードフォワード制御に基づいた予測的な運動の学習が促進されていきます。

運動学的側面からの観察

　生後間もない新生児はすべての関節運動において屈曲優位です。また十分な運動出力が得られないことから、正中位を保持することが難しく、頭頸部は回旋したままで過ごすことが多いです（図1-A）。この際、上下肢の運動は発現されますが規則性はなく、しばしば非対称な姿勢や運動となります。時に、頭頸部の回旋は口周囲の触覚刺激に基づく口唇（ルーティング：rooting）反射によって起こります。この反射は原始反射の一つですが、これに関しては第1部の最後にまとめて表記しています。

　背臥位における上下肢の運動はランダムであり、その誘発は反射運動によって起こります。一方、下肢の運動は相反性のパターンを伴ったキッキングから起こります。その際、股関節の外転・外旋を保ち、その姿勢のまま股・膝関節の屈曲・半伸展を繰り返します。なお、足関節は背屈のままです。

　新生児初期における背臥位での頸部コントロールは未完成ですが、1〜2ヵ月頃になると積極的に肩関節運動が起こり始めます。またこれに伴い肘関節運動の屈筋優位性が減少してきます。この時期になると、対象物を捉える眼球運動が積極的に起こり、これにより注視や追視が起こります（図1-B）。また、上肢で対象物を把握する原始反射の一つである手掌把握反射が起こり、この場合、物体を把握することはできますが、それを意図的に離すことはできません。この際、手関節が掌屈し、それによって手指屈筋の緊張が緩むことで、物体が手から離れることがあります。この手関節背屈時には手指が屈曲し、掌屈時には手指が伸展する現象を「手のテノデーシス効果」と呼びます（図1-C）。図1-Cでは手関節が掌屈することでおもちゃが手から離れるところを示しています。一方、下肢屈筋群の緊張は徐々に減少し始め、運動パターンにおいてもランダムな活動は徐々に減り、相反性キッキングに両側性対称性キッキングが混在し始めてきます。

　原始反射の影響が徐々に少なくなる3ヵ月頃になると、頭部が正中位に定位し始めます。そして、両側性の下肢運動が多くなります。対象物に対する注視の最中には、あごを引く動きである頸部屈曲がみられ始め、こうした運動に伴い左右の頸部筋が協調しながら、両側性に働くことが確認されてきます。

　これらの筋群の発達は正中位保持の発達を促すとともに、原始反射の一つである非対称性緊張性頸反射（Asymmetrical Tonic Neck Reflex：ATNR）の抑制にも働きます。また3ヵ月頃には、上肢の運動は頭頸部の動きと連動するようになります。たとえば、対象物を追視機能によって捉えようとする際、頸部運動の働きが重要になりますが、この運動に連動するように上肢の運動を引き起こそうとします。しかし、その精度は十分ではありません。下肢は股関節外転、外旋、膝関節屈曲位を好み（図1-D）、この姿勢からキッキング運動を起こします。キッキング運動は空中で起こるだけでなく、床面を押し付けるようなキッキングも出現します。これによって体幹筋の同時収縮が促されます。

　4ヵ月にもなると頸がすわるという現象である頸定が起こり、頭部と体幹の対称性、正中線の定位、四肢の対称的運動、そして両側身体の協調運動の発達が明確になります（図1-E）。頭部の安定は追視といった眼球運動を円滑に起こすためにとても重要です。背臥位において頭頸部の屈曲コントロールは頭部を正中線上で保持させ、眼球運動を円滑に起こすだけでなく、眼球運動と上肢運動との協調性を発達させます（図1-F）。これにより追視は180°可能になり、頭部を側方から側方へ活動的に回旋させることができます。また、対象物に対する上肢の到達運動がスムーズになり、肩甲骨の前方突出（protraction）が可能になり、これによって肩甲帯の安定性が増します。上肢運動はこの後に起こる寝返りを誘発する動きになります。しかし、この段階ではあくまでも粗大運動の発達です。巧緻的な把握運動はまだ不可能です。

　一方、背臥位であごを引く運動は、頸部の前面の筋を働かせ、頸椎の姿勢時の安定性に作用します。また4ヵ月頃になれば体幹の安定性も起こり、骨盤後傾を伴うことで股関節を対称的に屈曲することが可能になります。両側性の対称的な屈曲や伸展運動を繰り返すことは、下肢全体の共同運動を引き起こすことになります。この際、下肢の屈曲・伸展という交互性のパターンでは、下肢が伸展すると骨盤の前傾および脊柱の伸展が起こり、下肢が屈曲すると骨盤の後傾が起こることで、骨盤や体幹の運動や固定に影響を及ぼします。こうした運動の達成は腹直筋の同時収縮によって促されます。一方、独立した関節運動はまだ出現せず、自由度が制限された動きのままです。

　生後5ヵ月にもなると頭部をさかんに屈曲させ、外界を視覚で捉えようとします（図1-G）。また対象物への到達運動の際、腹筋群は骨盤の安定性をもた

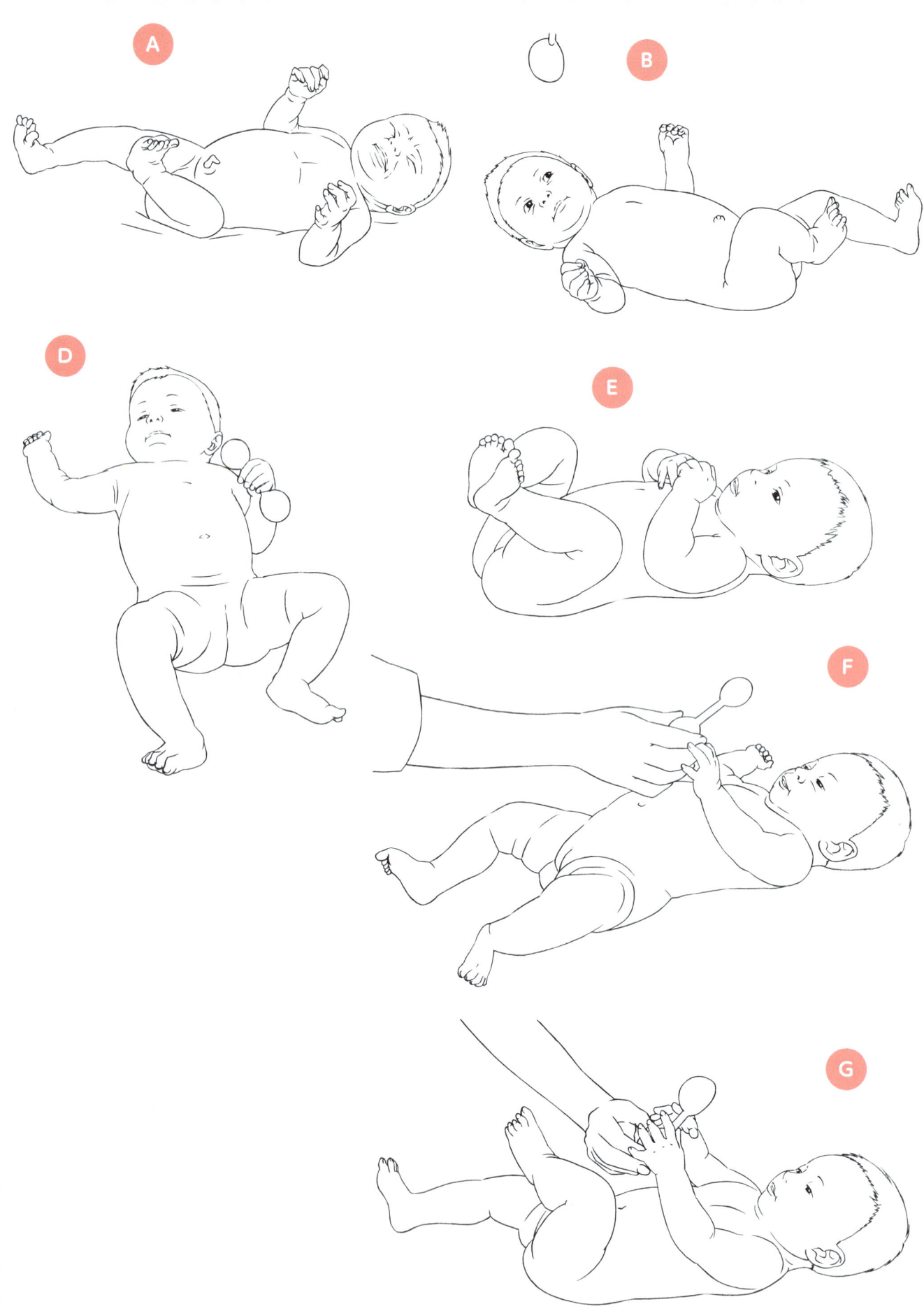

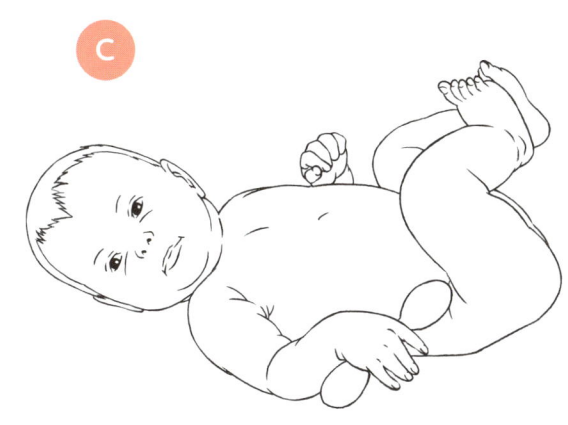

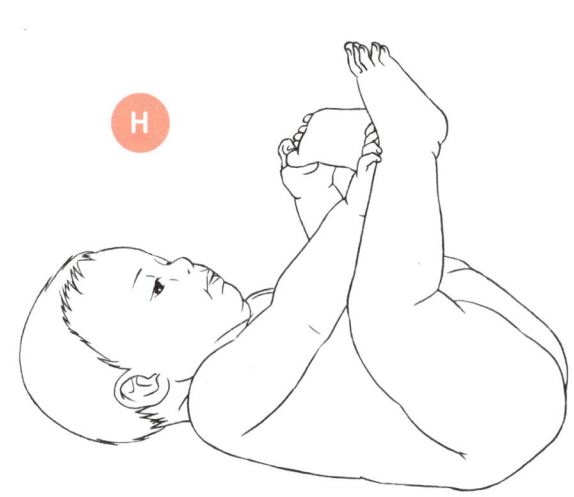

らし、股関節屈曲を通じて活動的に後傾させます。この時期から腹筋群の収縮力は高まり、その固定作用によって、骨盤を持ち上げたまま下肢全体を挙上することができます。この際、上肢の到達運動は正中線をまたいで可能になります。また、対象物の位置や傾きに応じて肩・肘関節、そして前腕の運動がコントロールできるようになります。手関節や手指は到達運動の際に伸展しており、対象物の大きさ情報に基づいた手のなめらかなコントロールはまだ未熟です。下肢運動は図1-Gに代表されるような活動的な非対称な独立した運動や、上肢と下肢の独立した運動が行えるようになります。たとえば、何か道具を把持している際、両上肢は屈曲しますが、その際、体幹を安定させるための下肢は伸展し続けることが可能になります。この際、股関節は内転筋の働きにより中間位を継続することができ、これによって股関節－骨盤の安定性が得られます。また、下肢伸展の際には膝関節は活動的に伸展を行わなければなりませんが、大腿四頭筋の活動に関しても発達がみられるようになります。一方、足関節運動は依然として背屈が優位であり、背臥位においては足関節のコントロールを学習するには至りません。しかし、6ヵ月にもなると抗重力筋の発達に伴い殿部を持ち上げるだけの下肢の挙上が可能になります。この際、手と足、あるいは手と口、足と口など自己の身体を標的として到達・把握することを頻繁に行うようになります（図1-H）。この場合、頭部を挙上しますが、こうしたプロセスを通じて頸部の屈筋群の抗重力コントロール、そして固定に働く腹筋群の同時収縮に基づく胸郭の安定性が供給されるようになります。頭部のコントロールは体幹から独立した運動を促します。おおよそ、背臥位における姿勢コントロールの発達は6ヵ月頃に完成されます。

図1 ● 背臥位での運動発達の変遷★
（★印のイラストレーション…原田直美）

生後間もない新生児期では交叉性伸展反射の出現など、原始反射がみられ屈筋優位です🅐。その後間もなくして、対象物に対する注視・追視機能が獲得されます🅑。外界との関係が形成されるわけです。また手掌把握反射によって物体を握ることは可能ですが離すことはできません。しかし、手関節掌屈することで手指屈筋の緊張が緩み、それにより物体が滑り落ちます🅒。この現象を「テノデーシス効果」と呼びます。3ヵ月頃になると屈筋逃避反射や交叉性伸展反射はみられなくなり、安定した背臥位を保持することが可能で、その際、股関節外転・外旋・膝関節屈曲を好んだ姿勢となります🅓。さらに頸定し顎が引かれると積極的に自分の手を見るようになります。この際、手と手を合わせたりする知覚経験を通じて身体の正中線の定位が起こり始めます🅔。さらにこの時期は積極的に対象物に対して接触し始め、目と手の協調性の発達が促進されます🅕。5ヵ月頃になると、頭部の屈曲も起こり目と手と頸の協応へと進みます🅖。そして、6ヵ月頃には下肢の運動も連動し、これにより体幹の固定性と上下肢の運動性に基づく抗重力活動が促進されるだけでなく、下肢の身体表象の発達も促していきます🅗。

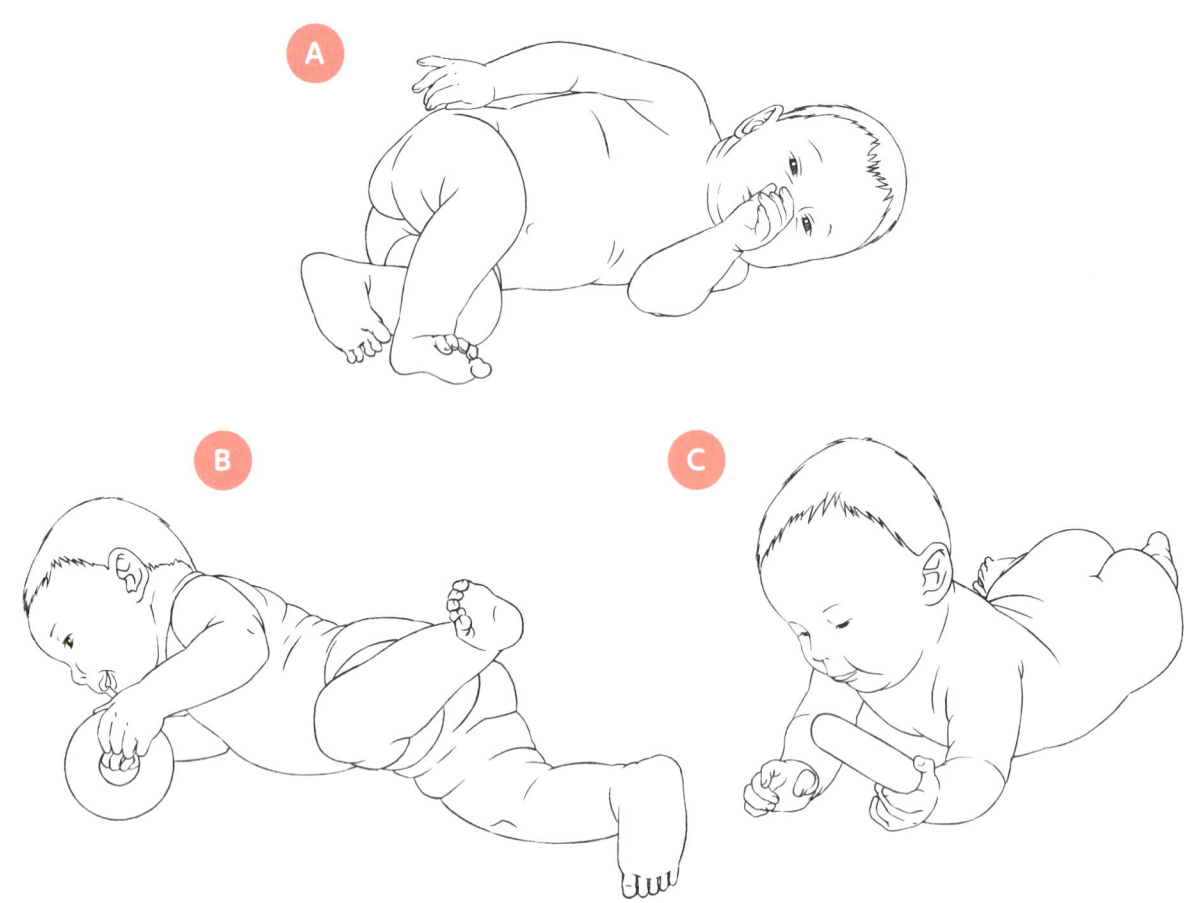

図2 ● 寝返り動作のプロセス★

4ヵ月頃には背臥位から他の姿勢に変換することが始まります Ⓐ。しかし、まだ上部体幹と下部体幹がひとまとまりに動くというようにその動きは未熟で、おおよそ側臥位までとなりますが、偶発的に腹臥位まで起こる時があります。6ヵ月頃には正中線を超えた寝返りが可能になり Ⓑ、最終的に頭部伸展までの寝返りが完成されます Ⓒ。

　一方、4ヵ月頃より、背臥位から他の姿勢への変換が起こり始めます。要するに、この頃になると背臥位から側臥位まで寝返りができるようになります。この頃の寝返りは頭部の回旋が起こることで、頸の立ち直り反応が起こり、上部と下部の体幹がひとまとまりになって回旋します。形成された側臥位は対称的な屈曲要素が強く左右下肢の独立した運動が不十分です（図2-A）。けれども、側臥位は腹斜筋群の活動を促す姿勢であるとともに、体重を支える側と支えない側の非対称な感覚入力の経験を促す姿勢となることから、発達プロセスにおいては重要な姿勢です。5ヵ月児にもなると視覚的興味によって寝返りの頻度は増してきます。寝返りのパターンは4ヵ月と大きな変化はありませんが、頸の立ち直りを利用した形で側臥位まで寝返りを行います。一方、側臥位での運動が盛んになり、胸部を横切って上肢を到達運動させたり、非対称的に重力に抗した側屈が可能になります。また、側臥位で下肢の独立した運動が起こり始めます。すなわち、支持側は伸展位をとり、より支持基底面を拡大させ、非支持側の下肢は屈曲するようになります。また、筋力の発達に伴い片側の下肢を床に押すことで背臥位から側臥位に寝返ることもあります。おおよそ6ヵ月児になると容易に正中線を超えた運動が可能になり、最終的な寝返りが完成されます。すなわち、側臥位のみならず腹臥位まで変換することができます。したがって、回旋に伴う変換だけでなく、完成相の頭部を伸展し体幹がそれに連動して続くまでの動きが生まれるようになるわけです（図2-B、C）。

認知神経科学的側面からの観察

新生児は背臥位で四肢を屈曲位に保っています（図3-A）。これは伸筋のコントロールが未発達であることから、屈筋優位に作用していることが原因ですが、この際、相反性の動きを伴います。これは胎生期から確認されている屈筋逃避反射や交叉性伸展反射の影響を大きく受けています。

一方、原始反射の一種である手掌把握反射や足底把握反射の制御が大脳皮質で行われることで、手把握・操作運動ならびに歩行のコントロールが発達していきます。また、背臥位では容易に原始反射の一つであるモロー反射が起こります。この反射が座位保持時にも残存していれば上肢による運動コントロールの発達に負の影響を及ぼしてしまいます。

新生児においても注視機能を有し、ある程度、空間を定位することは可能ですが、生後間もない時期は、大脳の連合野が発達しておらず、奥行き知覚や色知覚が未発達です。したがって、白黒のコントラストのはっきりした対象を注視する特徴があります。とりわけ、対象物が動きに対して特徴的に注視することから、目の動きに対して見ようとする動機が強く働くようになります。新生児の間もない時期から顔、特に目をよく観察するのは、コントラストが明瞭なことと、動きを伴うという理由からです。この顔を見るプロセスを通じて自らの情動も育つことになります。

新生児から2ヵ月頃までは頸部はどちらか一方に回旋しており、その回旋がより強まると、頸部の受容器を刺激します。顔面側上肢においては伸筋緊張、後頭側上肢においては屈筋緊張を増大させるといった非対称性緊張性頸反射（ATNR）が出現します。この反射が残存していれば寝返り動作や頸の立ち直り反応の発達に影響を及ぼしてしまいます。こうした反射は外界に対して注視や追視、あるいは上肢の到達運動をしている時には抑制されており、常時出現するわけではありません。注視や追視は大脳皮質による随意運動の一つであり、こうした随意運動を通じて原始反射はコントロールされ始めます。

下肢のコントロールは交叉性伸展反射が抑制され始めると、相反性のキック運動（キッキング）だけでなく、両側性のキッキングが出現し始めます。また伸筋群が働き始めることで、それに拮抗する屈筋群の抑制がみられ始めます。これにより、徐々に屈筋優位性が減少します。こうした両側性キッキングを通じて、足部が相互に接触することがあります。この接触をセルフタッチと呼び、これは上肢だけでなく下肢にもみられ、身体図式（body schema）の形成に作用していきます（図3-B）。身体図式は自己の身体像の基盤です。

背臥位から座位への引き起こしは、引き起こし反応であったり、視覚性頭部の立ち直り反応と呼ばれています。これは出生時からみられ始めますが、生後間もない時期では筋の発達ならびにフィードフォワード制御の発達が起こっておらず、頭部が引き起こす方向についていきません。この時期は前庭や視覚系の立ち直りシステムによってフィードバック的に学習しようとしています。2ヵ月を超えると、引き起こす際、頭部の挙上を瞬間的に試みようとします。しかしながら、依然として頭部の重さに対応した筋力を発揮することができません。けれども、こうしたプロセスを通じて、前庭・迷路覚や視覚の立ち直り反応を引き出していきます。2ヵ月頃に出現してくる引き起こし反応は、4～5ヵ月頃にはあごを引き頭部がついてくるようになります（図3-C）。これは迷路性、視覚性立ち直り反応の出現といった反応レベルの発達だけでなく、引き起こしを予期するという姿勢調節に関わるフィードフォワード制御の獲得ということができます。ですから、この反応は予測的姿勢制御の一つであり、大脳皮質によるコントロールとなります。こうした反応は生涯継続します。予測的姿勢制御に関わること、そして頭頸部運動に関与することから神経系の網様体脊髄路の関わりなどによる内側運動制御系の運動システムの発達ということができます（図4）。

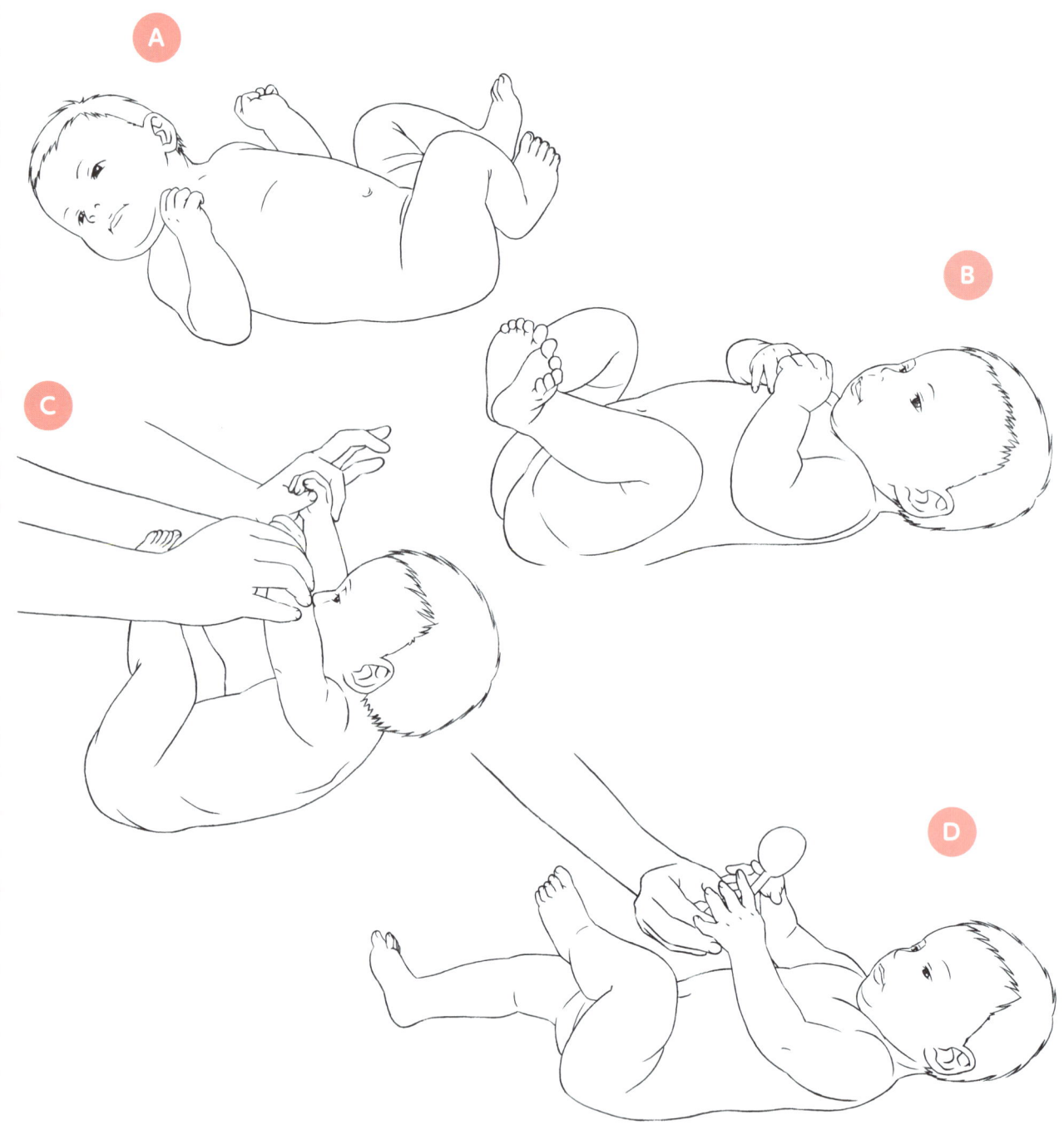

図3 ● 背臥位時にみられる認知神経科学的特徴★

新生児期においては感覚刺激に伴い交叉性伸展反射や屈筋逃避反射がしばしば起き、姿勢自体も屈筋優位になっています ❹。これらは高次な大脳皮質の発達を通じてコントロールされ始め、みられなくなってきます。また、両手、両足の接触を通じて自己の身体図式（body schema）を形成し始めます ❺。これは頭頂連合野や高次運動野の発達にとって重要なプロセスであり、「セルフタッチ（self touch）」と呼ばれています。2～3ヵ月頃から起こり始めた視覚性立ち直り反応も5ヵ月頃にはフィードフォワード制御の発達に伴い完成します ❻。また、この時期には運動の自由度が増し、左右の下肢や上肢が別々の動きを起こすことが可能になります ❼。運動に関連した促通系と抑制系の神経系の発達につながっていきます。

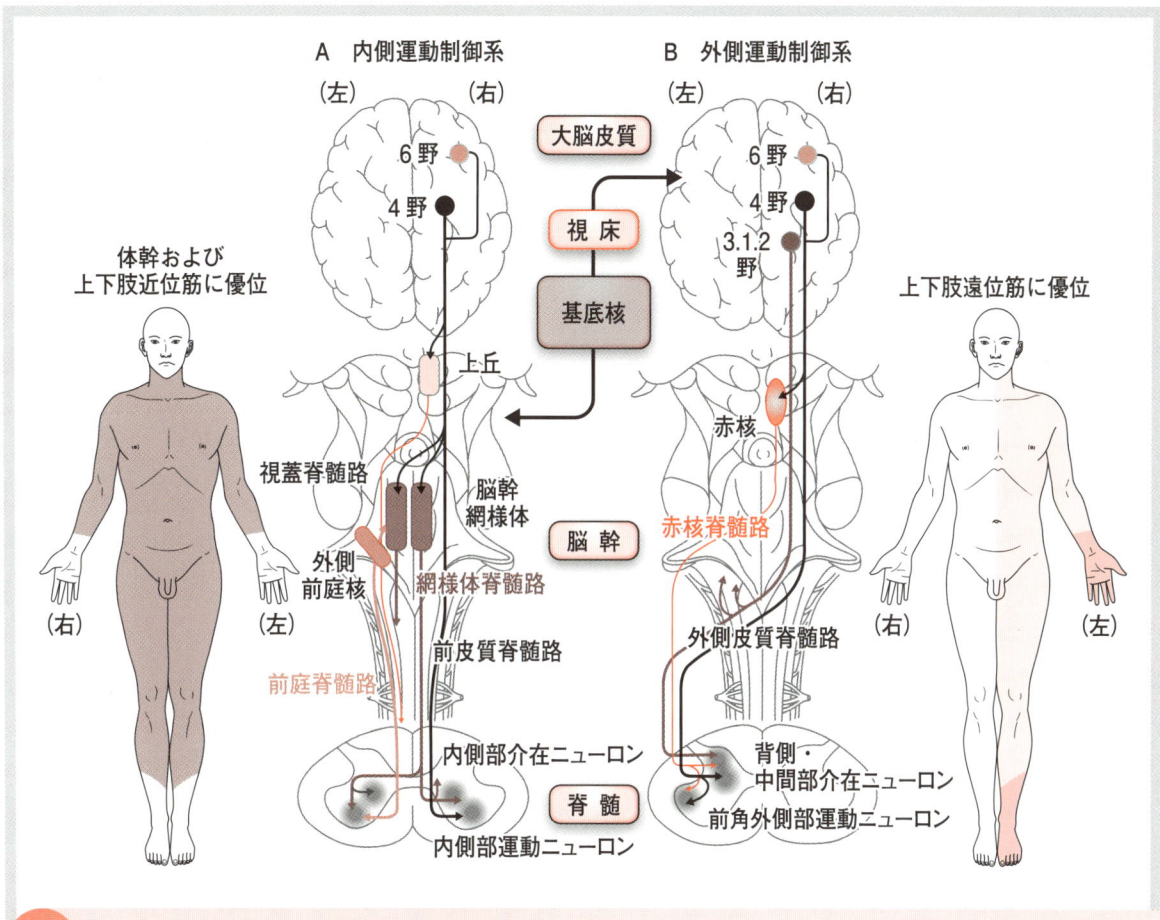

図4 ● 内側運動制御系と外側運動制御系

左図は内側を通る運動制御系であり、主に網様体脊髄路、前庭脊髄路を通じて両側の運動ニューロンを興奮させます。この際、体幹および上下肢の近位筋に作用し、主に安定性を供給する神経系として作動します。右図は外側を通る運動制御系であり、外側皮質脊髄路と赤核脊髄路を通じて反対側の運動ニューロンを興奮させます。この際、中心的な役割を示すのが外側皮質脊髄路であり、上下肢の遠位筋の制御に関わり、主に運動性や巧緻性に関与します。6野；運動前野・補足運動野、4野；一次運動野、3・1・2野；一次体性感覚野

(高草木薫：大脳基底核による運動の制御. 臨床神経学49：325-334, 2009より)

3ヵ月頃になると正中位がとれるようになります。こうしたプロセスは伸筋群の発達によって起こりますが、姿勢の正中位保持における左右の手の接触は、自己の正中線に関する身体図式を形成するうえで重要な認知的プロセスになります。そして、4ヵ月にもなると頭部の正中線定位はますます発達し、これに作用する視覚性、迷路性立ち直り反応が成熟し始めていることがわかります。この定位の発達は頭部の挙上を促し、胸郭を安定させる腹筋群の共同的な発達に関与していきます。こうした背臥位での立ち直り反応の発達は、4～6ヵ月頃より起こり始め、寝返り動作の獲得に影響します。

4ヵ月を超えると上肢の運動を通じて対象物とさかんに接触し始めます。この際、乳児は能動的な触覚経験を通じて、材質や形といった外部の情報処理だけでなく、身体の体性感覚の変化に基づく内受容性の変化を捉え始めます。このように外部情報と内部情報の統合が対象物との関係によって積極的に起こるわけです。これらは大脳の連合野の発達に関わっていきます。特に、後に述べる手の把握運動のスキルを構築するうえで重要なプロセスになります。また同時に上肢到達運動の際には、対象物の位置（方向、距離）や傾きの視覚情報処理が必要になりますが、この際、目と手の協応性の獲得が必須となり、こうしたプロセスを通じて身体図式や運動プログラム形成の発達につながっていきます。身体図式の発達は外部の対象物との関係性だけでなく、自己の身体によってもう片方の身体に触れるセルフタッチによってもつくられることは前述しましたが、5ヵ月にもなると自己の手によって足も触れるようになります。このプロセスは自己の身体の全体的な大きさを知覚するうえで重要になります。

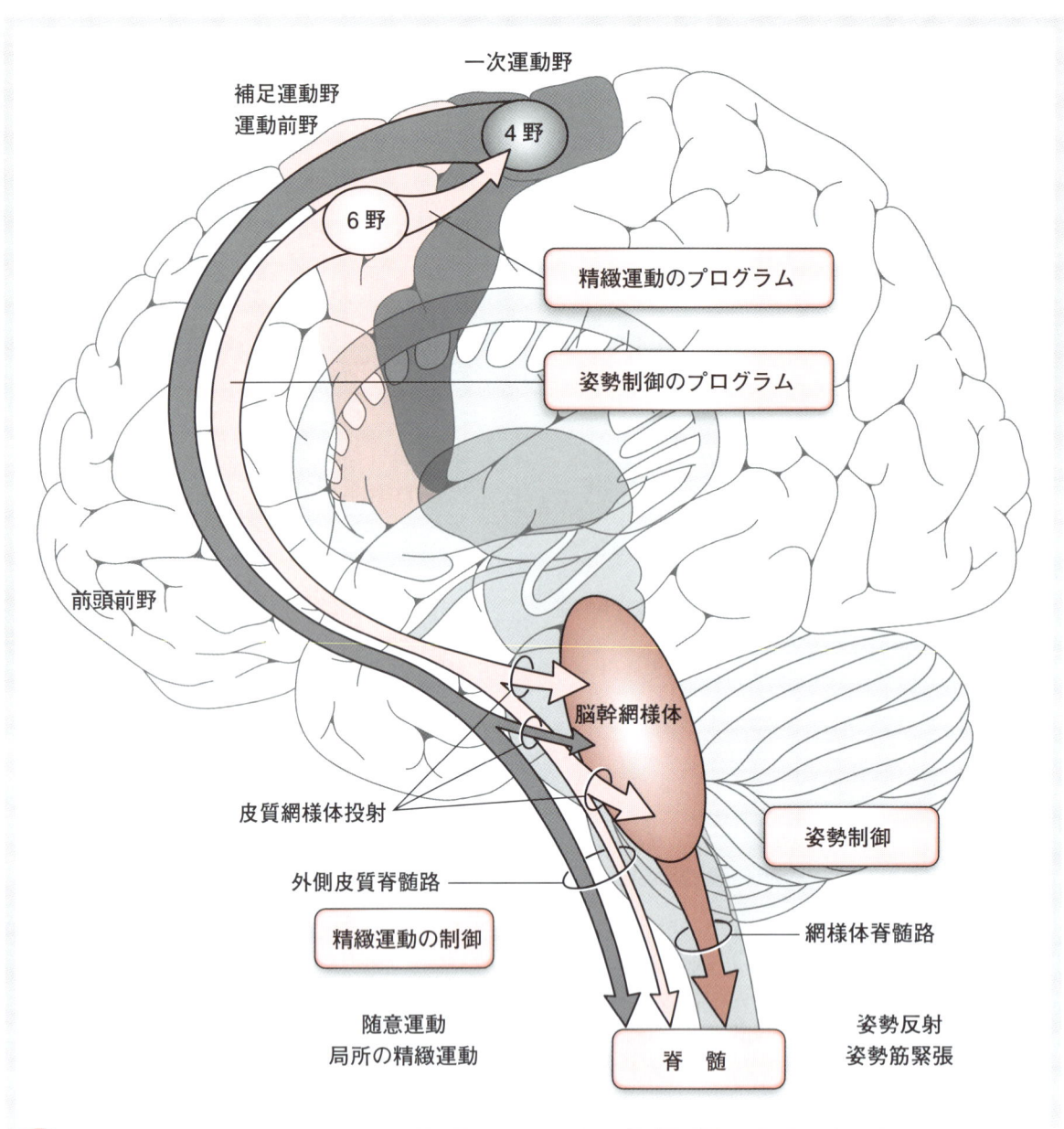

図5 ● 随意運動の神経回路

精緻運動の制御には外側皮質脊髄路が関与します。この経路は補足運動野や運動前野（6野）でつくられた運動プログラムに基づいて一次運動野（4野）が興奮し、脊髄の運動ニューロンに向かうものです。目的をもった意図的な運動に関わります。一方、姿勢制御は網様体脊髄路が関与します。これは6野から脳幹網様体を経由して脊髄の運動ニューロンに向かうもので、目的をもたない近位筋を安定させる働きをもっています。

　一方、5〜6ヵ月頃になると、片側肢を伸展している際、その反対肢を屈曲することができます（図3-D）。こうした運動の自由度のコントロールは、片側の身体運動に先立って、その反対側の運動を選択的に抑制しておかなければなりません。この機能の獲得は大脳皮質の発達に由来するもので、予測的な運動プログラムの獲得によって制御されるようになります。とりわけ、運動前野や補足運動野などの運動関連領域（図5）が徐々に運動制御に関与し始めた結果に基づいています。

腹臥位から観察する運動発達 2
―四つ這い移動を含む―

　腹臥位（prone）は、運動学的側面から観察すれば、その後の座位や立位に必要な抗重力筋活動を発達させるために重要な姿勢です。特にこの姿勢では伸筋群の活動が高められ、随意運動を起こす頸部・体幹筋だけでなく、身体の固定に作用する下肢筋活動も高めます。
　認知神経科学的側面から観察すると、背臥位では外界からの視覚刺激が単調ですが、腹臥位では自己の意図に伴い能動的に入力されるようになります。また、頭部挙上に伴い重心の位置が高くなることで視野が拡大し、視覚入力が豊富になるだけでなく、固有感覚入力の変化をおおいに伴います。さらに、重心の位置が高くなることで姿勢バランスのコントロールが余儀なくされ、前庭・迷路覚に基づいた調整が活性化されます。また、脳幹レベルに基づく緊張性迷路反射（tonic labyrinth reflex：TLR）が制御され、それに伴い頭部挙上がより可能になります。また、左右上肢への体重負荷が進むと、重心位置の左右コントロールを学習し始め、重心移動を伴うフィードフォワード制御を獲得するようになります。

運動学的側面からの観察

　月齢1ヵ月までは、特に活動時に上・下肢ともに屈筋群の活動が著明になります。これは緊張性迷路反射（TLR）に基づくものですが、股関節が強く屈曲し、骨盤が挙上することで、荷重が前方に移り、上胸部や上肢で体重を受けることになります（図6-A）。これにより肩甲帯が内転位（内転、下方回旋、挙上）になり、より原始的な姿勢で固定され、結果として、頭頸部挙上の運動範囲が狭くなり、上肢の運動性を妨げます。しばしば、新生児は自己の頭頸部の挙上を試みますが、運動範囲の狭小化のみならず、伸筋群の未発達からその姿勢を十分に保持はできません（図6-B）。したがって、気道を確保するためにどちらかに頸部を回旋させている非対称な姿勢であることがよくみられます。

　月齢2ヵ月頃において、まだ腹臥位は制限の多い姿勢です。しかし、生後間もない時期に比べ、あごを上げる程度の頭・頸部挙上がみられます。これに影響するのが、下肢屈曲位の減少です。けれども、上胸部が依然として姿勢の支点となっているため、あごを上げる程度の挙上となっています（図6-C）。また、頭・頸部伸展に関連する筋力の発揮が不十分であることから、その挙上は断続的な動きになります。すなわち、安定した持続的な収縮が起こりません。生後間もない時期に比べ、股関節の屈曲角度が減少していることから、股関節伸筋群の発達が観察されます。この発達は後の頭頸部・体幹の安定的な抗重力伸展活動を供給するために重要なプロセスとなります。ただし、頭部や脊柱の伸展に伴い、体幹前面の筋群（腹直筋、腸腰筋など）は十分な伸張性をもたず、逆に短縮することで股関節の屈曲を引き起こしてしまうことがあります。

　月齢3ヵ月にもなれば、脊柱伸展時に対して前もって出現する下肢伸筋群の固定としての筋活動がみられ始めます。これによって前腕で体重を支えて頭部の挙上を保持することができます。すなわち、パピー姿勢の始まりです。同時に、頭部と肩のコントロールが発達し、それによる姿勢保持もきわめて左右対称的になります。そして、月齢4ヵ月にもなると、頭部を正中線上で90°挙上することができます。これによって、前腕で体重を支え頭・頸部と体幹の伸展を伴うパピー姿勢が完成します（図6-D）。これには脊柱を伸展させる筋群や固定に作用する下肢筋群の出力発揮だけでなく、持ち上げた身体を前腕で支え保持するための肩甲帯のコントロールの運動発達がみてとれます。下肢筋の固定作用の発達に基づいた骨盤帯付近を支点にした身体を持ち上げる能力の獲得によって、肩甲帯のコントロール性はより増します。そのコントロールの発達に伴い、左右に体重を移動させることが可能になります（図6-E）。

　月齢5ヵ月になると、肘伸展位で体重支持が可能になります（図6-F）。腹臥位の伸筋群の発達もほぼ完成形です。脊柱の伸展力や可動性の増加、そして固定に作用する股関節伸筋群の活動がより高まります。その結果、頭部の挙上がより促進し、視線を前方に向けることが可能になります。この時期においては、肩甲帯と上肢の安定性向上に伴い、頭部のコントロールは十分に発達しています。すなわち、伸展－屈曲、回旋、側屈のすべての自由度に対応した運動性の獲得が確認できます。また、環境への探索が盛んになり、左右への微妙な重心コントロールも可能になってきます。一方、手関節や手指のコントロールも徐々に発達し始めます。玩具を腹臥位で把持できるようになりますが、この把持の場合、より巧緻性が要求されれば、肘伸展位支持でなく肘関節を屈曲させ、前腕での支持に変更させます。これは「後戻り」現象とも呼ばれるものですが、巧緻的な動作の獲得の際にしばしばみられる現象であり、より安定性を供給させる姿勢へ変更する戦略をとります。また左右対称でない姿勢も多くみられ、左右の運動や上肢と下肢の運動が共同でなく別々にコントロールされるようになります。

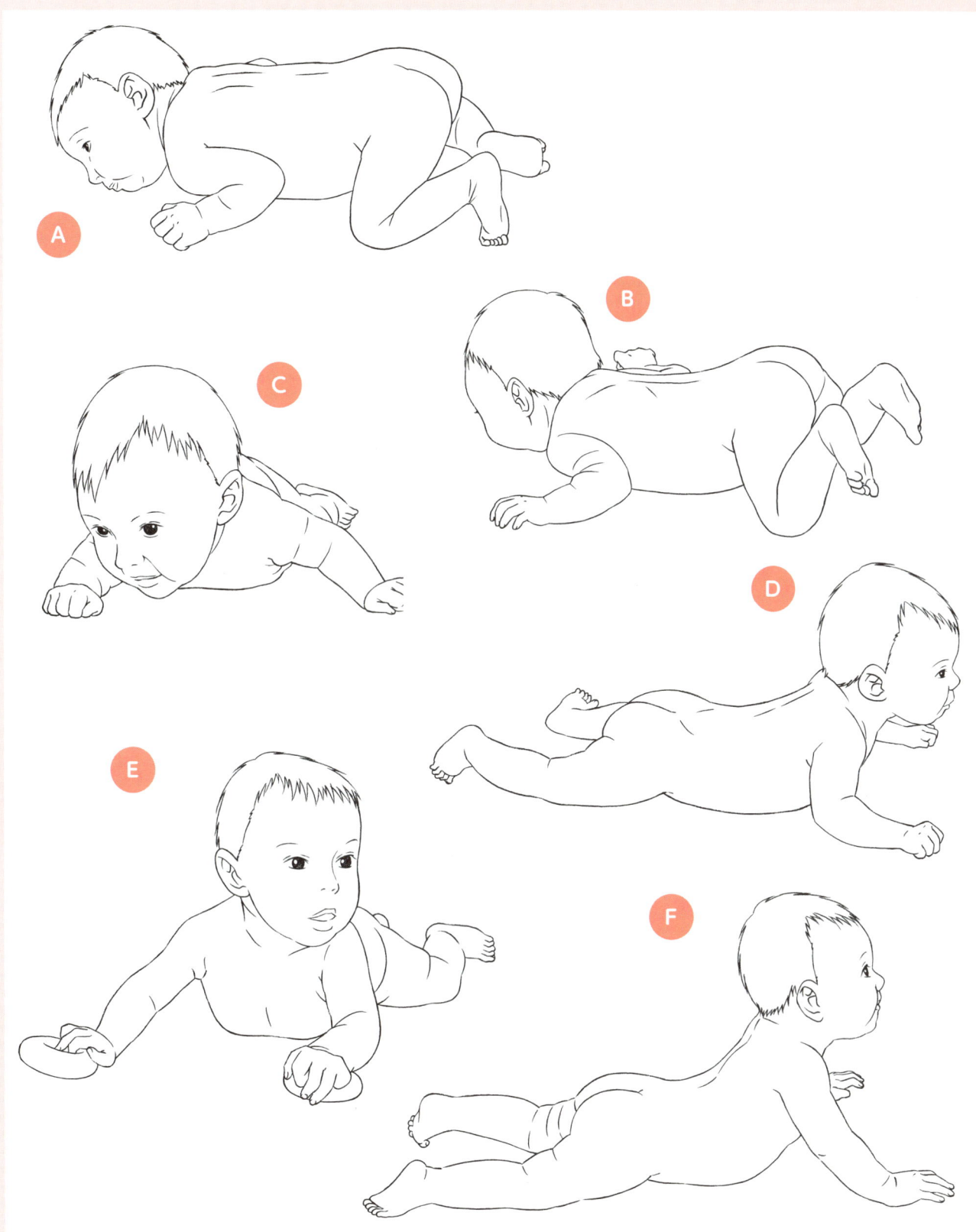

図6 ● 腹臥位での運動発達の変遷★

生後間もない場合、緊張性迷路反射（TLR）が出現します Ⓐ。これは原始的な姿勢であり、屈筋が優位です Ⓑ。生後2ヵ月にもなれば頭部を挙上することが可能になります Ⓒ。その後、頸定した4ヵ月頃になれば、肘屈曲位（on elbow）で姿勢を保持することが可能になります Ⓓ。この姿勢をパピー姿勢と呼びます。さらに、この時期から積極的に左右への体重移動を行うようになり、姿勢バランスコントロールが発達してきます Ⓔ。おおよそ生後5ヵ月になれば肘伸展位（on hand）で姿勢を保持することが可能になり、重心を高く保つことができ始め視野が拡大します Ⓕ。

月齢6ヵ月にもなると、腹臥位で容易に姿勢を変換できるようになります。この際、ランドウ反射を活かした「ピボットプローン伸展姿勢」をとることがみられます（図7-A）。また、この時期には、左右に身体の向きを頻繁に変えるようになります。この向きを変えることを腹臥位における「ピボッティング」と呼び、向きを変えることによって、方向の異なる対象物に上肢を到達させることが可能になります。さらには、肘伸展位においても体重移動が容易に起こり、対象物を観察する意図にて、頭部回旋や側屈、上肢や肩甲帯への体重負荷の変化が頻繁に起こるようになります。最終的には股関節を屈曲、左右上肢筋の強い筋収縮によって、四つ這い位へとプッシュアップします。

　四つ這い位のためには肩甲帯、体幹、骨盤、股関節筋群の筋力と協調的なコントロールが必要になります。おおよそ6ヵ月児はこの筋力をもっており、良好なコントロールが行われ始めます。また、体重を支えていない側の上肢を利用して、前方の対象物に対する到達運動が行われ始めますが、この際、腹筋群や股関節内転筋群の収縮によって同時にカウンターバランスをとっておかなければ転倒してしまいます。上肢挙上の間は対角線上での体幹の活動が求められるようになり、この活動を通じて四つ這い移動時に必要な「カウンターローテーション」（後述）を起こし始めます。しかしながら、この姿勢から移動することは6ヵ月児では不可能です。なぜなら、股関節屈筋群は股関節の安定性や骨盤と大腿の固定を確実にするために使用され、移動に利用することが依然として不可能だからです。

　7ヵ月児にもなると四つ這い位は安定し、盛んにロッキング運動を行うようになります。ロッキング運動とは身体を前後左右に揺り動かすことですが、これにより、おのおのの感覚系を作動させることになります。また、骨盤と大腿の関節の安定性にも寄与します。さらには、四つ這い位は手に体重負荷することで手掌アーチに関与する筋群の発達にも関与していきます。また、この時期より四つ這い移動が可能になりますが、腹部を床面につけた這い這いと違って、上下肢の体重支持と体重移動が同時に起こります（図7-B）。したがって、体幹筋群の対角線上の共同的なコントロールが不可欠となります。こうした相反性の肢運動や上下肢の対角線上の同時運動が脊柱のカウンターローテーションを利用して行われます。カウンターローテーションとは、脊柱の上部は右へ下部は左へ回旋するといったように反回旋することを指します。四つ這い移動において、このカウンターローテーションは荷重していない上肢の方向に上部脊柱が回旋します。下部脊柱は荷重していない下肢の方向に回旋します。

　8ヵ月にもなると四つ這い移動は頻繁に行われます。左上肢が挙上すると、体重は右上肢に移り、左側の微妙な上部回旋が起こります（図7-C）。一方、右下肢が挙上すると体重は左下肢に移り、右側への微妙な下部体幹の回旋が起こります。よって、上部体幹は左に回旋し、下部体幹は右に回旋します。これらは相反性かつ対角線上でのコントロールであり、四つ這い移動における左右の連動した動きに欠かせないものです。これが不十分だと両上肢の力で両下肢を引きずるといった移動や「バニーホッピング」のように両下肢を一緒に屈曲する移動パターンになったりします。

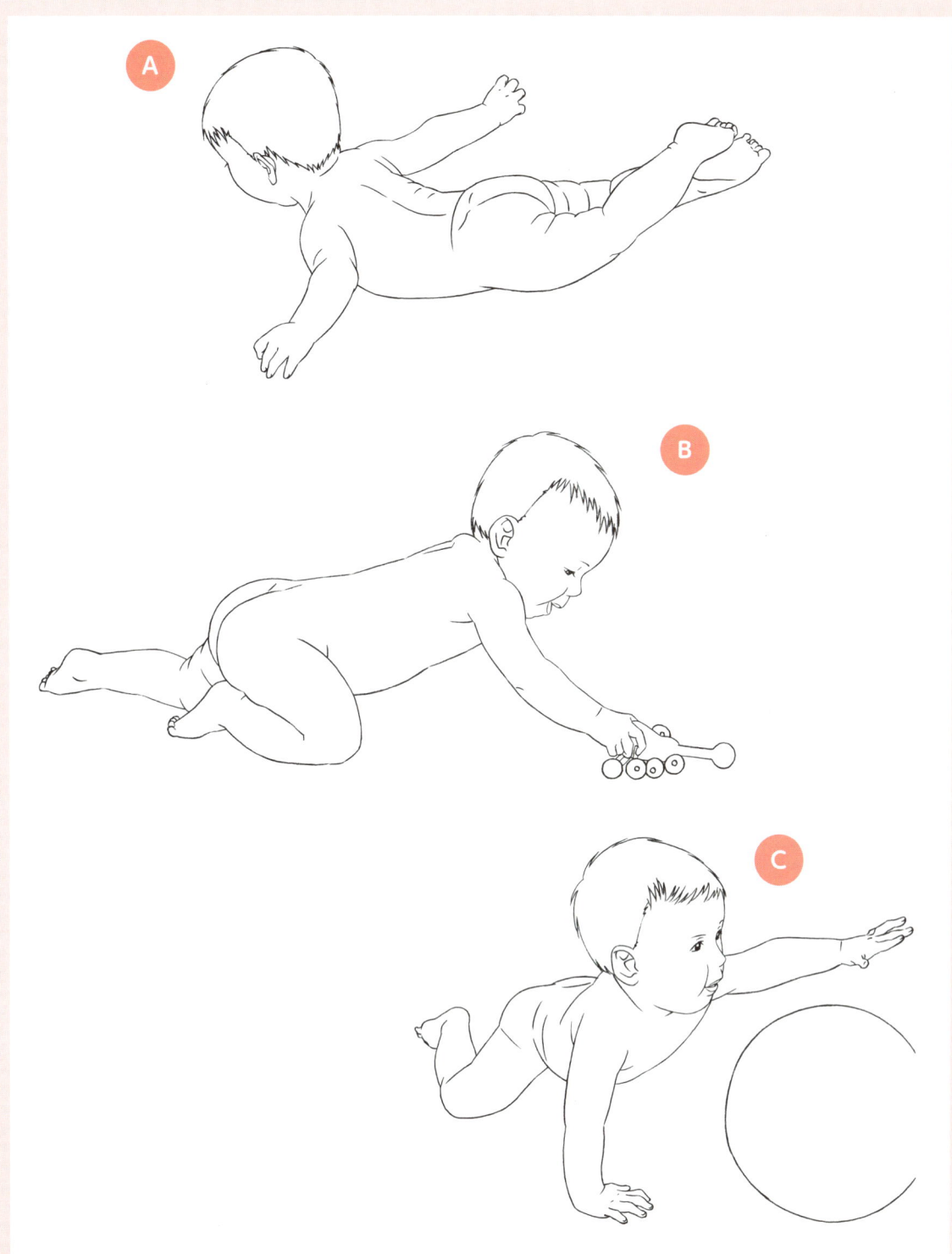

図7 ● 腹臥位での姿勢コントロールの発達★

生後6ヵ月頃にはランドウ反射が出現します🅐。これは中脳の働きによるもので、この時期より出現し、18ヵ月頃にはみられなくなります。7ヵ月頃になれば、腹臥位からプッシュアップして四つ這い位をとることが可能になります。そして、左右の身体を交互に動かすことで四つ這い移動が可能になります🅑。さらに8ヵ月頃になれば、片側上肢を挙上することも可能になります🅒。左肢が挙上される前には右肢に重心を移動していることから、このような能力が観察されるようになれば、予測的姿勢制御の発達が予想されます。すなわち、フィードフォワード制御の獲得です。

認知神経科学的側面からの観察

　生後間もない時期、腹臥位姿勢は基本的に屈筋優位です（図6-A）。これは胎児期に明確な重力を受けておらず、これにより抗重力活動を行う十分な伸筋群の運動単位の動員が図られていないことが理由です。また、腹臥位では上下肢ともに屈筋群の緊張が亢進します。いわゆるTLRの出現です（図6-B）。TLRは頭部が中間位の場合に起こり、活動が高まるとより筋緊張が亢進することで屈筋優位の姿勢となります。とりわけ新生児期は触覚過敏であり、フィードバック制御が未発達であることから、TLRが著明に出現します。TLRは脳幹を中枢にした反応であり、重力ならびに腹部に触覚刺激を受ける生後より起こり、おおよそ腹臥位姿勢が完成する6ヵ月には消失します。こうしたTLRのコントロールには、より上位の中脳や大脳皮質に基づいた姿勢コントロールの発達が欠かせません。

　生後2ヵ月では頭部が挙上し始めます。この挙上は出生時より起こり始めますが、徐々に頭部筋の運動単位の動員や下肢筋の予測的姿勢制御に関連する運動単位の動員が図られるようになることで範囲が拡大していきます。これは支持基底面に腹部が接触することで頭部挙上が起こる「頭に対する身体の立ち直り反応（body righting reaction on the head：BOH）」によるものです。この現象は身体の一部が支持面に触れることで、固有感覚受容器や触覚受容器が興奮し、それに基づいた求心性信号によって中脳のレベルで運動反応を引き起こすものです。生後2ヵ月頃にはみられるようになり、5歳頃まで継続する反応（図8）で、頭部の挙上前に下肢筋の固定作用に関与する伸筋群の運動単位の動員が前もって起こり始めるわけです。

　こうした神経系の発達は姿勢保持に関係する網様体脊髄路による遠心性の出力系に基づいたものです。一方、予測的姿勢制御の運動コントロールを可能にしているのは、体性感覚による求心性の入力系によるものです。こうしたフィードバック情報処理に基づく脳内の運動プログラムが形成されていきます。したがって、運動プログラム形成に関与する高次運動野の発達が起こり始めます。2ヵ月児では持続性収縮が不十分であることから、その姿勢を十分に保つための運動単位の動員は難しいものの、この

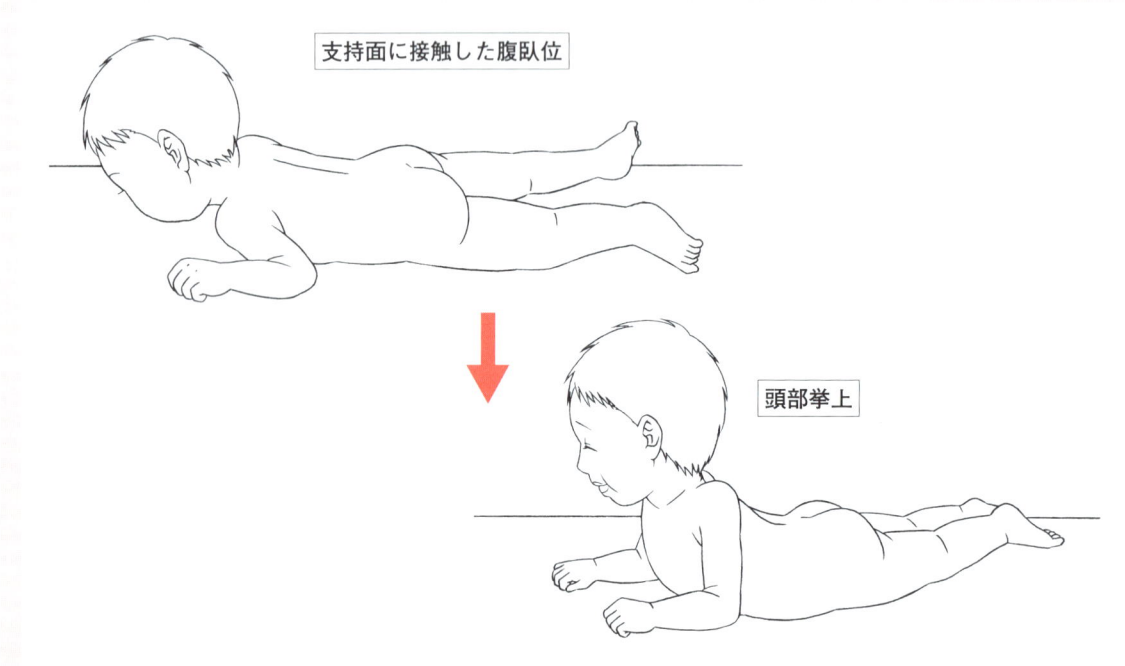

図8 ● 頭に対する身体の立ち直り反応★

頭部挙上には頭に対する身体の立ち直り反応（body righting reaction on the head：BOH）が関与していますが、腹部に感覚入力が入ると、頭部を挙上するといった現象です。抗重力活動に欠かせない乳幼児にみられる反応です。

ようなプロセスを通して、後に完成させていく迷路性や視覚性の立ち直りシステムを発達させていきます。すなわち、中脳や大脳皮質による姿勢反応の制御の学習につながっていきます。

　また、頭部挙上を伴った視覚入力の変化に基づき徐々に視野が拡大し始め、周辺視野の対象物に対する意図が生まれ、この姿勢においても注視・追視が起こり始めます。腹臥位において頭部挙上が弾むことなく起こり、姿勢の安定性の供給が図られる4ヵ月児頃になると、頭部の挙上範囲はより拡大し、視線を前方に向けることが可能となり、眼球運動によって対象物を明確に捉えることが可能になります（図6-E）。これにより、標的に対する注視や追視機能がより発達し、何らかの外界からの刺激（視覚や聴覚）に基づいて対象物の方向を見るボトムアップ注意だけでなく、自らの意志に基づき対象物を捉えるといったトップダウン注意の機能が高まります。また、頸部の屈伸、側屈、回旋運動の組み合わせといった自由度の高い運動コントロールを用いて、目と頸の協調が生まれます。すなわち、外界を捉える網膜からの情報と自己の固有受容器からの情報の統合が起こります。

　こうした機能の高まりは、感覚や視覚フィードバック情報処理に関係する一次体性感覚野や一次視覚野だけでなく、視覚と体性感覚の統合に関与する頭頂連合野やトップダウン注意に関与する前頭前野の機能を発達させていきます。また、対象物に対する情動的注意に関与する大脳辺縁系と対象物の知覚や認知に関わる大脳皮質の機能的連結を起こさせます。これにより、空間的注意に関わる脳内ネットワークの発達が起こり始めます。6ヵ月にもなるとより頭部挙上が起こりますが（図6-D）、こうしたプロセスから、さらに視野が広がります。そして、自らの視覚的興味に基づく追視機能の発達は、筋収縮の調整に関わる運動コントロールに関与する運動前野と対象物の方向、距離、大きさといった知覚情報処理に関与する頭頂連合野の機能的連結をさらに促進させていきます。このように腹臥位は背臥位と比較して、自らの意志に基づいて環境を捉えることが有利な姿勢であり、自己の意図と知覚情報との統合を図る意味で、乳児にとって重要な姿勢となります。

　姿勢の安定性を構築するうえでランドウ反射（図7-A）の出現は重要な運動発達プロセスです。これはおおよそ6ヵ月頃出現してくる中脳を中枢とするものです。腹臥位で頸部伸展が起こると、体幹や下肢も伸展する現象ですが、逆に頸部が屈曲すると体幹や下肢の緊張は減少します。これは18ヵ月頃まで継続する反射であり、この反射が起こることで伸筋群がより発達するとともに、この反応の利用により頭部の向きを変えることができるピボッティングと呼ばれる動きが生まれます。これにより、固有感覚と視覚の情報に変化が生まれ、動きの中でそれらの情報の統合が起こります。加えて、対象物に対して頭部を合わせようとし（目と頸の協応）、今度は対象物に対して上肢を到達する運動（リーチング）を通じて、目と手の協応を腹臥位で生じさせます。

　ピボッティングに代表されるように左右への移動が起こり始めると、左右肢への体重の移動が頻繁に起こります。この際、運動を促通させる側と抑制させる側の神経システムが発達します。たとえば、腹臥位において何らかの対象物に対して上肢の到達運動を起こす際には、到達運動を起こす側、すなわち意図をもった精緻な随意運動を行う側と、それを達成するために姿勢の安定性を供給する側の神経システムのバランスが必要になります。前者の随意運動を起こす側は外側皮質脊髄路による制御であり、後者の姿勢バランスの安定を供給するための運動を起こす側は網様体脊髄路による制御です（図5）。随意運動を起こす前には姿勢の安定性が余儀なくされます。すなわち、どの程度重心が移動するかを見積もり、あらかじめ姿勢制御をしておかなければなりません。このような制御を「予測的姿勢制御」と呼びます。上肢到達運動を伴うパピー姿勢はこうした予測的姿勢制御を発達させるために重要な姿勢となります。

　四つ這い移動の際にも予測的な姿勢制御は重要になります。カウンターローテーションの際には運動する側の逆の肢に体重をあらかじめ移動しておかなければなりませんが、これも予測的姿勢制御に基づいた神経メカニズムが作動することが必要です。網様体脊髄路の関わりは重要ですが、連続した相反運動のための脊髄のCPG（中枢パターン発生器：central pattern generator）の関与、そして平衡機能が常に求められることから、小脳の関わり、さらには姿勢筋緊張の調整のための大脳基底核の関与、そして、移動する意図を発生させるための大脳皮質など、それぞれの領域の働きのみならず、それらの神経ネットワークが関わっていきます。むしろこうした移動を通じてそうした神経ネットワークが形成されるといったほうがよいかもしれません。なお、CPGに関しては「歩行から観察する運動発達」の項（39ページ）で詳しく説明します。

3 座位から観察する運動発達

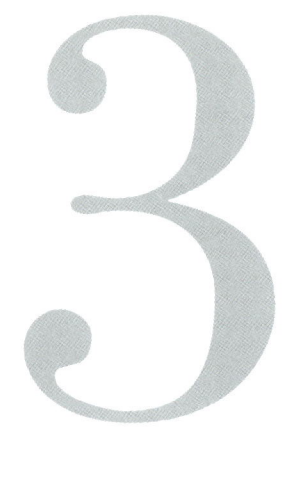

　座位（sitting）の獲得に向けた挑戦は、姿勢バランスの安定性を供給する視覚、前庭・迷路覚、体性感覚の統合システムの発達にとって欠かせません。また、座位姿勢の獲得は上肢による随意運動の側面、ならびに目と手の協応といった視覚と体性感覚の統合の側面など、神経系や感覚系の発達を促すものとなります。

　運動学的側面から観察すれば、座位は頭部を支える頸部や肩甲帯周囲、そして肩甲帯や上肢帯を支える体幹や骨盤帯周囲の抗重力筋活動を発達させるために重要な姿勢です。特に、この姿勢では頸部や脊柱の伸筋群の活動が高められ、それにより姿勢の安定性が高まり、上肢のなめらかな安定した随意運動を供給します。

　認知神経科学的側面からみれば、座位は臥位と異なり、支持基底面が狭小化し重心が高くなります。その分、固有感覚の情報処理が高まるとともに、揺らぎの増大に伴い、前庭・迷路覚の情報処理も臥位より要求されます。神経学的には、視覚によるフィードバック情報も含めたこれらの各種感覚情報が脳内で統合されることで身体知覚の形成や姿勢調整プログラムの形成を促していきます。また、乳児の座位は臥位に比べ姿勢が変換されることが多いことから、重心の移動を頻繁に行います。この重心移動は左右の正中線をまたいで起こることもあり、これにより、左右の釣り合いが起こるといったカウンターバランスの成熟や身体軸の獲得につながっていきます。加えて、重心位置の左右コントロールを学習し始め、重心移動を伴うフィードフォワード制御を獲得するようになります。姿勢バランスは、中脳レベルにおける立ち直り反応の出現や大脳皮質レベルにおける平衡反応の獲得によっても、よりその安定性が供給されていきます。

運動学的側面からの観察

　生後間もなくから月齢1ヵ月頃までの新生児期では、頭部の重量に抗するだけの伸筋群の出力が発揮されていません。その結果、頭部が垂れ、顔面が床に接触した姿勢となります（図9-A）。1ヵ月を超えるとわずかに頭部の挙上が可能になり、頭部や胸部が床面につくことはなくなります（図9-B）。この姿勢の観察から、身体背部の伸筋群の活動が強まったことがわかりますが、依然として保持するだけの筋力は発揮されていません。上肢の屈曲は減少し始めていますが、自己の身体を支えるための運動としては発揮されておらず、脊柱の伸展を促すための固定作用としての下肢筋の活動も不十分です。

　月齢3ヵ月頃になると下肢の外転・外旋がより強くなり支持基底面が増大します（図9-C）。これにより、最低限の安定性の供給が生まれます。したがって、側方への体重移動が妨げられることにより、側方への転倒は起こりづらくなります。一方、頭部は挙上角度がそれまでの月齢と変わらないものの、頸部伸筋群の活性化が図られるようになり、それによりあごが上がるようになります。そして、若干ですが視線を前方に向けることができ始めます。体幹のコントロールは依然として不十分なものの、肩甲骨の内転が起こることで上部体幹の固定作用が生まれ始めます。

　月齢4ヵ月になると頸定し、頭部のコントロールが安定し始めます。頭部を保持するための伸展活動が起こることで脊柱伸展が積極的に起こり始めます。股関節外転・外旋はより増強し、下肢全体が床面と接触し始め、これにより支持基底面が獲得され、そして座位バランスは以前に比べ安定し始めます。こうした座位姿勢を「リング座位」と呼びます。しかしながら、依然として介助がなければ一定の時間の保持は不可能です（図9-D）。座位姿勢を保持するため、肩甲骨内転および上肢の外転が増強され、これにより生体力学的な側方転倒の予防が起こります。また、頭部・体幹の対称性や正中線定位がより発達するとともに、対象物に対して追視することで頭部の回旋運動が起こり始めます。これによって、徐々に体重移動が起こるようになります。しかしながら、座位バランスは不安定な状況であることは否めません。その理由から、上肢の運動コントロールは未獲得であるため、この時期の児は、対象物を上肢によって操作するのではなく、対象物に対して口を運ぶといった動きになってしまいます。

　5ヵ月頃になると座位姿勢保持のための屈筋群と伸筋群のバランスが増大してきます。したがって、自己の手を床面につくことで座位保持が可能になります（図9-E）。手により身体を支えた座位では、十分に頭部のコントロールが可能になります。これには頸定のみならず、腹臥位姿勢時の抗重力伸展活動に関わる筋活動の発達が影響してきます。股関節伸筋群は骨盤の安定性や直立姿勢を保持するために積極的に関わります。もちろん頭部を直接的に支える頸部伸筋群や体幹筋群は積極的に座位姿勢を安定させるために貢献しています。また、上肢で支持した間、座位バランスは安定するため、それにより対象物に対して視覚的な探索活動が起こります。このプロセスを通じて、頭部を活動的に上下左右に動かすため、頭部の屈曲、伸展、回旋の運動コントロールが高まります。また、上肢で身体を支持している際は肩甲帯の強い内転活動が起こらず、対称的に前方への転倒を防ぎます。上肢支持であることから体幹は屈曲位をとっていますが、これは体幹筋の活動によるものではなく、股関節屈筋による働きです。体重は坐骨結節にあり、骨盤は中間位でおおよそ固定されています。

　6ヵ月頃になると他者からの支えなく、そして自己の上肢によって支えることもなく座位の保持が可能になります。股関節伸筋群の発達によって骨盤を垂直方向に起こすことができ、それにより体幹の安定した伸展活動を生み出します。

　また自己の上肢が座位バランス保持に関わることがなくなったため、これにより自由度が増し、対象物に対する到達運動（reaching）が可能になり、玩具を座位にて把握（grasping）したり、操作（operating）したりすることができ始めます。

　この時期の基本的な座位は、股関節の対称的な屈曲、外転、外旋と膝関節屈曲を伴うリング座位です（図9-F）。下肢筋の活動によって骨盤や体幹の安定性が供給されます。この時期においては、垂直位での保持が可能になり体幹と股関節のコントロールが増していることがわかります。また、側方への体重移動の際には側屈を伴った立ち直り反応が出現し始めます（図9-G）。リング座位は側方への体重移動を防ぎ、この安定により、矢状面での前後方向の両側性対称性の体幹運動が可能になります。一方、回旋を伴う水平面での運動時では股関節外旋に基づいたコントロールがより求められますが、この発達スキルの獲得はまだ不十分であるため、転倒することもしばし

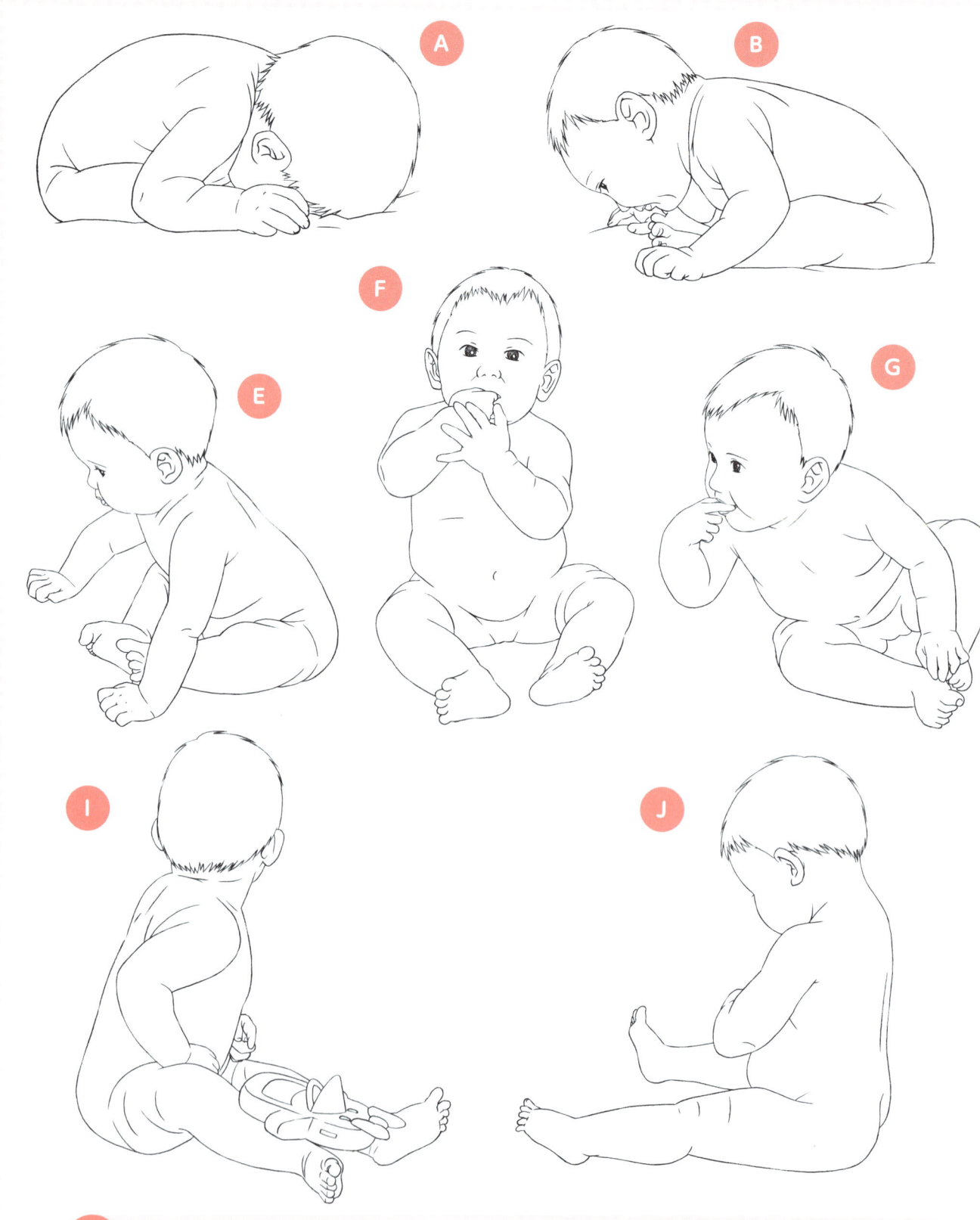

図9 ● 座位での運動発達の変遷1★

生後1ヵ月では頸定されていません。よって、体幹や股関節周囲の抗重力位活動が促されず床に顔面がついた状態です Ⓐ。その後1ヵ月を超えると徐々に伸筋群の活動が動員され始めますが、顔を上げる程度にとどまっています Ⓑ。生後3ヵ月にもなれば股関節外転・外旋し、支持基底面が安定することで30〜45°ほど体幹を起こすことが可能になります Ⓒ。頸定後の4ヵ月になれば、誰かに支えられていれば座位を保つことが可能になります Ⓓ。また5ヵ月になれば手をついた座位であれば独力で保持が可能になります Ⓔ。そして最終的には6ヵ月の段階で座位保持が支えなしに可能になり、リング座位であれば安定した保持ができるようになります Ⓕ。

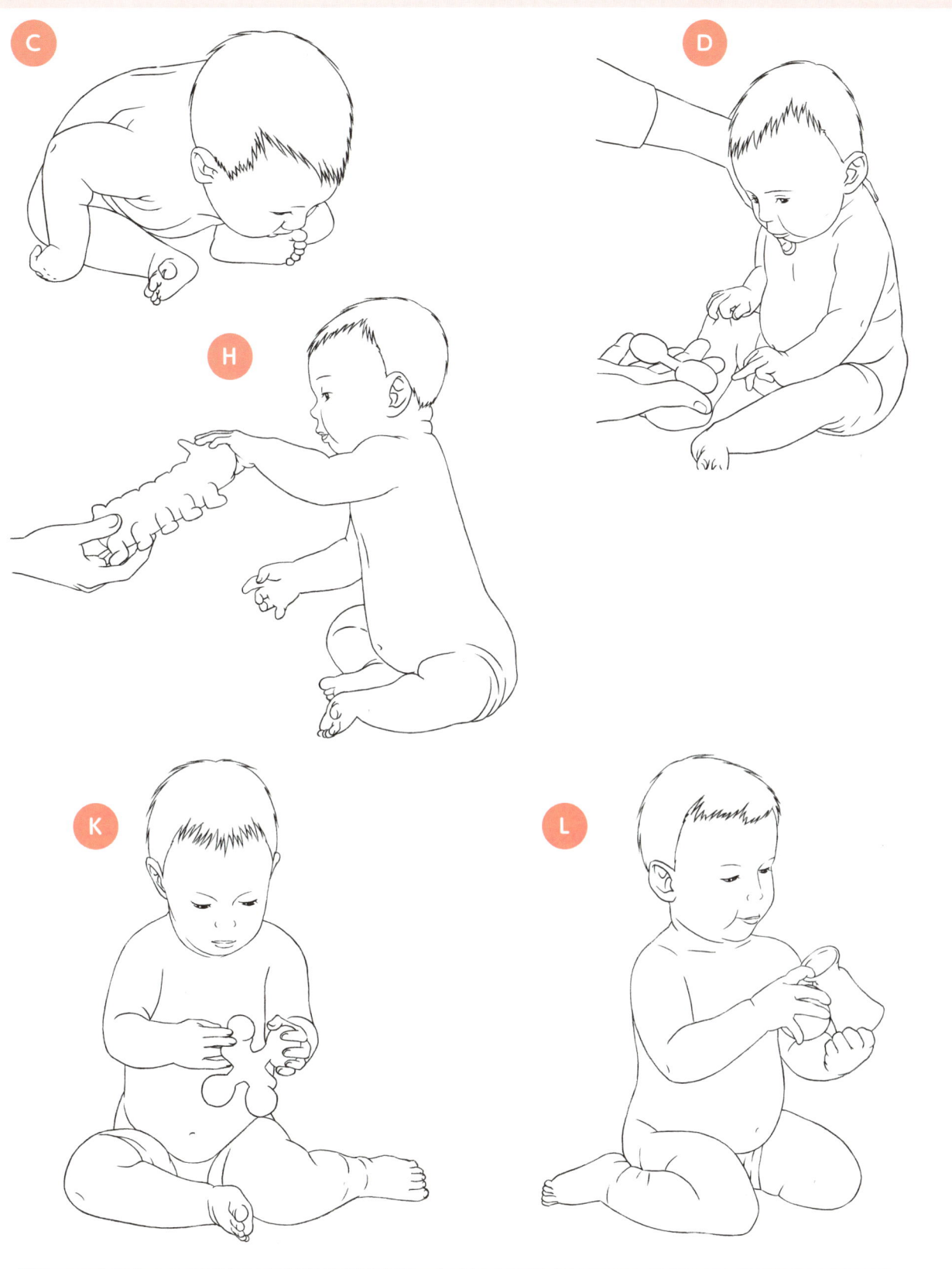

> **図9** ● 座位での運動発達の変遷2★
>
> また6ヵ月頃になると立ち直り反応が出現し始め、側方への体重移動がスムーズになります **G**。7ヵ月頃になれば、座位保持中に上肢による対象物へのリーチングなど、座位への注意の分配が少なくても保持が可能になります **H**。すなわち、伸展活動の発達により、座位の安定性が共有されていることが観察されます。また回旋運動を伴った体重移動が可能になり、カウンターローテーション機能が獲得されていることが観察されます **I**。さらには8ヵ月にもなると座位姿勢のバリエーションが増え、リング座位だけでなく、長座位 **J**、横座り **K**、割り坐 **L** が可能になります。

ばみられます。リング座位における重心移動の際には、股関節外旋筋の姿勢バランスに対する活動が不可欠であり、これによるコントロールが増すことで動的バランスの安定性が供給されるようになります。

　生後7ヵ月にもなると独力による座位バランスは安定し、上肢にて対象物を把持・操作することが容易に可能になってきます。また、バランスが乱された時には大脳皮質を中枢とした保護伸展反応（パラシュート反応）が出現するようになります。この反応は生涯持続します。この時期になると、座位は主に道具を操作するための姿勢となります。すなわち、行為の目的は対象物の操作であり、座位を保持することではなくなります。対象物に対してリーチングを行う際には必ず重心移動を伴います。その際、上肢運動によって対象物に到達させるわけですが、上肢運動に関わる筋活動に先立って、姿勢バランスを安定させる下肢や体幹の筋活動を前もって起こすことができるようになり、上肢と体幹・下肢の運動連鎖としてのコントロールが発達してきます。

　脊柱－体幹の伸展は増大し、7ヵ月頃になると腰椎カーブを伴った直立座位となります（図9-H）。さらには、頭部の回旋により体幹の回旋を促すことが可能になり、肩甲帯周辺の上部体幹と骨盤帯周辺の下部体幹の運動の連動性が図られるようになります。これにより、回旋角度が増し重心移動の範囲も広がります。回旋角度が小さい時には肩甲帯と上部体幹が骨盤上を回旋するにすぎませんが、回旋角度が増大した時には、骨盤を含む体幹全体が大腿骨上を回旋するようになります。この水平面上での動的なコントロールは股関節の豊富な自由度に基づく運動コントロールにとって重要な運動機能の獲得となります。また、こうした回旋運動は体重移動を伴うことから、回旋する側の反対側の股関節は前もって外転・外旋し、それによる姿勢の安定性が供給されます（図9-I）。

　8ヵ月にもなると座位姿勢はバリエーションが増します。安定性をより供給するリング座位だけでなく、長座位（図9-J）、リング座位と長座位の組み合わせ、横座り（図9-K）、割り坐（図9-L）などがみられるようになります。注意の集中が要求される手・手指の巧緻的動作の最中にはリング座位や割り坐といった支持基底面の広い安定した座位姿勢が好まれますが、基本的にこの時期は姿勢変換が頻繁に行われるため、膝立ち位や四つ這い移動にすぐに移ることができるリング座位と長座位を組み合わせた姿勢をとることが多いです。この姿勢を「テーラー姿勢」と呼ぶことがあります。またこの時期は、保護伸展反応は前方だけでなく、側方、後方も起こり、他の平衡反応である傾斜反応なども座位姿勢時にみられるようになり、自立した座位はほぼ完成形となります。

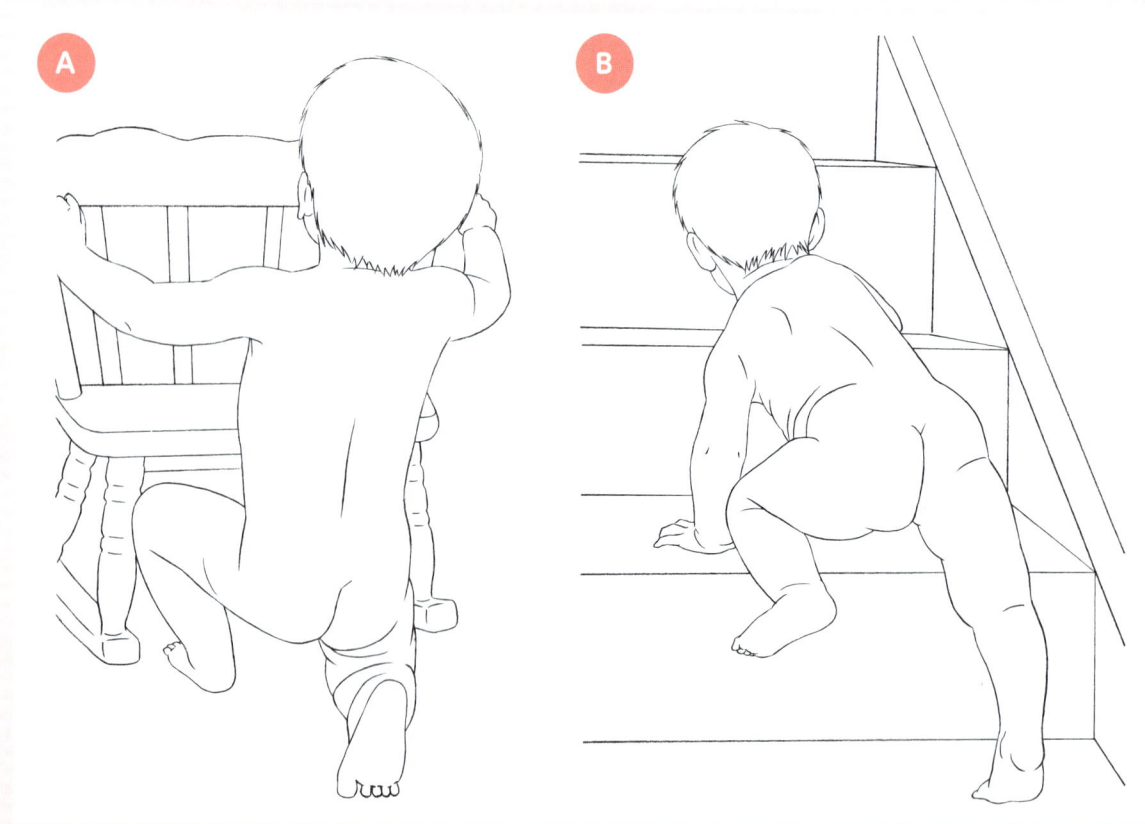

8ヵ月になれば座位で留まらないようになります。家具のようなものがあれば、それにつかまり、膝立ちや片膝立ち位となり、重心を高くして外界を探索するようになります。膝立ちや片膝立ちは座位から立位への姿勢変換の間に自然と起こるようになります。しかしながら、早い段階では股関節伸筋群によって上手くコントロールできないために、屈筋群や両下肢の広い外転によって膝立ちが維持されます。膝立ち位より片膝立ち位に変換するためには左右下肢運動の独立性が必要です。側方へのあらかじめの体重移動とともに股関節を屈曲することで片膝立ち位がつくられます（図10-A）。おおよそ9ヵ月になれば、片膝立ち位でも上肢を使って遊ぶことができるようになり、体幹や股関節を予測的にコントロールすることができるようになります。上肢の運動の自由度をつくるためには支持基底面内での重心移動を容易に行うための股関節や体幹のコントロールが必要になるわけです。

一方、片膝立ち位と四つ這い移動を混合させることで、8〜9ヵ月頃になると、階段のよじ登りができるようになります（図10-B）。視覚的な空間情報処理に基づいて、上肢および下肢の運動プログラムが形成されるようになった証拠ともいえるでしょう。こうした左右交互運動を可能にさせるためには予測的な重心移動とカウンターバランス、そして平衡反応の獲得が必要になってきます。

認知神経科学的側面からの観察

新生児の間は十分な運動単位の動員が図れず、頭部を支えるだけの筋力が発揮されません。また、揺らぎに対する立ち直り反応は成功せず、容易に倒れてしまいます。しかしながら、この揺らぎのフィードバック情報が前庭系や視覚系の立ち直りに関連した神経システムの発達を促していきます。3ヵ月頃になると座位姿勢の左右対称性が強調され、頭部を正中線で保持することができるようになります。これにより、左右の頸部筋の対称的な活動がみられるようになります。腹臥位姿勢で少しずつ学習されてきた頸部・体幹の伸筋群の働きにより、座位姿勢はそれまでの月齢に比べ安定し始めますが、依然として支えられての座位であり、その際、体幹の安定性を強めるために両側性の肩甲骨内転、あるいは上肢の著しい挙上を伴わせることで座位姿勢を安定させようと試みます。こうした姿勢を「ハイガード」と呼び、初期の座位や立位における体幹の安定性を高めるときにしばしばみられます。これは股関節周囲筋の働きによって下部体幹を安定させることができない時にみられる代償運動の一つです。この座位姿勢が起こると上肢の運動システムが姿勢バランスを保持するために用いられることから、上肢を用いた意図的な運動の発現を妨害してしまいます。すなわち、座位姿勢を安定させるためには網様体脊髄路による神経システムが働きますが、体幹や骨盤帯によって十分に座位姿勢を安定させることができない場合、上部の肩甲骨や上肢の運動を姿勢バランスの安定へ動員するように働きます。

図10 ● 片膝立ちとよじ登りの発達★

生後8ヵ月頃になれば家具を利用して上肢で把持しながら片足立ちをとり姿勢を変換することが可能になります A 。体重移動や重心の上下移動などの発達が観察されます。また、同じ月齢ぐらいから階段のよじ登りが可能になります B 。左右への重心移動、カウンターバランス、平衡機能ならびに身体図式の発達がこうした能力の獲得に伴って観察できるようになります。

3ヵ月頃は徐々に頭部挙上を図ることができ、伸筋群の活動を起こすための運動単位の動員が起こるようになってきます。
　4ヵ月頃において、依然として座位が不安定であることは間違いないのですが、頸定することで支えなしで数秒座ることができるようになります。また、頸定することで、垂直肢位にて頭部と体幹を安定させるために体幹の伸筋群に関連する運動単位の動員がある程度起こり始めます。一方、屈筋群の運動単位の動員は十分でなく、あごが上がった座位姿勢となりますが、支えられることで垂直肢位を呈すると視線を前方や下方に動かすことができ、対象物を目で捉えることができます。こうした外界への欲求の現れは座位姿勢において上肢を対象物に対してリーチングさせるといった挑戦的試みを引き起こさせることができます。しかしながら、安定が供給されていない場合は肩甲骨を内転させ、ハイガードによって姿勢を固定させます（図11）。さらには、支えがない場合は頭部を動かすことができず、こうした試みはエラーとなります。

　5ヵ月にもなると上肢支持によって座位姿勢保持が可能になりますが、上肢運動は姿勢バランスのコントロールに利用されることにより、支えられていない場合は意図的に対象物に正確に到達することが難しくなります。上肢は網様体脊髄路を通じて姿勢制御に対してより動員されますが、外側皮質脊髄路を通じた目標志向的な運動制御に動員されることは少ないです。これはまったくないわけでなく、徐々に対象物へリーチする経験によって活性化され始めます。この際、一方の上肢を自由にするためには、それに相応した反対側の股関節の伸筋群が前もって活動し姿勢を調節しなければなりません。ですから、こうした経験はフィードフォワード制御を発達させる大事なプロセスとなります。その一方で、脊柱起立筋群は活動的であり、肩甲骨を内転させ上部体幹を固定して座位を保持することは少なくなってきます。こうした脊柱起立筋群の活動は頭部や体幹の立ち直り反応に利用され始めます。その際には中脳による姿勢コントロールが積極的に使われています。以上のような座位における立ち直り反応は4～6ヵ月の間に出現し、生涯継続します。

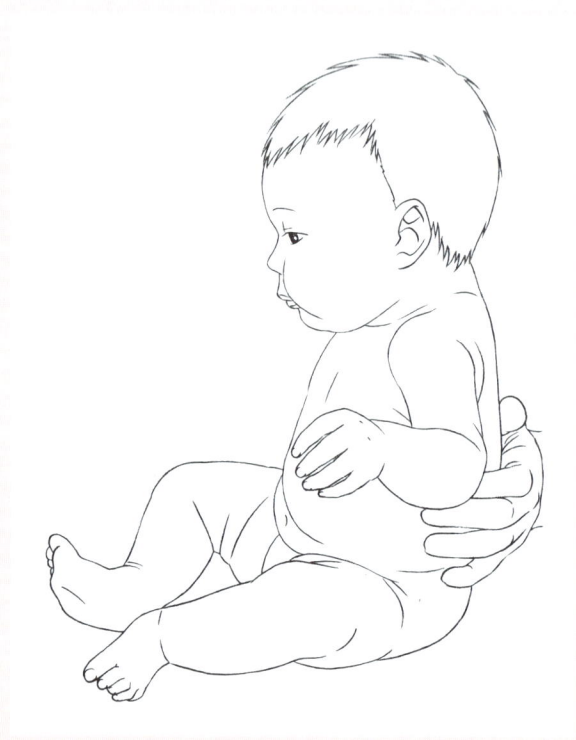

図11 ● 肩甲骨の内転を伴う座位姿勢★
　座位姿勢がいまだ不安定な時には、肩甲骨を内転させ両手を広げたハイガード姿勢によって座位を保つように試みることがあります。肩甲骨を内転させることで上部体幹を安定させ、頭部を支えることが可能になります。

6ヵ月になると上肢支持なしの独力による座位が可能になりますが、この際、立ち直り反応の出現だけでなく、平衡反応の出現が積極的に関わります。頭部の立ち直り反応が完成されることで、上肢が姿勢制御に関与することがほとんどなくなります。これにより、上肢は到達運動だけでなく、把握・操作運動が座位にて容易に可能になり、巧緻化された手の運動が座位においても行えることになり始めます。また、時に揺らぎに対して上肢は保護伸展反応（パラシュート反応）に利用されます。6ヵ月頃の初期の保護伸展反応は前方のみですが、座位姿勢の経験が繰り返されることで、側方や後方への保護伸展反応が起こるようになります。側方へは7ヵ月頃、後方へは9〜10ヵ月頃起こるようになります。保護伸展反応は中脳によるコントロールと大脳皮質によるコントロールの両者が神経ネットワークを構築しながら関与しています。

　6ヵ月頃より座位姿勢が安定すると上肢の到達運動が容易に起こることは示しましたが、この際、体重移動は頻繁に行われています。対象物に対して上肢を用いてリーチングする際、リーチングする逆の下肢は前もって股関節外転・外旋運動を起こし、側方への転倒を防止します。こうした作用も平衡反応によって制御されており、「シーソー反応」とも呼ばれています。このような座位での平衡反応は6ヵ月頃より出現し始め、8〜9ヵ月頃には完成されます。また座位における股関節のコントロールは動的バランスを安定に導くために重要な運動発達となります。

　水平面での体重移動は頭部や体幹の回旋運動を伴いますが、この際、カウンターバランスによるコントロールが起こるようになります。さらに、発達が進むと手・手指による繊細な道具操作に注意を集中させることが可能になります。この際の目と手の協応による目標志向的な活動を引き起こしているのは皮質脊髄路の興奮性によるものですが、前もって姿勢バランスを安定させるために股関節外転・外旋、膝関節屈曲を強調させています。こうしたプロセスから起こる安定したリング座位の供給は、意識せずとも行われていることから、こうした姿勢バランスの安定は網様体脊髄路による興奮性によるものです。これらは運動プログラムの形成によって起こることから、身体図式の形成に関わる頭頂葉と運動プログラムに関わる運動前野や補足運動野の皮質内ネットワーク、ならびに運動前野や補足運動野、あるいは一次運動野から投射される遠心路の制御系の発達によって生まれます。

　さらには7ヵ月を超え、座位姿勢のバリエーションが多くなることは、身体図式の発達といった皮質機能の発達のみならず、座位によっては支持基底面が狭小化することから、股関節−骨盤−体幹の動的な姿勢コントロールが増大し、皮質だけでなく、小脳、中脳、脳幹などの下位の神経システムの成熟が起こっていることがわかります。

　座位から立位に変換する間の膝立ち位や片膝立ち位においても、股関節の積極的な運動コントロールが必要になります。この際、姿勢コントロールの際には予測的な姿勢制御機構が作動しなければなりませんが、これには網様体脊髄路を中心とした運動コントロールが関わります。その一方で、片膝立ち位で上肢を用いて道具操作する際には、道具操作には外側皮質脊髄路が関与し、姿勢コントロールには網様体脊髄路が関与するといった運動プログラムが形成されていきます。これには運動前野や補足運動野を中心とした運動に関係する神経ネットワークが働いていることが想定されます。言い換えれば、このような動作を通じてそれらの神経ネットワークが形成されていくといってよいでしょう。

4 立位から観察する運動発達

　人間にとって立位（standing）の獲得は、環境における移動を最適化する歩行の発達にとって不可欠です。重力に抗して支持基底面の狭い立位を安定させるためには、頸部・体幹だけでなく積極的な下肢筋の関わりが必要になります。とりわけ、床面と足部が接触することから、下腿筋活動が立位姿勢バランスの安定性に不可欠です。しかしながら、独立した立位であっても、しばらくの間は支持基底面を広げたワイドベースによる姿勢保持であり、股関節周囲筋の働きによって側方への揺らぎを減少させる戦略をとります。したがって、前後方向への揺れに対しては容易に転倒してしまうこともあります。この際、下肢筋の固有受容器からの積極的な脳に対するフィードバック情報がそのコントロールには重要です。

　運動学的側面から観察すれば、立位は座位と異なり、支持基底面が狭小化し、重心が高くなることから、姿勢バランスのコントロールがより要求されます。座位バランスの安定性には股関節周囲筋活動による固定、ならびに頸部や脊柱起立筋による伸展位保持、そして運動性が要求されますが、立位はそれに加えて大腿、下腿の筋活動に基づくバランスの安定性への作用が必要になります。

　認知神経科学的側面からみれば、立位は座位に比べ姿勢動揺が増します。したがって、揺らぎの誤差情報を与えるフィードバックによる処理プロセスが活性化されます。このフィードバック情報は体性感覚、前庭・迷路覚、視覚ですが、乳幼児は積極的に視覚情報を取り入れています。幼児期後半になると姿勢バランスのコントロールは体性感覚優位になり、成人と同じ神経システムを利用することになります。

運動学的側面からの観察

　生後間もない新生児は他者の手によって支えられ、足底が床面に接触すると、両下肢を伸展位に保ち、初期起立が可能になります。このような起立は陽性支持反射（positive supporting reflex）によって起こります。また、この時期は交互に足踏みするような原始反射である自動歩行が出現します（図12-A）。伸筋群の緊張が上がり一時的に頭部の挙上も可能になります。こうした初期起立は2ヵ月もするとみられなくなり、陽性支持反射も統合され、みられなくなります。この反射がみられなくなることで、起立することが不能になります。2ヵ月頃の乳児は1ヵ月児よりも立位時のコントロールが少なく、姿勢を定位することは難しく、膝折れを容易に起こしてしまいます。この期間を「起立不能（astasia）期」と呼ぶことがあります。同時に、筋緊張は低下傾向になり、他人が腋窩を持ち支えて立位を保持させようとしても、なかなか保持が難しくなります。

　3ヵ月を超えると起立不能はみられなくなります。腋窩を押さえて垂直位にし、足部に体重を加えると立位をある程度保持することができます。この際、上肢は外転、肩甲骨は内転したハイガード姿勢をとります（図12-B）。また、股関節外転した姿勢では膝関節伸展を増し関節運動をロックすることは少ないですが、外転範囲が少なく支持基底面が狭くなると膝伸展の度合いが増し、伸筋の緊張が増大します。なお、足指は屈曲し、足部に関わる筋は屈筋群の緊張が高まります（図12-C）。

　4ヵ月になると頸定が進みますが、支えられた立位では、依然として肩甲骨内転、上肢は外転し、それらは姿勢バランスを制御するのに使用されます。けれども、以前に比べるとローガードになりつつあります（図12-D）。加えて、乳児の両手を支えるだけで立位を保持することができるようになり、大殿筋などの股関節の伸筋群の活動が増加します。姿勢は腰椎を伸展し骨盤を前傾することで腰椎前弯を生み出しています。股関節伸展の増大は腰椎の生理的弯曲の発達に作用します。体幹は伸展位を保ちますが回旋や屈曲などの運動はみられず、静的に固定された姿勢を保ちます。また大腿四頭筋の活動もみられますが、股関節の伸展作用が完全には起こらないために、膝関節は屈曲位をとることから、突如膝折れが起きることがあります。

　体幹を支えた立位での頭部コントロールは5ヵ月にもなると安定します。そして頭部は固定されているだけでなく、伸展、屈曲、回旋など外界の興味に従い運動を起こすことが可能になります。すなわち、頭部筋が姿勢コントロールに作用するのではなく、それよりも遠位の関節運動による固定作用が働くことで、頭部の運動の自由度が増します。この頭部の運動の獲得は脊柱の運動性にも波及します。すなわち、頭部を伸展させた際には脊柱が伸展するなど、共同運動を引き起こすことが可能になります。こうした立位での体幹の運動発達は、下肢筋による予測的な姿勢制御の発達を促すことになります。また頭部の回旋運動を伴う脊柱の回旋は、側方への体重移動を促進させることになります。5ヵ月頃になると、体幹が支えられている場合は肩甲骨の内転がみられなくなり、ローガードでの立位保持が可能になります（図12-E）。すなわち、体幹の安定性に肩甲骨の内転が使われなくなります。6ヵ月にもなると、脊柱－体幹のコントロールが増し、それにより肩甲骨の動きが自由になります。これは先の立位時の上肢の運動発達に影響を与えます。また、6ヵ月では支持基底面を狭くしても保持が可能になり、足指の屈曲が減少します。またこの時期になると、立位において伸筋群の作用は強いのですが、伸展させる作用だけでなく、膝関節を屈曲させるように膝屈曲－伸展を交互に行えるようになります（図12-F）。すなわち、屈筋群と伸筋群の交互の運動性の発達がみられるようになります。この際、この弾む運動に対して努力すればするほど、図12-Eのように足指の屈曲が起こってしまいます。

　7～8ヵ月になると独力で立ち上がり、何かの支えがあればつかまり立ちが可能になります。そして月齢が過ぎるに従い、矢状面、前額面、水平面のどの面上であっても下肢を動かせることができ始めます。また、片脚への体重移動は容易に行われるようになり、外界からの刺激に対して頭・頸部の回旋を伴いながら向けることができ、それに伴い重心移動もスムーズに行えるようになります（図12-G）。さらには、床の道具を取る際に立位からしゃがみ込むことができます。この際、大腿四頭筋の遠心性収縮の働きが必要になりますが、筋力が発達することで運動コントロールされるようになります。そして8ヵ月も後半になると、その場で立位を保持することは少なくなり、つたい歩きなど、移動の発達へと進んでいきます。

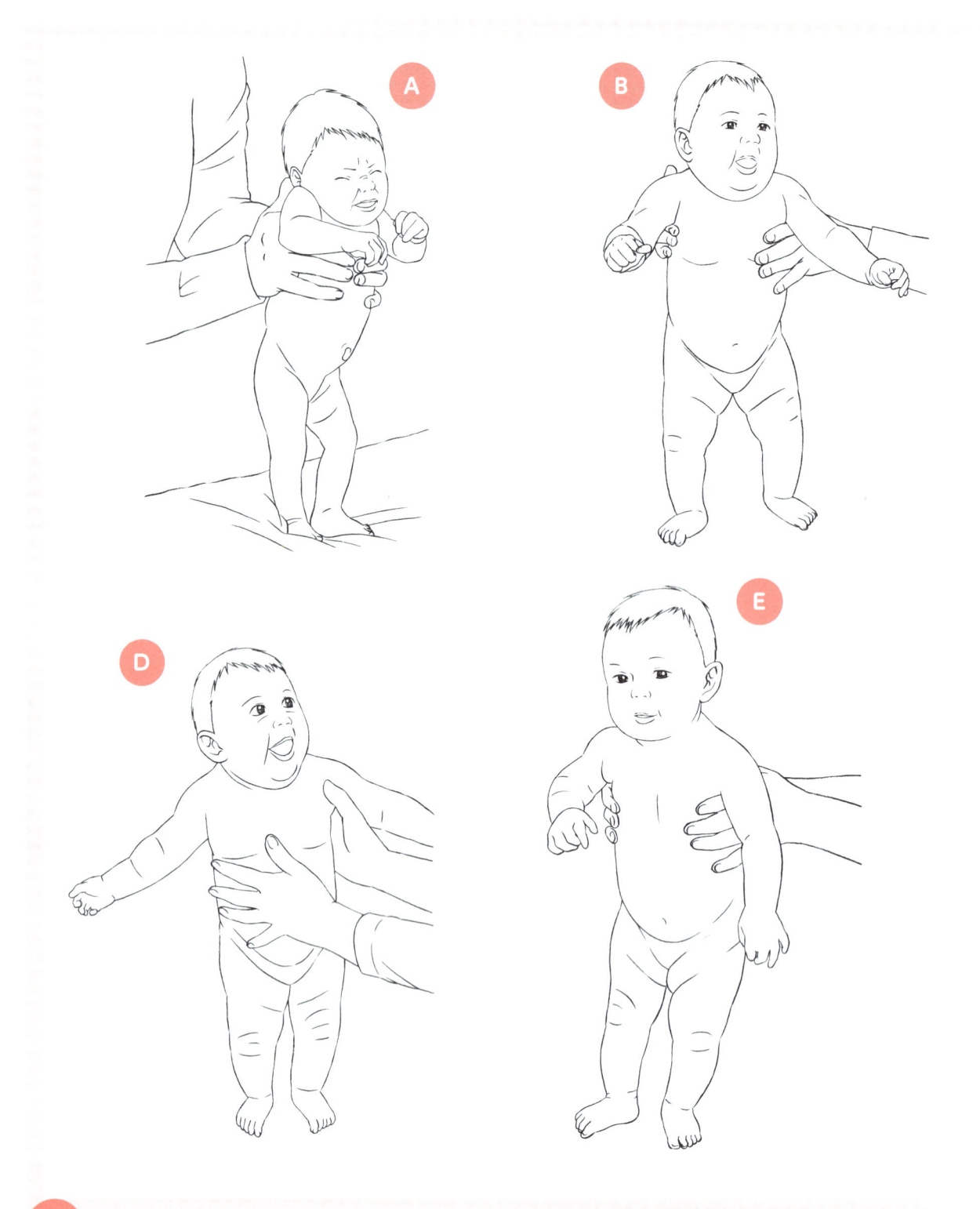

図12 ● 立位での運動発達の変遷★

新生児は陽性支持反射が出現したり、強制的に立位をとらせると交互に足踏みするような現象がみられます🅐。これは「自動歩行」と呼ばれます。生後2ヵ月もすればみられなくなります。3ヵ月を超えると自動歩行がみられず、支えがあると立位をある程度保持することが可能ですが、この際上肢は外転、肩甲骨を内転したハイガード姿勢をとります🅑。これは頭部を支えるための上部体幹の安定性の確保のためです。また側方から観察すると伸筋の緊張が増大し、陽性支持反射が確認されます🅒。4ヵ月では頸定することから次第にローガードとなり、肩甲骨の過剰な収縮は減退し始めます🅓。そして5ヵ月頃には肩甲骨内転に伴った上部体幹の固定はなくなり、立位姿勢においても上肢の運動が可能になります🅔。さらには、6ヵ月頃には下肢伸筋群の過剰な収縮はなくなり、膝の屈曲一伸展が立位においても可能になります🅕。そして、7～8ヵ月には家具で支えながらも独力で立つことが可能になり、体幹回旋を伴った重心移動が可能になります🅖。こうした手続きにより立位におけるフィードフォワード制御の獲得が観察されます。

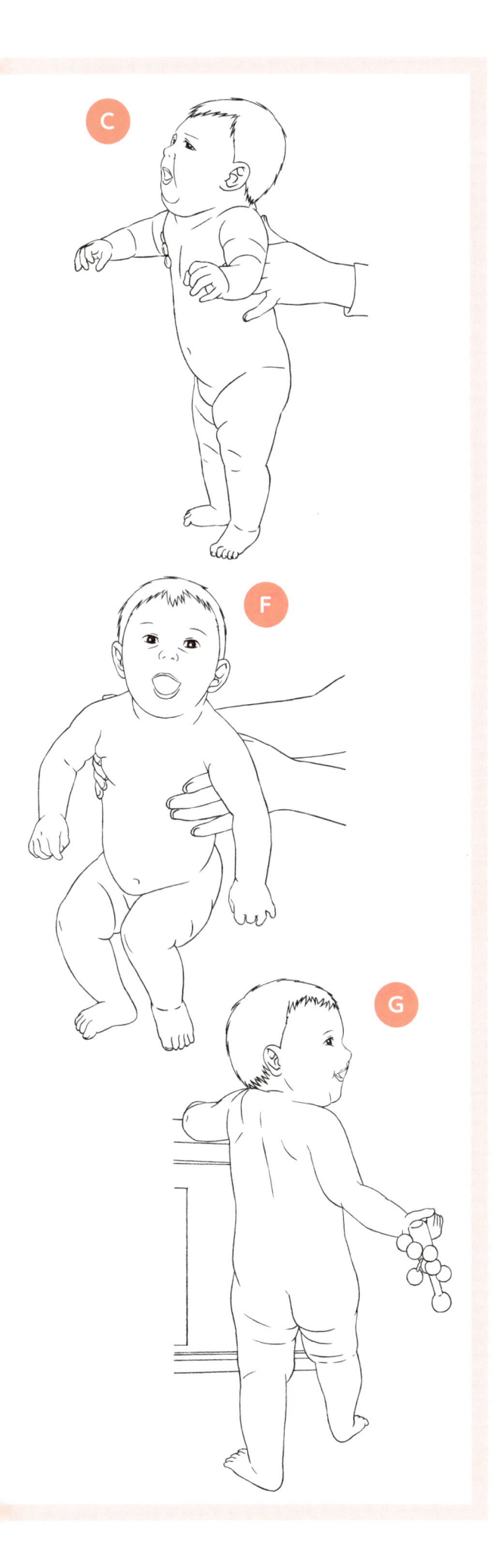

認知神経科学的側面からの観察

　新生児において姿勢を垂直位にして支え、足底を床面に接触させようとすると、下肢の伸展を高め両脚で立つような現象が起こります（図12-A）。この現象を「陽性支持反射」と呼びます。これは立位における伸筋群の過緊張を示したもので、脊髄が中枢です。生後すぐより起こり、おおよそ2～3ヵ月で統御されてみられなくなります。

　さらに垂直位より前方に傾けるようにすると下肢の相反性運動がみられます。歩行運動のように観察されることから、これを「自動歩行（automatic walking）」と呼びます。振り出す側はすべての関節で同時屈曲が起こり、足部が接触するとすべての関節が同時伸展します。これは胎生12週頃よりみられる原始反射の一つであり、2ヵ月頃に消失します。この中枢は脊髄であり、近年、この周期的な運動は中枢パターン発生器（CPG）の機能をもつ脊髄介在ニューロンの働きによるものと考えられています。2ヵ月を超えると一時的にこうした脊髄に基づいた機能が抑制されます。この自動歩行はステッピングや這い這い、さらには歩行といった移動の発達の前駆症状として考えられています。なお、詳しくは「歩行から観察する運動発達」の項（39ページ）で説明します。

　2ヵ月頃になると陽性支持反射や自動歩行がみられなくなり、足底が床面に接触しても伸筋の緊張が増すことが少なくなります。そのため下肢に体重を加えることができなくなります。明らかに下肢筋の運動単位の動員が不足し、下肢筋の運動コントロールができません。すなわち、一時的に脊髄による反射運動を抑制し、大脳を中心とした上位中枢によって運動コントロールの学習がスタートし始める時期といってよいでしょう。また、頸定されておらず、全体的に低緊張の状態を示します。しかしながら、この際、足底における床面接触は触覚過敏性を減少させたり、固有受容感覚を活性化させるプロセスとなります。

3ヵ月になると両足が床面に接触し、体幹を他者によって支えられると伸展運動を伴った運動単位の動員が図られ、下肢の安定性が徐々に図られるようになります。この際、股関節伸筋群を作用させ安定をつくるのではなく、膝関節伸展に伴う伸筋の緊張を上げることで安定性を供給しています。したがって、股関節は屈曲したままでの立位保持であり、近位部の運動単位は不十分なままです（図13-A）。足指の屈曲は頻繁に起こりますが、これは母指に圧迫が加えられたことによる足底把握反射の出現によるものです。足底把握反射は胎生28週頃より確認されており、12ヵ月頃、すなわち歩行が自立し始めた頃に消失します。中枢は脊髄レベルであり手掌把握反射と同じように原始反射の一つです。立位時におけるこうした足指の屈曲は、触覚や固有受容感覚の過敏性によって起こるものですが、バランスを物理的に安定させようと試みる手段でもあります。すなわち、近位部が不安定であるため、近位部から遠位部までの全体的かつ協同的な筋活動を通じて姿勢を固定させているのです。

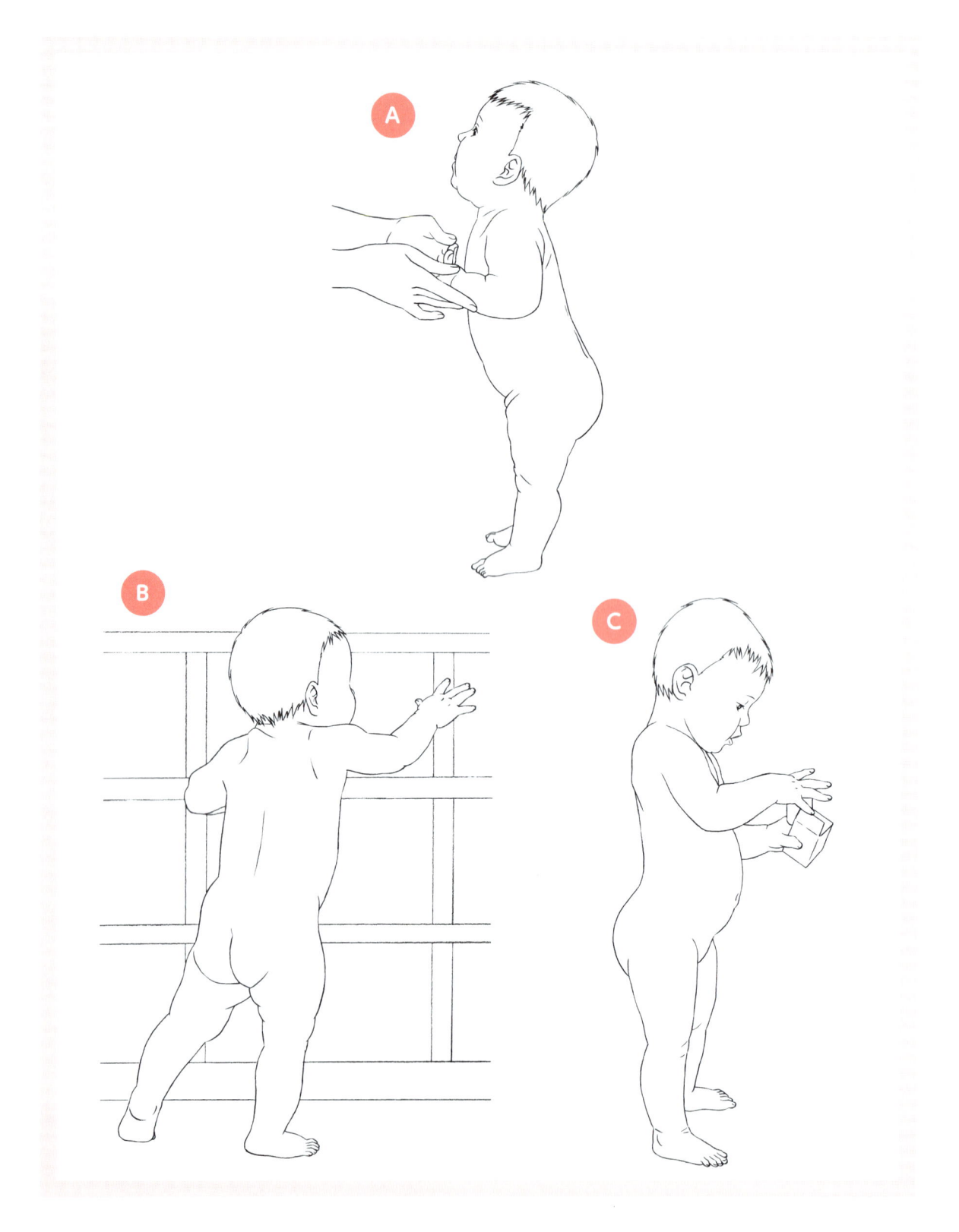

支えられた立位姿勢においてハイガードからローガードになり始めるのはおおよそ4ヵ月を過ぎた頃です。股関節伸展に関わる筋活動が積極的に立位において作用し始めることで、上部体幹の肩甲帯周辺の筋群が過剰に姿勢バランスのために作用することを抑制していきます。5ヵ月にもなると肩甲骨内転はもはや脊柱の安定性の増強には必要とされず、これにより、立位においても上肢の運動の自由度が増すことになり、後のつかまり立ちへと発達していきます。すなわち、つかまるということは意図の現れであり、外側皮質脊髄路の働きによる立位時の上肢の運動コントロールにつながっていきます。6ヵ月頃の立位はまだ支えられての保持には違いありませんが、立位における正中位保持がみられるようになり、正確に両足底に体重をかけることができるようになります。矢状面から観察すれば、依然として骨盤を垂直位に保つことができず、重心線のアライメントは成人とは違い、股関節を完全に伸展位にすることはできていませんが（図13-A）、こうしたプロセスを通じて姿勢バランス戦略を学習するようになっていきます。

7ヵ月頃になると独力で立つことが可能になり、両上肢を台などに接触させて身体を安定させることができるようになります。この際、手への荷重と足底への荷重の関係性を学習し始め、体性感覚フィードバックに基づく姿勢コントロールの学習が始まります。8ヵ月にもなるとつかまり立ちでじっと保持することはなくなり、つたい歩きを通じて重心移動を学習し始めます。この際、側方への移動や体幹の回旋など（図13-B）を通じて、体性感覚フィードバックの変化、ならびにそのプロセスに基づく立位における予測的姿勢制御におけるフィードフォワード制御を獲得し始めます。さらに、立位においては8～9ヵ月頃にもなると対象物への到達運動を始めます（図13-B）。この発達は神経系の発達にとっては重要で、立位を安定させる運動プログラムと上肢をターゲットに向けて制御する運動プログラムの両方を神経系によって調整しなければなりません。この際、前者の立位を安定させる運動プログラム、すなわち上肢の移動に先立って下肢筋の活動を発揮させる運動制御系は網様体脊髄路の働き、そして、上肢をターゲットの空間に向けて認知的に調整するのは外側皮質脊髄路の働きであり、この両方の神経システムの作動が同時に必要になってきます。これには高次運動野である運動前野や補足運動野の機能の獲得が重要になり、抗重力位における自己の運動コントロールを通じて神経系の発達を促していくわけです。

11ヵ月頃になると床から支えなしで立ち上がり、立位は短いながらも独力で保持することが可能になります。この際、立ちしゃがみには相当の運動単位の動員が図られることになります。立位は狭い支持基底面ながらも足底に十分に体重が負荷されるようになり、12ヵ月では上肢にて物体を把持し操作することができるようになります（図13-C）。また、床の物を拾い上げることも可能になり、これらの現象の出現は、神経系の発達に伴う姿勢バランスの安定、そして立位におけるフィードフォワード制御が発達したことを表しています。

図13 ● 立位姿勢から観察する認知神経科学的側面からの発達★

3ヵ月にもなると支えられての立位ではローガードを保つことが可能です。しかし、側面からの観察では、殿部が後方に残り、股関節伸筋群の活動が不十分であることが観察され、反張膝傾向が観察されますⒶ。立位における近位筋群の運動単位の動員が不十分であることが確認されます。7ヵ月にもなれば、家具で支えながら独力での立位が可能になり、前方への上肢の到達運動も可能になりますⒷ。この際、上肢の運動は目的的であり、主に外側皮質脊髄路の機能によるものですが、立位保持の際の予測的姿勢制御には網様体脊髄路の機能によるものです。最終的には12ヵ月頃支えなしの立位保持が可能になり、足底への十分な荷重が観察されます。さらにはローガードでの保持が可能なため、立位時における上肢の道具操作が可能ですⒸ。これにも網様体脊髄路と外側皮質脊髄路の機能形成が関与しています。

5 gross motor skill から観察する運動発達

　運動スキル（motor skill）とは、神経系の関わりによって、骨格筋を効果的に発揮させることです。こうした運動スキルは、運動コントロールとも呼ばれ、神経系の働きに依存し、生まれてすぐに起こる重力などの環境と身体が相互作用することで培われていきます。このなかでも、これまでに示してきた姿勢コントロールや変換はgross motor skill（総合的な運動スキル）と呼ばれますが、それ以外に、ジェネラルムーブメント（general movement）、姿勢バランスコントロール、歩行がこれに含まれます。gross motor skillはこの後に示すfine motor skill（巧緻性を伴う運動スキル）の基盤となります。運動発達は一般的に全体から細部に進むことから、gross motor skillの発達は乳児期において特に重要になります。
　これまで姿勢・姿勢変換から観察したgross motor skillについて解説してきましたが、ここでは、ジェネラルムーブメント、姿勢バランス、歩行の3つの運動行動から観察する発達について解説していきます。いずれも重力環境に適応するための人間にとって重要な運動発達となります。

1 ジェネラルムーブメントから観察する運動発達

　背臥位において、新生児が起きている間、手足のランダムな動きが頻繁に観察されます。これは明らかに反射運動ではなく自発運動と認識されています。この動きは数秒から数分ほど続く自発運動であり、背臥位の新生児ではよく観察される動きです。この動きのことを「ジェネラルムーブメント（general movement：GM）」と呼びます（図14）。この運動は胎生7週頃からみられますが、すべての四肢のいずれかから始まり、次第に身体全体の動きへと変換されていくのがその特徴です。このGMは寝返りが完成される頃や、視覚的な上肢の到達運動が行える頃になるとみられなくなります。

　一見カオス的なこのGMですが、発達プロセスに従って、その動きは質的に変化することが確認されています。生後間もない新生児は手足を含む身体全体の粗大運動であり、個々の部分の運動の速度が変化に富み、そして手足を動かす順序は秩序がなく、予測ができないものです。こうした動きは「ライジング（writhing）」と呼ばれています。この頃の運動軌跡は手足がさまざまな場所に向かうカオス的な運動となります。

　生後2ヵ月頃になると、休息なくそわそわと、かつ生まれたてに比べるとなめらかに全身の各部位の屈伸を繰り返しながら、あらゆる方向に円を描くといった「フィジェティー（fidgety）」と呼ばれるパターンに変化します。この頃は単一時間内の速い律

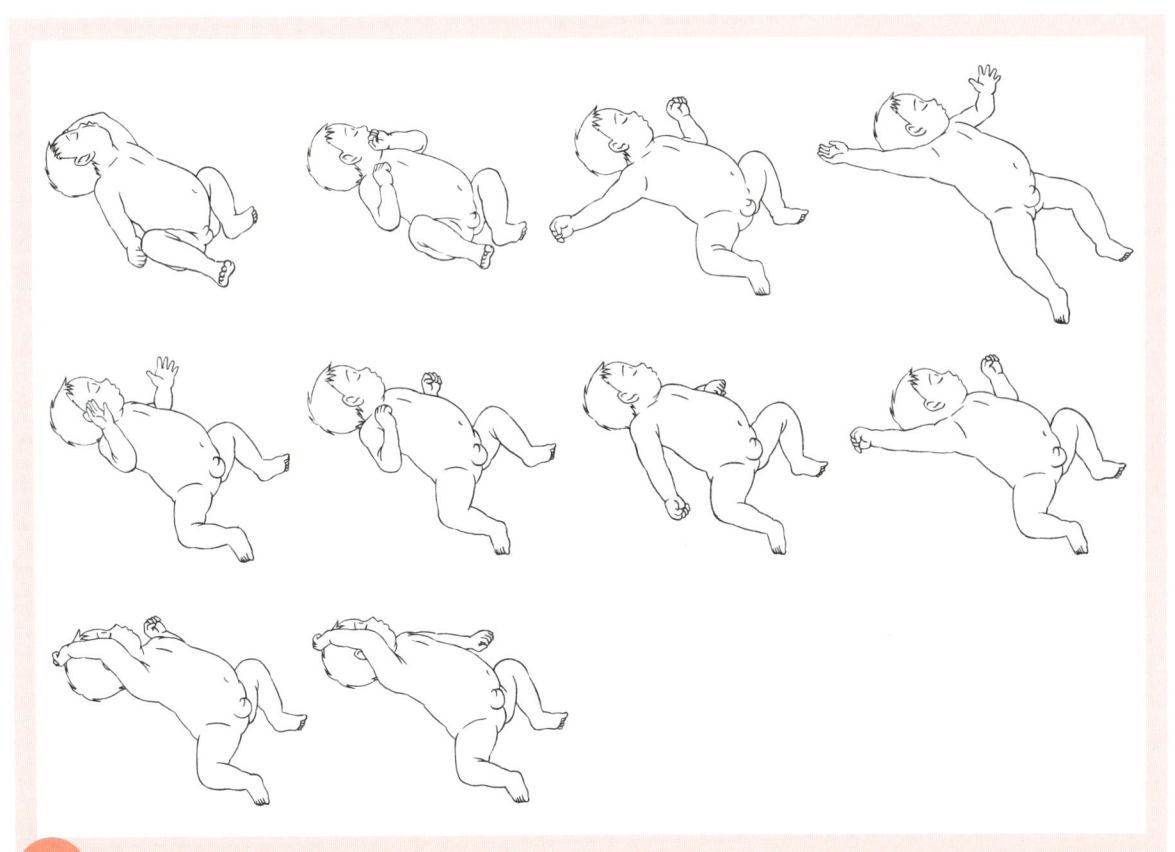

図14 ● 新生児のジェネラルムーブメント★

生まれて間もない新生児は無秩序な上下肢運動を頻繁に行います。この動きを「ジェネラルムーブメント（general movement）」と呼びます。おおよそ3ヵ月頃まで頻繁にみられる動きであり、運動制御の発達プロセスにとって重要な要素として考えられています。こうした運動の質的変化にはシナプスの過剰形成から刈り込みへと発達する神経系の要因が大きく関わっていると考えられています。すなわち、適切な運動制御のための適切なシナプスが長期的に残される神経システムです。

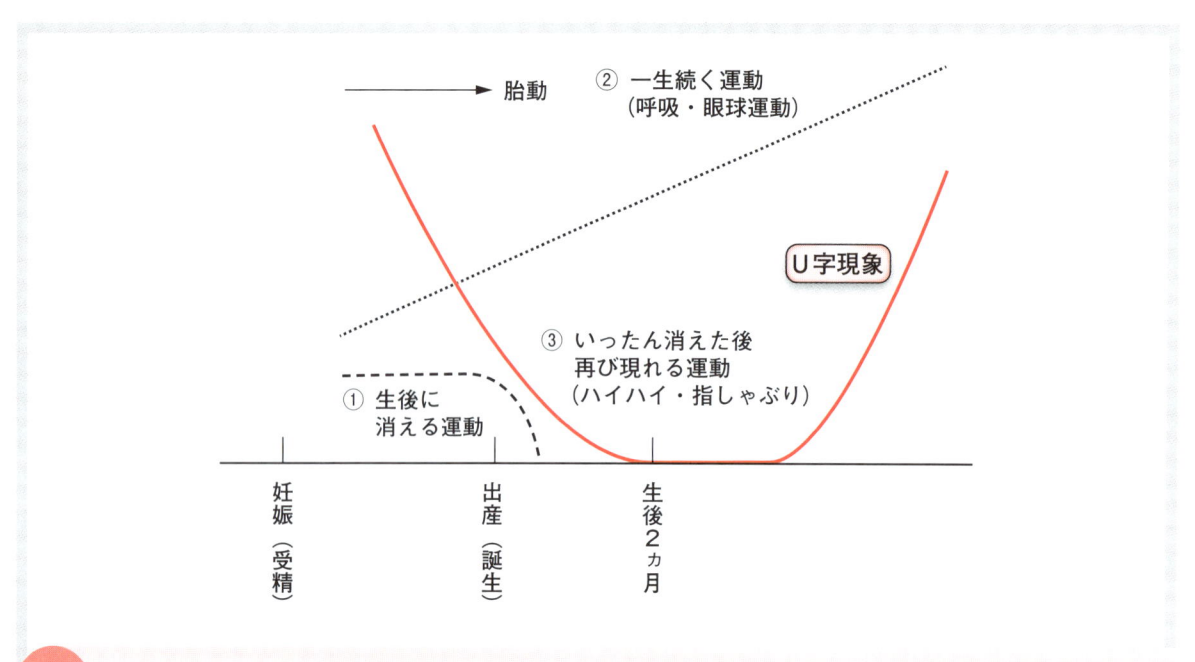

図15 ● 生後2ヵ月にみられるU字現象

自動歩行など脊髄の働きによって出現する原始反射に伴う運動は、おおよそ生後2ヵ月頃にみられなくなります。このうち、歩行や交互運動による這い這いは、その後、随意運動として出現してきます。こうした一度みられなくなったものが再度みられるようになる現象を「U字現象」と呼びます。これは中枢神経機構が上位から下位までシステムとして発達する手続きによって起こる現象として位置づけられています。すなわち、脊髄中心であった運動の制御が一度抑制され、大脳皮質を含めた中枢神経系のネットワークによって再度機能的に制御する神経メカニズムによるものと考えられています。

動的な動きとなり、手足の運動軌跡は比較的単純で周期的になります。そして運動範囲も狭いです。そして、3ヵ月頃になると対象物に対して上肢を到達する運動が始まり、徐々にGMが減少し始めます。この頃の運動軌跡は1ヵ月頃と同じように複雑になります。これは生後間もない頃と運動軌跡は同じであっても、カオスではなく運動の自由度の増大として考えられています。

こうしたGMの質的変化は、神経機構の発達によって説明されることがあります。ライジングからフィジェティへの変化においては大脳皮質と皮質下の活動が協調的になっていることが考えられています。皮質下で周期的な運動を形成しますが、これと皮質による自発運動が同期化していくプロセスとして考えられています。こうした同期化は運動の意図の起源になっていることも想定されます。すなわち、随意運動とは皮質と皮質下の神経活動のネットワークに基づく同期性に基づいたものと考えられるわけです。この同期化が生まれた後、3ヵ月頃から起こってくる運動軌跡の増大は、より多様な運動をつくりだそうとしているわけですが、生まれて間も

ない頃に比べて、明らかにそこに運動の意図が含まれるという点では、運動軌跡は同じようであっても質的には異なるわけです。そして、このGMは自己の身体と他者の身体を区別するといった身体図式の発達にも寄与していると考えられています。

こうしたGMの質的変化が起こる2～4ヵ月は大脳皮質のシナプス密度が急速に増加し、そして収束され始める時期です。その際、先に示したように運動軌跡は一度減少します。このように初期にみられた自発運動が一度収束し、再度多様性をもった運動として出現してくる現象を「U字現象」と呼びます（図15）。

その一方で、脳障害をもつ新生児の場合、GMのパターンが初期より単純であり、通常認められるGMの質的な変化がみられないことが示されており、このGMによる分析が運動発達障害の予測に用いられることがあります。そして、その原因として先に示した皮質－皮質下の神経ネットワークの形成が起こらない可能性も示唆されています。

Column 神経系の発達と運動発達

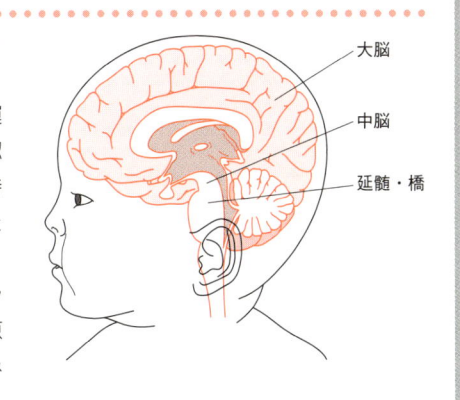

　生後間もない新生児において、神経発達は脊髄や脳幹（延髄や橋）（図）の一部まで進んでおり、これによって原始的な反射運動が観察されます。いわゆる原始反射（primitive reflex）です。生後2ヵ月までの新生児の運動では、この原始反射が頻繁に確認されます。まだ外界の物体が何かを認識する前に、本能的行動によって反射的に運動が出現することは生命維持にとって重要です。とりわけ、ルーティング反射や吸啜反射は空腹を満たし、生命を守るうえで重要な反射です。

　4ヵ月頃より、中脳や小脳の発達が進んできます。姿勢変換に伴うバランスをコントロールするうえでこれらの領域の発達は重要です。徐々に原始反射は統御され、初期にみられていた自動歩行や屈筋逃避反射などはみられなくなっています。これと同時期に立ち直り反応が出現してきます。立ち直り反応は身体が傾斜した時に正中に戻そうとする反応です。この反応の出現によって、寝返り動作、四つ這い移動が出現し、座位姿勢の安定をはかっていきます。座位姿勢の安定化は、上肢のコントロールにとってとても重要です。座位バランスが不安定であると、頭部を支えるために上部体幹（肩甲帯）を固定しなければなりません。固定化が起こってしまうと、上肢の運動は極端に制限され、運動の自由度が奪われてしまいます。立ち直り反応の出現は、それらの固定化を解除する役割にもなり、それによって容易に上肢の運動コントロールが可能になってきます。立ち直り反応は7〜12ヵ月頃に顕著にみられ、その後の活動に影響していきます。

　座位姿勢が安定するということは能動的かつ積極的に外界を探索するのに有利になります。この経験を通じて大脳皮質が発達していきます。さまざまな認知発達と同時に運動発達においては、平衡反応が大脳皮質の発達によって出現します。この平衡反応は大脳皮質のみが関わっているわけではなく、大脳と小脳などの脳領域にネットワークが形成されることによって出現してきます。いわゆるフィードフォワード制御です。平衡反応は揺れに応じて予測的に運動を制御するということですので、このフィードフォワード制御の発達によって出現する反応です。こうした平衡反応の出現によって、自己の身体を保護することのみならず、歩行や立ったまま床のものを拾い上げるなど、複雑な行動に対応できるようになります。おおよそ幼児期には基本的動作はできるようになりますが、大脳皮質の髄鞘化、とりわけ前頭葉の髄鞘化は20歳頃まで起こりますが、完成されるわけではありません。

Column 胎児期の神経系の発達 ──（1）ニューロンとシナプス

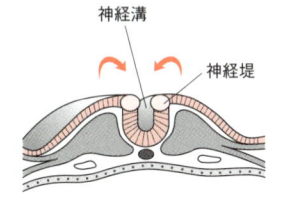

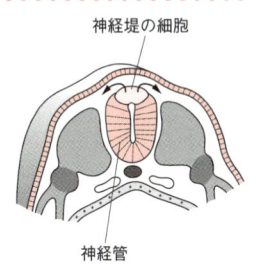

　受精卵の分裂を経て、脳の基盤が最初にできるのは受精後18日齢です。発生段階の胎児の背部表面にある層の外胚葉の一部が厚くなり神経板（neural plate）を形成します。この神経板は折りこまれ、神経溝（neural groove）となり、21日齢までに両端が互いに接触・癒合し、神経管（neural tube）を形成します（図）。この大きさは長さ2mmほどであり、神経管から脳や脊髄がつくられていきます。28日齢までには神経管は完全に閉じ、受精後40日齢までには神経管の前方部に3つの膨らみが認められるようになり、これらの膨らみは最終的に前脳（forebrain）、中脳（midbrain）、菱脳（rhombencephalon）、脊髄（spinal cord）へと分化し発達していきます。

　胎児で最初にできる細胞は、分化全能性（totipotent：どのような成熟細胞へも発達しうる能力）をもち、この複数の細胞に分化する細胞は幹細胞（stem cell）と呼ばれます。神経細胞（ニューロン：neuron）を産生する細胞は神経幹細胞（founder cell）といい、発達初期には、この神経幹細胞は分裂してさらに新しい神経幹細胞をつくり、脳を拡大させていきます。そして、分裂することによってまったく同じ幹細胞ができていきます。受精後7週齢になると、その場所にとどまる神経幹細胞と外側（皮質側）へ移動するニューロンに分かれ始めます。このニューロンの移動を誘導するのが垂直に伸びたグリア細胞です。いったんニューロンが適切な位置に移動し、神経構造へと集合すると、やがて軸索と樹状突起の伸長が始まっていきます。大脳皮質の肥厚に伴い、最後のニューロンが遠くまで移動すれば幹細胞が化学信号によって死に、神経系の発生に伴う発達は終えます。この幹細胞の死をアポトーシス（apoptosis）と呼びます。神経系の発達のためには、この神経突起が適切な標的に向かって発育していかなければなりません。ニューロンが最終到達点にたどりつくと、他のニューロンと結合をし始めます。これが軸索と樹状突起の結合に伴うシナプス（synapse）形成です。胎児脳において軸索と樹状突起の伸長が確認されており、それは視覚野に比べて運動野の発達が早いです。シナプスは乳児期に最も多く、それは脳内の情報の流れと蓄積のための主要なチャンネルとなり、そしてシナプスを通してニューロン間の伝達が行われていきます。現在では、ヒトでは前頭前野のシナプス密度は青年期に再度上昇することがわかっています。

2 姿勢バランスから観察する運動発達

姿勢バランスの発達は、原始反射が統御され、立ち直り反応や平衡反応が出現するといった出力系の視点、そして、視覚、体性感覚、前庭・迷路覚の統合が図られることによる入力系の視点から考えることができます。そしてそれと同調するように共同的な収縮の発達が起こっていきます。

原始反射が残存している際には姿勢バランスのコントロールに影響を及ぼします。たとえば、座位姿勢バランスをコントロールする際において、身体の不意な揺らぎに伴いモロー反射が出現すれば、上肢は反射的な運動が出現します。このような反射が継続すると、座位時の上肢の到達運動は阻害され、外界の対象物（人や物）へ注意を向け、それを操作するといった成熟した行為が引き出されません。けれども、4ヵ月頃には頸定し、上部体幹から下部体幹にかけて姿勢の安定性が生み出されると、モロー反射はみられないようになり、これに伴い座位姿勢時においても対象物に対する上肢のなめらかな到達運動が出現します。加えて、手の把握・操作運動も生み出されてきます。もちろん、モロー反射がいかようにも出現してしまえば、上肢のコントロールが難しくなり、運動発達を阻害してしまう因子になりかねません。

このような運動の発達はさらなる神経系の発達を促し、それに基づき行為が成熟されてきます。たとえば、乳児は対象物に対して積極的に興味を示し、手を伸ばそうと志向性を生み出しますが、その上肢の運動に関与する神経系が外側皮質脊髄路による経路です。目標の位置に関する情報処理を大脳皮質で行い、それに基づく運動プログラムを形成し、そし

Column　胎児期の脳の発達 ──（2）脳の構造と機能の発達

神経管の尖端が分化し、脳が胎内でつくられ始めます。受精後5週齢ではニューロンは脳幹と脊髄だけに出現し、まだ原始的な魚類の状態といえるでしょう。7週齢になると脊髄のニューロンは完成し、運動機能を発揮し始めます。たとえば、頸部や体幹の屈曲・伸展運動や手足の屈曲・伸展運動が起こります。この時期、身長は約2cm程度ですが、10週齢を超える頃には7cm程度になり、その時点で脊髄のニューロンが手足の末端まで伸び、筋と連結します。両足交互運動がみられ、生後みられる自動歩行の原型が出現します。13週齢になると、脳幹である間脳、中脳、延髄のニューロンの構造形成が完了します。身長は13cm程度です。身長が20cmに達する17週齢では、大脳のニューロン産出も完了に近づき、140億個程度のニューロンが大脳皮質を形成するようになります。この時の大脳のニューロン数がピークです。20週齢では、脳幹や脊髄のニューロン形成が成熟し始め、軸索の髄鞘化（ミエリン形成：myelin sheath）が始まります。この髄鞘の形成はシナプス結合に基づく信号の伝達・処理機能の整備が始まったことを示します。またこの時期では、中枢神経系の一部（脊髄上部から末梢神経にかけて）からの下降性の神経回路がつくられ、これによって行動調節のための抑制機能を発生させます。22週の時点で爬虫類脳としての脳幹は成熟し、この時期に生まれてきても生存は可能となります。26週齢では、大脳表面に中心溝や頭頂後溝、シルビウス裂が認められるようになります。これらの溝によって前頭葉、頭頂葉、側頭葉、後頭溝に分けられていきます。また、この時期には脳幹の機能に基づく、音や光に対する反射や、呼吸へつながる運動も出現します。30週齢では、身長は45cmに達し、視神経や脳幹、脊髄から大脳に向かう軸索にも髄鞘化がみられます。外界の音が聞こえる体制がつくられます。またこの時期頃から、四肢の運動と姿勢の関係の調整がみられ始めます。顔の表情も生み出され、筋肉の巧みな収縮を引き起こすことも可能になります。これらは母親の羊水環境に順応した運動の発現であると考えられています。感覚系も触覚や味覚などの接触感覚から始まり、聴覚、視覚の発達が追従することが感覚誘発電位の研究から明らかにされています。37週齢では大脳内部の軸索のミエリン形成が始まります。この段階で、脳・神経系の活動は一時的な抑制がかかり、胎動を停止させ、出産を待ちます。図は神経系の発達の変遷です。

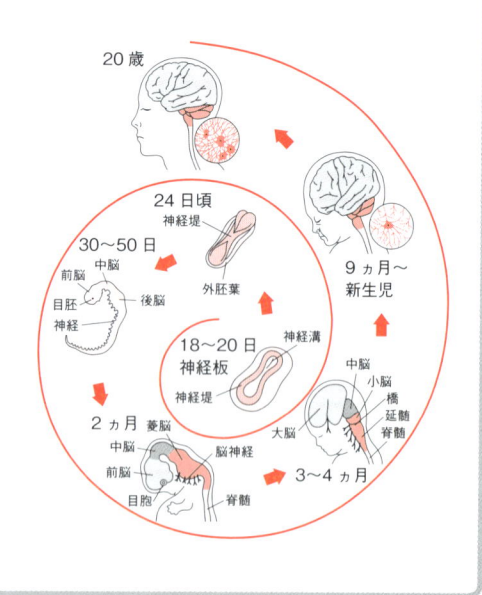

て一次運動野の発火により、脊髄の運動ニューロンが興奮することで行為が出現します。外側皮質脊髄路はこの神経経路に基づきます。一方、その際、姿勢バランスを非意識下でコントロールしなければなりません。これに関しては、主に網様体脊髄路によって調整されます。網様体脊髄路への関わりは小脳や大脳基底核によるものが大きいのですが、その領域に投射している大脳皮質の場所が運動前野や補足運動野といった運動プログラムに関わるところです。運動プログラムの形成は意図に基づく対象に対する到達・把握操作運動のみならず、姿勢コントロールにも役立っています。網様体脊髄路は予測的姿勢制御を起こす役割をもっていることから、上肢運動に先立ち、重心移動を予測することで、体幹筋や下腿筋の筋活動を先に起こす働きをもっています（図16）。おおよそ9ヵ月の月齢では座位における上肢到達運動に先立つ体幹筋群の活動がみられ、12〜15ヵ月の月齢では立位において上肢運動に先立って、姿勢に関与する体幹筋や下肢筋を活動させ

ることができます。そして、それから時間をかけておおよそ4〜6歳までに予測的な姿勢調整は成熟します。こうした機能は「postural set」と呼ばれています。これには以下に示す感覚系に基づくフィードフォワード制御と、その情報を神経系が処理し、予測を内部モデル化するフィードフォワード制御が関わります。

一方、姿勢バランスの発達には感覚系のシステムの構築が求められます。たとえば、3ヵ月以下の月齢の座位経験が少ない乳児では、視覚刺激を作為的に変えると容易に姿勢バランスを崩してしまうことが確認されています。したがって、姿勢の維持は視覚に依存していることがわかります。先に示したGM時のカオスのような動きの際には姿勢制御においても規則性はないのですが、4ヵ月頃に起こる頸定に向けて、視覚、体性感覚、前庭覚による頸部筋の調整が起こり始めます。それらの感覚情報は統合され、安定した頸部筋のコントロールをつくっていきます。その後、頭部から足部へと発達理論に基づ

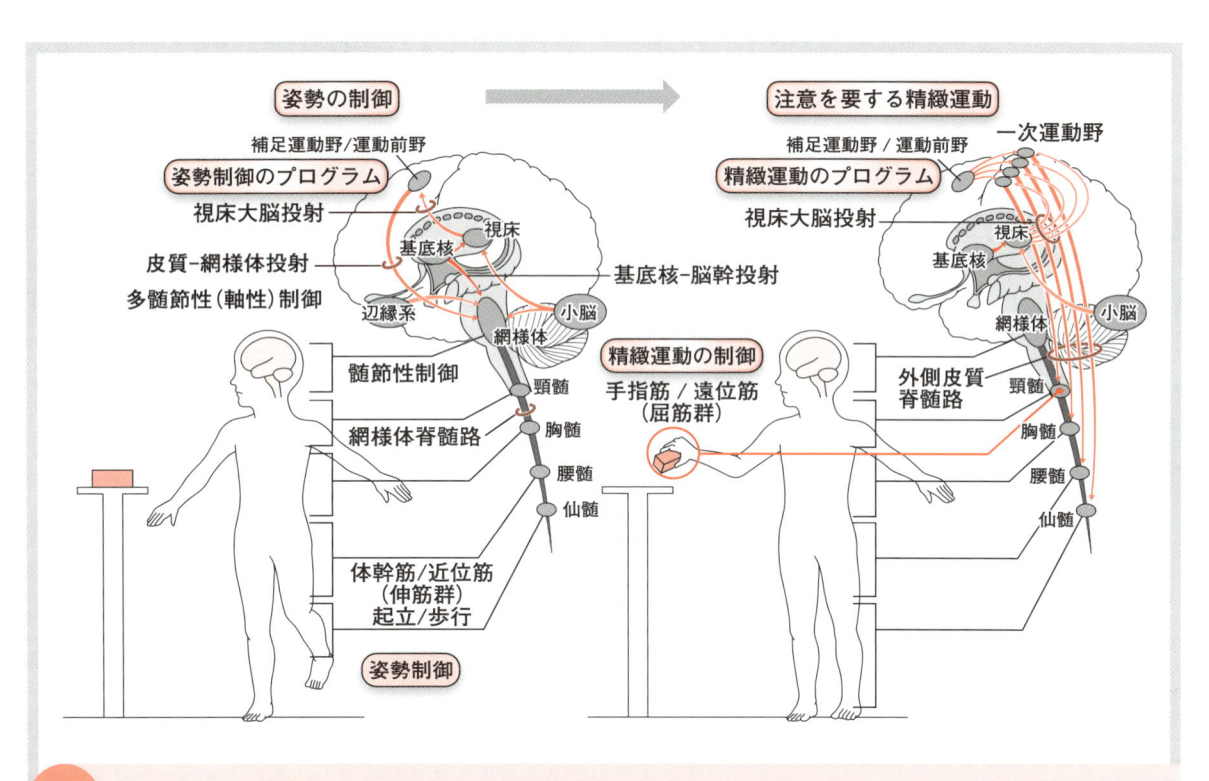

図16 ● 立位における網様体脊髄路と外側皮質脊髄路の神経システム

日常生活における姿勢制御には、高次処理過程に含まれる予測機構が重要な働きを担っています。日常生活では目的的動作を円滑かつ最適に遂行することが重要であり、その達成には目的的動作に先行し、その動作に随伴する姿勢制御が必要です。左図は姿勢制御に関わる神経システムであり、内側運動制御系（網様体脊髄路）と呼ばれ、近位筋および抗重力筋を支配し、目的的運動を達成させるための姿勢バランスの維持に関与しています。一方、右図は外側運動制御系（外側皮質脊髄路）と呼ばれ、主に遠位筋を支配し、精緻な目的的な運動に関わります。

（大槻利夫：神経生理学的アプローチの転換―ボバースコンセプトの変遷と今後―成人分野を中心に. PTジャーナル 45：551-559, 2011 より）

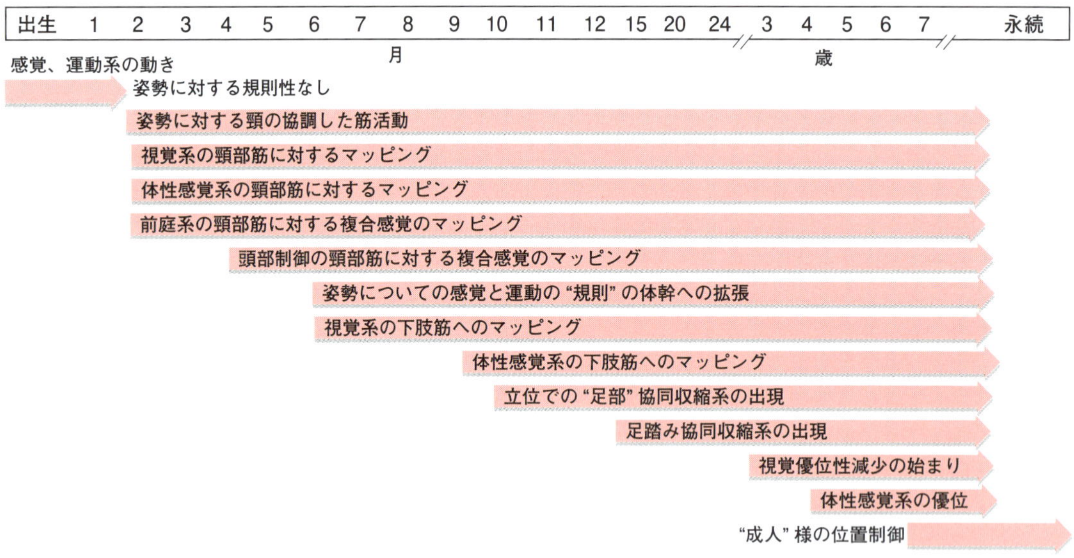

出生	1	2	3	4	5	6	7	8	9	10	11	12	15	20	24	3	4	5	6	7	永続
							月											歳			

感覚、運動系の動き
- 姿勢に対する規則性なし
- 姿勢に対する頸の協調した筋活動
- 視覚系の頸部筋に対するマッピング
- 体性感覚系の頸部筋に対するマッピング
- 前庭系の頸部筋に対する複合感覚のマッピング
- 頭部制御の頸部筋に対する複合感覚のマッピング
- 姿勢についての感覚と運動の"規則"の体幹への拡張
- 視覚系の下肢筋へのマッピング
- 体性感覚系の下肢筋へのマッピング
- 立位での"足部"協同収縮系の出現
- 足踏み協同収縮系の出現
- 視覚優位性減少の始まり
- 体性感覚系の優位
- "成人"様の位置制御

図17 ● 姿勢発達のシステムモデル

出生時、ジェネラルムーブメントの出現により、姿勢に対する規則的な運動はありませんが、2ヵ月を超える頃から各種感覚系に基づく頸部筋の制御が始まります。さらには、それらが下肢筋へと移り、最終的には体性感覚優位の姿勢バランスコントロールとなります。おおよそ5～6歳には成人のような姿勢制御となり、そのシステムが永続します。

(Shumway-Cook et al (田中繁・監訳)：モーターコントロール：運動制御の理論と臨床応用. 医歯薬出版, 1999より)

くように、そのコントロール性は体幹筋から下肢筋の調整に関わっていきます。立位や歩行が出現し、それらが安定し始めると協同筋の収縮が出現し、そして4～6歳頃には視覚優位性が減少し、最終的には体性感覚優位の姿勢バランスのコントロールになり、6歳頃には成人と同様の制御になると考えられています（図17）。

いずれにしても、姿勢バランスの発達は歩行や上肢の道具操作といったスキル活動の発達にとって欠かすことができません。しかしながら、姿勢バランスの安定性が先で、その後、そうしたスキル活動が発達するといった段階的なものでもありません。外界に対する興味に基づき、意図を発生させることによって、姿勢バランスとスキル活動が双方向性に発達すると理解するのがよいでしょう。

3 歩行から観察する運動発達

　歩行の基礎となる下肢の交互運動の発生は胎生約16週までさかのぼります。移動に関連した運動パターンは出生前の数ヵ月には発達することから、正常分娩時において新生児にみられる自動歩行は驚くことではありません。こうした自動歩行は先述したようなU字現象の1つであり、2ヵ月頃にはみられなくなります。

　自動歩行には先に示したようにCPG（中枢パターン発生器）が関与していると言われています。つまり、基本的な足踏みする動きはCPGによってつくられていると考えられています。このCPGは脊髄に存在する介在ニューロンの活動によって生まれると考えられており、先のGMによるキック運動もこのCPGを利用したものとされています。

　神経系の発達に伴い、脊髄CPGと脳幹より上位の中枢と連携が図られるようになる2ヵ月を超えると一時的に足踏み運動はみられなくなります。大脳から脊髄に至る中枢神経システムが構築されると、再びこのCPGは意味をもつようになります。たとえば、歩行誘発野をもつ中脳との連結が生まれると、欲求に基づいた持続的な脊髄CPGの興奮を促します。また、大脳基底核との連結が生まれると脊髄CPGで生み出す屈筋・伸筋の交互運動の際の筋緊張を調整します。小脳との連結が生まれると歩行の内部モデルを形成し、大きな揺らぎなく予測的に歩行時の姿勢や運動パターンを調整するようになります。なお、歩行制御の概略に関しては図18に示します。歩行は環境と身体が相互作用することで出現する移動パターンです。なかでも重力といった環境要因は歩行を制御する意味で重要です。脳は環境を知覚し、そして予期を働かせるようになります。一方、それらは身体とも相互作用し、身体の受容器か

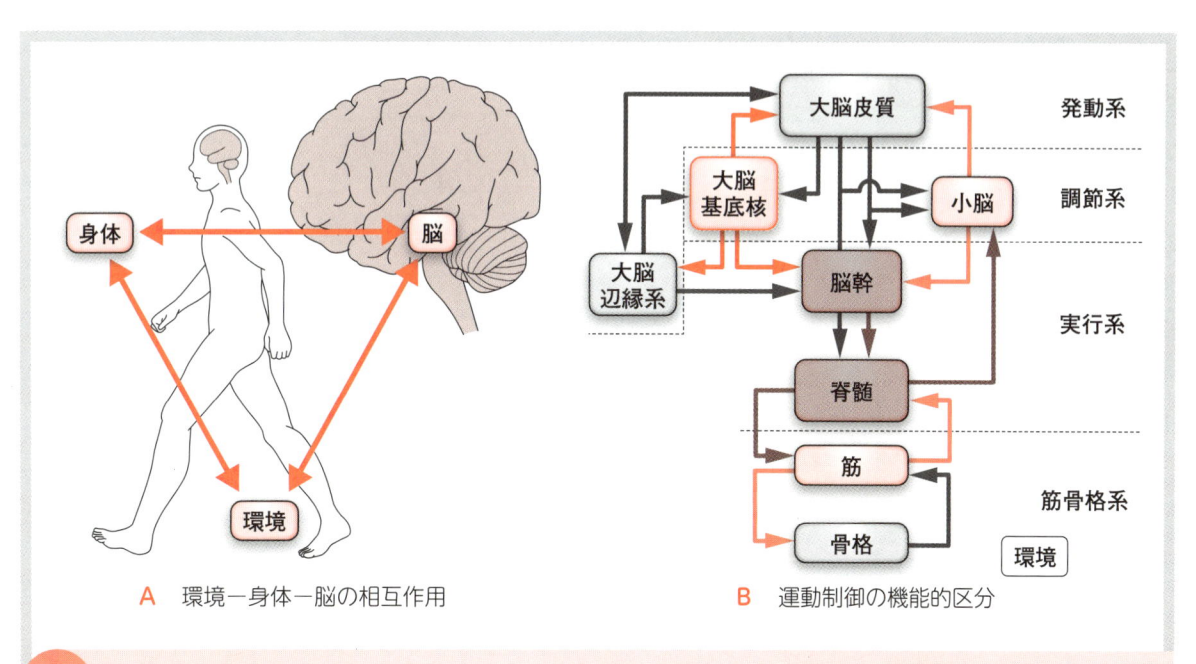

A　環境ー身体ー脳の相互作用

B　運動制御の機能的区分

図18 ● 歩行の神経メカニズム

歩行は身体が環境と相互作用することで、フィードバックが起こり、その情報を脳に伝え、それに基づき脳は情報を記憶します。この環境はとりわけ発達においては重力であり、重力下での運動制御を学びます。一方、脳は記憶した情報に基づき、環境を予測的に捉えます。その予測情報に基づいて身体を円滑に制御していきます（A）。これが歩行における予測的制御のメカニズムです。これに関係する中枢神経系が右図（B）であり、実行系には脳幹、脊髄、調節系には大脳基底核、小脳、発動系には大脳辺縁系、大脳皮質が関与し、それらの神経ネットワークが発達することで歩行が円滑に行われるようになります。

（高草木薫：運動機能の神経機構［土屋和雄、他・監訳『シリーズ移動知』〜第2巻　身体適応］. p1-23, オーム社, 2010より）

ら得たフィードバックに基づき適宜学習し、そしてそれに基づき予測を働かせることで、身体をフィードフォワード的に制御していきます。こうした神経系は実行系、調節系、発動系に分けられます。

乳児期の直立歩行は図19のような変遷をたどりますが、自動歩行が発生し（1）、それがみられなくなり（2）、そして再び歩行運動パターンが出現し（3）、援助により移動が可能になり（4）、その後、上肢を高い位置にしたハイガード姿勢によって直立自立歩行が起こり（5）、徐々に上肢を側方に垂らした直立自立歩行（6）が可能になります。そして、最終的に頭部と体幹を直立させた自立歩行（7）を行うようになります。こうした歩行発達には抗重力活動、足踏み運動、平衡反応の獲得、そして意図に基づく推進力が必要とされます。

7～8ヵ月頃になると、つかまり立ちから、つかまり歩きを行うようになりますが、初期は股関節外転を用いて左右方向に移動するパターン戦略を用います。その後、徐々に股関節屈曲を用いて前方に向きを変更して移動するパターン戦略に変わっていきます（図20-A、B）。その際、初期は「鶏状歩行」と呼ばれる歩行パターンを呈します（図20-A）。鶏状歩行とは乳児期にみられる歩行の特徴を表したことばです。下肢を床面より高く挙げて歩行することから、そのように呼ばれています。この歩行は遊脚側の股関節屈曲・外転・外旋、膝関節屈曲（屈筋共同パターン）が遊脚期初期に大きくなり、後期はその下肢を伸展させながら、伸筋共同パターンを用い

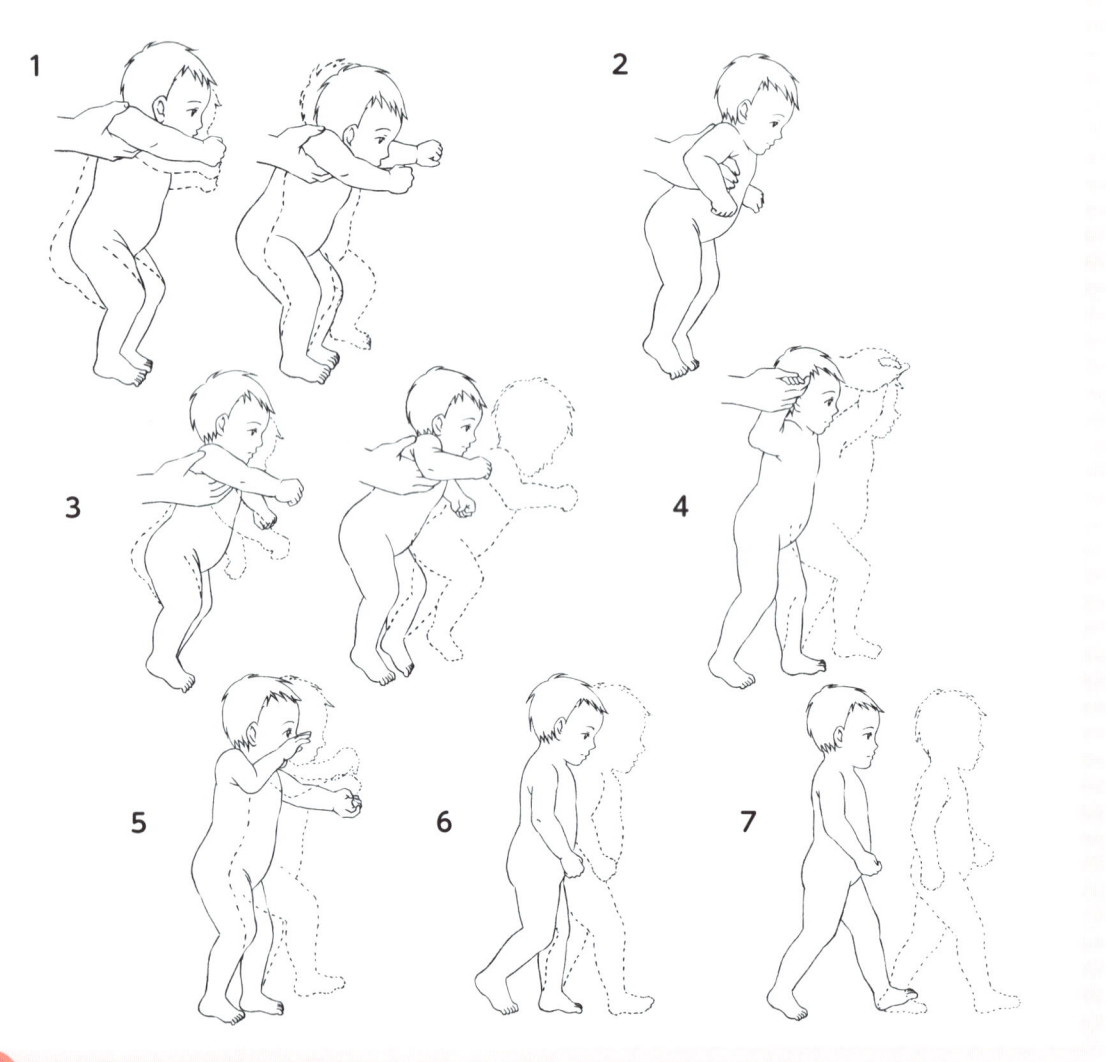

図19 ● 乳児直立歩行の7つの段階★

McGraw MB（1945）により示された歩行発達の7段階の図です。1：自動歩行、2：自動歩行消失、3：随意的な歩行運動パターンの出現、4：援助歩行の獲得、5：ハイガード姿勢による直立自立歩行、ローガードによる直立自立歩行、頭部と体幹を直立させた自立歩行、これらの順序によって歩行が発達していきます。

(McGraw MB：The neuromuscular maturation of the human infant. Hafner Press, NY, 1945より)

て、そのまま床に足を置くように歩くのが特徴です。立脚期初期の踵接地はみられず、足尖接地あるいは足底全面接地となります。こうした理由から前方推進力に劣り、成人歩行の踵から母指への重心移動はみられず、歩幅を大きくとることができません。このような歩行パターンの出現理由は、①身体と床面（外部環境）との相互作用による神経系の発達が未熟であることから、身体運動のフィードフォワード制御が未発達なこと、②下肢共同運動による制御であり、促通系と抑制系の神経制御に基づいた分離運動コントロールが未発達なこと、③前脛骨筋による足関節背屈コントロールが起こらず、これを制御する外側皮質脊髄路の神経系の発達が未熟であること、が考えられます。

自立歩行開始時においては姿勢バランスが不安定なため歩隔が非常に広く、上肢はハイガード様で高く保持されています。そして立脚期の蹴り出し動作はなく、遊脚期がとても短いパターンで歩きます。この結果、前方への重心移動は少なく、いわゆる成人の歩行時にみられる踵接地からつま先離地までの踵から母指の先端部に足圧中心軌跡が移動することはありません。

定型発達では、1歳頃に不安定ながらも独力で歩行が開始されますが、1歳3ヵ月頃より少し安定したハイガードによる少し安定したいわゆる「よちよち歩き」な幼児型歩行に移行し始め、3際頃から安定した成人型歩行へと発達し、6～7歳頃に成人型歩行が完成されます。

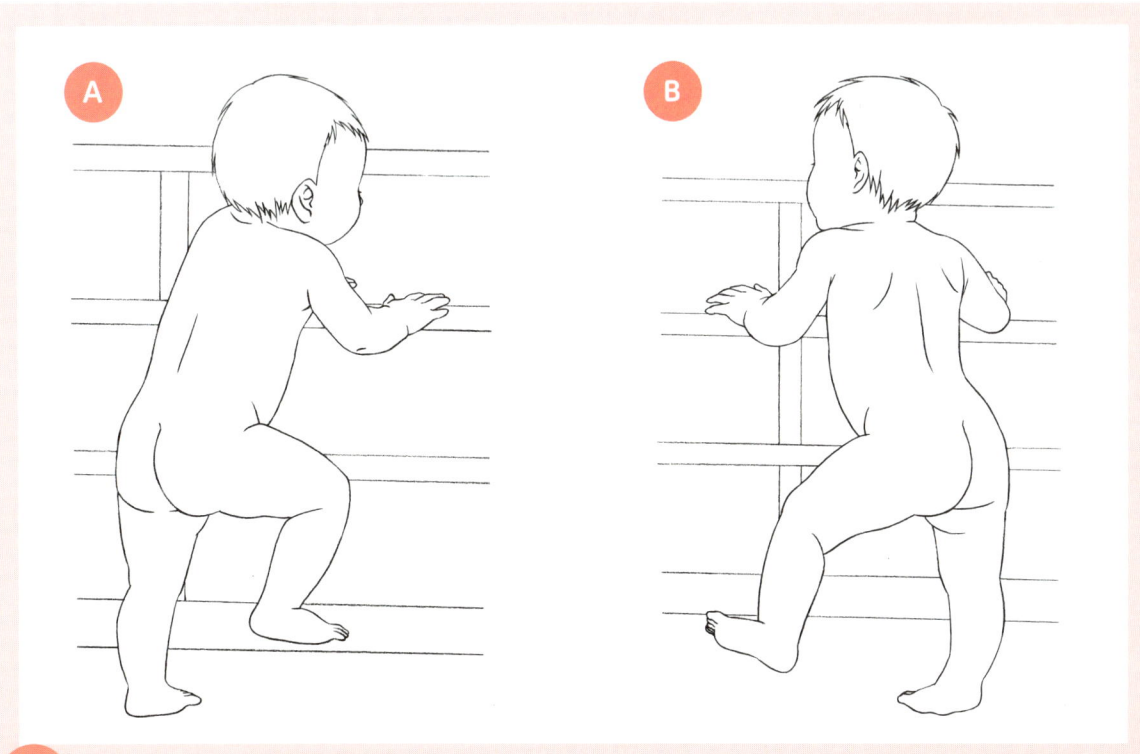

図20 ● つたい歩きの発達の変遷★

7～8ヵ月にもなると家具につかまり、つたい歩きが可能になります。初期は下肢を高く挙げた鶏状歩行になりますⒶが、徐々に経験に伴った神経系の発達に伴い、下肢を高く挙げなくても歩行が可能になりますⒷ。

Column 発達におけるシナプス形成とミエリン形成

　成人になっても新たに産生され続ける少数の構造（例：海馬）を除き、成人脳を構成しているすべてのニューロンは受精後7ヵ月齢までに産生され、適切な部位に移動します。生後の人間の脳の発達はニューロンの産生ではなく、シナプス形成、樹状突起の枝分かれ、軸索の髄鞘化（ミエリン形成）です。胎生9ヵ月では、成人の脳のニューロンよりも30〜60％多いのですが、これはシナプス形成のためであり、その後の発達が進むにつれて不要なニューロンを刈り込んでいきます。生後間もなく大脳皮質の至る場所でシナプス形成が起きます。一次視覚野や一次聴覚野では最も盛んな時期は生後4ヵ月頃であり、生後7〜8ヵ月で最大のシナプス密度に達します。この段階で成人の150％に相当します。脳の一次運動野や一次体性感覚野領域の発達は早く、シナプス形成は8ヵ月を境に減少を始めます。この一連のプロセスをシナプスの過剰形成（synapse production）と刈り込み（synapse elimination）と呼びます。

　一方、前頭前野のシナプス形成は新生児から2歳までほぼ一定のペースで増加します。シナプスの形成と減少はこのように脳領域によって異なります。一次体性感覚野などのシナプス密度はおおよそ3歳までに成人のレベルに達します。シナプスの過剰な産生は新生児、乳児期の脳により高い可塑性を生み出す基礎になっています。一般に感覚情報処理や動作の表現を司る領域の方が前頭前野のような認知機能を司る領域よりも早くシナプスが刈り込まれ成熟します。

　これに対して、ミエリン形成は軸索の伝導速度を増します。その形成と機能発達はほぼ相関すると考えられています。一次体性感覚野のミエリン形成は生後数ヵ月で起こり、一次運動野のミエリン形成もそのすぐ後に起こります。一方、前頭前野のミエリン形成は青年期まで続き、この発達は人間の認知や自己意識の発達プロセスに対応しています。

　発達期におけるシナプス形成に基づく神経回路の編成は、認知、情動、感覚・運動機能を含む脳機能を正常に機能させるために生物学的な神経現象です。こうした神経回路の編成には促通回路のみならず、抑制系の神経伝達物質であるGABA回路などの形成が重要であると考えられており（図）、この抑制系の回路形成には大脳皮質における予測的制御の機能獲得が重要であると考えられています。

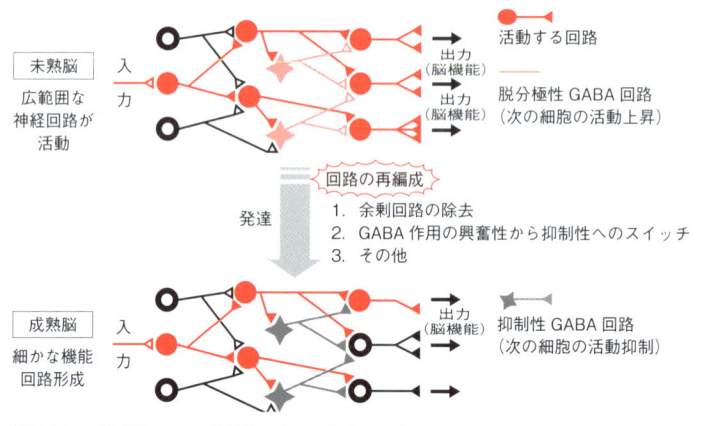

（鍋倉淳一：発達期における脳機能回路の再編成．ベビーサイエンス8：26-32, 2008より）

fine motor skill
から観察する運動発達

6

　手の行為の獲得は人間らしい生活を行うために重要であり、手は第二の脳とも呼ばれています。第二の脳と呼ばれるゆえんは、手は自らの意図を行為として実現するからです。とりわけ、相手に何かを知らせる際に手はコミュニケーションの伝達手段になります。一方、手は道具をつくり、道具を操作する身体です。現代社会がこのように文化・文明にあふれているのも、人間が手を自由かつ器用に操作できるように発達したからです。

　先に示したように運動スキルはgross motor skillとfine motor skillに分かれますが、ここでは手の機能に関わるfine motor skillの発達について述べていきます。小さな物体をたくみに取り扱う、物体を手から手へと移すといった細かい運動スキルがこれに相当しますが、それには目と手の協応における空間知覚、右手と左手の役割分担（促通と抑制）など、さまざまな機能の発達が関わっていきます。手は道具操作などの課題を達成するために、細かく、そしてより正確な運動を行っていきます。道具操作は単に持つ、掴むだけを表しているのではなく、動かす、切る、叩く、書くなどさまざまな道具に関連したバリエーションある行為をつくっていきます。これには言語などの認知発達も密接に関わります。認知発達については第2部で示しますが、ここでは基本的な手の運動発達について解説していきます。

1 手の行為（到達・把握・操作）から観察する運動発達

　頸定が促されると乳児は積極的に対象物に対して上肢を到達させるような運動を行うようになります。いわゆる到達運動（リーチング）です。現に、頸定していない新生児であっても、他者によって頭部が固定され、座位姿勢保持が安定すると、上肢の無秩序な運動が抑制され、前方の対象に対して到達することができます（図21）。こうしたプロセスを経て、目と手の協応が図られ、徐々に姿勢安定性を伴うことで到達運動の精度が上がってきます。また、2〜3ヵ月頃になると強打運動と呼ばれる手を大きく振り回して物を叩く運動が発現してきます。こうした運動はfine motor skillとは異なりますが、この後に現れる把握や操作運動の基礎となります。ゆえに、手の機能は運動学的側面だけでなく、視知覚や認知、そして環境的要因である物や人との関係性などが影響します。もちろん、後のスキルには言語も関係することから文化的側面も手の機能には影響を与えます。

　目と手の協応における基本的動作は、①上肢到達運動、②手把握運動、③手操作運動、④物体リリースの4つの側面から捉えることができます。このうち、物体に対する到達運動は生得的に備わっているものと考えられていますが、より巧緻性が要求されるそれ以外の動作は生後の環境に影響を受けます。しかし、必ずしも到達運動が完全な生得的なものではなく、目の前に物体があれば、とりあえず動かすといったレベルであり、その後のフィードバックに基づく誤差学習で物体と自己との空間関係を学びながら、その運動の精度を高めていきます。おおよそ0〜4ヵ月の間は上手く上肢を対象物に到達させることは難しく、5ヵ月以降においては、屈筋優位性が減少するもののオーバーリーチになったりして、見積もりの精度に関しては未熟なままです。フィードフォワード制御がまだ完成されていないという特徴があります。8〜10ヵ月にもなると物体に対して一直線に到達させようとする自由度のコントロールがみられ、肘が軽度屈曲した到達運動の獲得、そして予測に基づく効率的な動きがみられるようになります。自己の意図を他者に伝えようとする指差しがみられるのもこの時期です。これに関しては「第2部」で詳しく説明します。11〜18ヵ月にもなれば、到達運動は把握運動や操作運動と連結し始め、よりなめらか、かつ効率的な動きになっていきます。

　このような上肢の到達運動に関しては、肩関節と肘関節の運動制御の発達が必要になってきます（図22）。この際、目と手の協応から観察すると、対象物に対する注視とともに、対象物に対する意図が発生することで、肩関節の運動がまず起こり始めますが、肩関節運動と環境との相互作用から捉えた場合、自己から観察した対象物の方向について視覚を

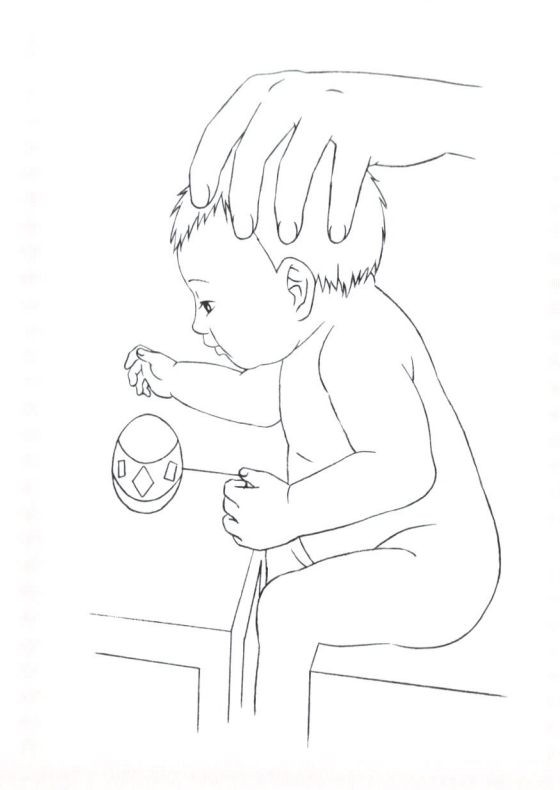

図21 ● 新生児における上肢の到達運動★
新生児であっても頭部が固定されると対象物に対して上肢を到達させるような運動を起こします。把持・操作運動と違って到達運動は生得的な機能ともいえます。

利用して知覚し、その情報に基づいて運動プログラムがつくられます。その際、対象物の方向という情報は肩関節運動のコントロールにとって欠かせないものになります。一方、自己の身体からみた対象物の距離という情報は、肘関節の運動制御に欠かせません。これによって対象物に対する上肢到達運動の微調整が生まれます。肩関節がバリスティックな運動を行うのに対して、肘関節はそれを調整するように働きます。さらに、前腕の運動制御については対象物の傾きという情報が必要になり、これにより手の形が決定づけられます。これに関してはArbibの上肢運動制御に関連する情報処理過程に関するシェマが参考になります（図23）。空間的情報における行為をどのように起こすかについては、大脳皮質の頭頂連合野の役割が重要で、こうした発達プロセスを通じて、その領域のミエリン化が促進されていきます。その際、発達に伴い到達運動の最中に「pre-shaping」と呼ばれる手の形の操作がみられ始めます（図24）。これはターゲットとなる物体の大きさをあらかじめ視覚によって知覚し、その情報に基づいて予測的に手の形をつくる動きであり、フィードフォワード制御の発達に基づいたものとなります。

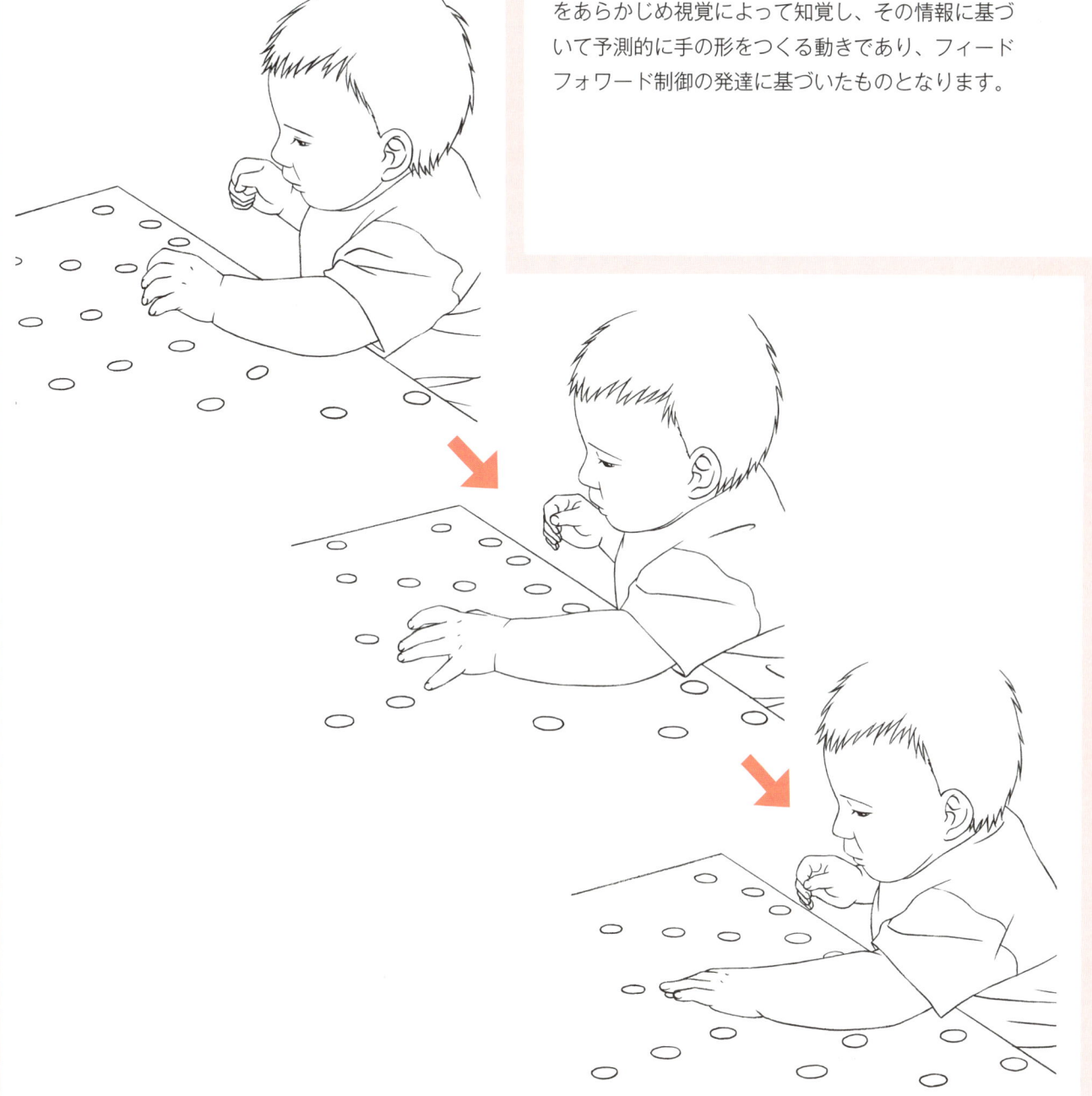

図22 ● 上肢の到達運動の発達*

自己の身体から対象物の方向の知覚によって、肩関節運動のコントロールを学習していきます。また、自己の身体から対象物の距離の知覚によって、肘関節運動のコントロールを学習していきます。さらには、対象物の傾きの知覚は前腕の運動コントロールに活かされていきます。

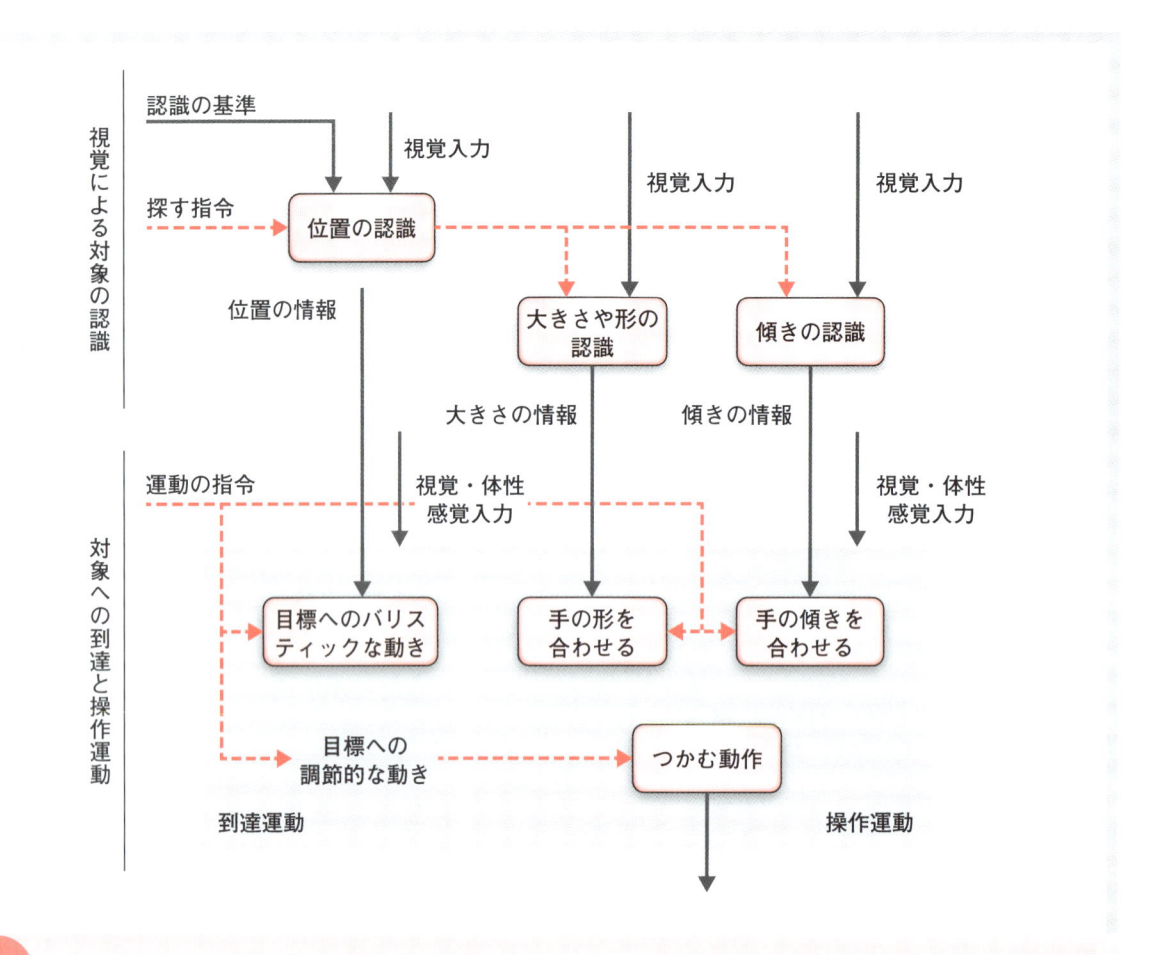

図23 ● **上肢運動における統合的制御プログラム**

Arbib MAによって提唱されたモデルです。対象の位置、大きさ・形、傾きの認識に伴い、上肢の到達運動や操作運動が制御されるというモデルです。到達運動は肩関節、肘関節の運動に基づき、操作運動は前腕、手関節、手指関節の運動に基づきます。

(Arbib MA（金子隆芳・訳）：ニューラルネットと脳理論　第2版．サイエンス社 1994より)

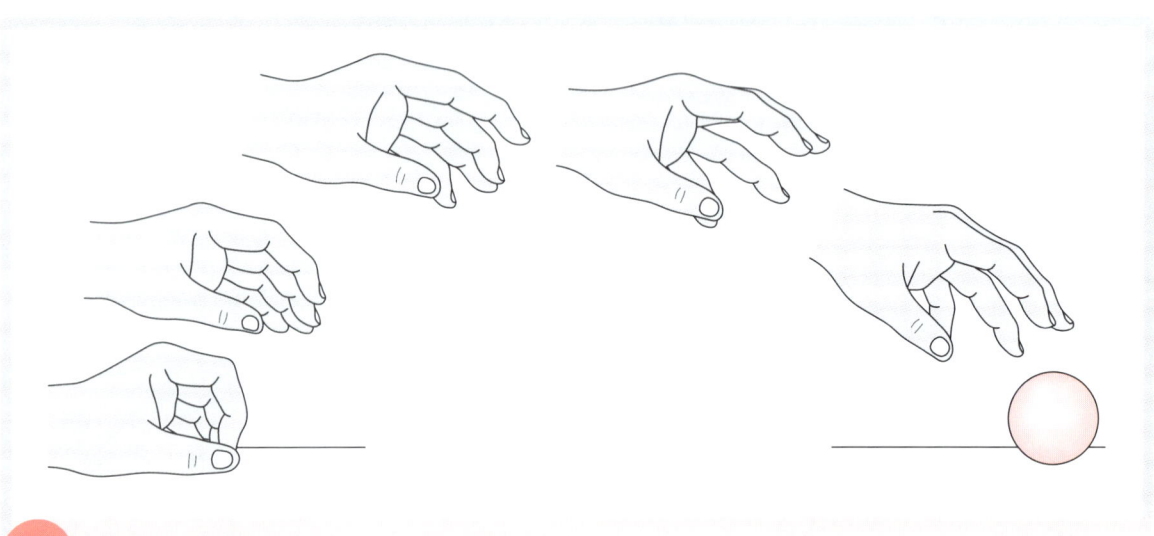

図24 ● **対象物に対するpreshaping**

上肢到達運動の最中にみられる手の形。これはフィードフォワード制御に基づく運動であり、対象物の大きさに見合った手が前もって形づくられることから、preshapingと呼ばれています。

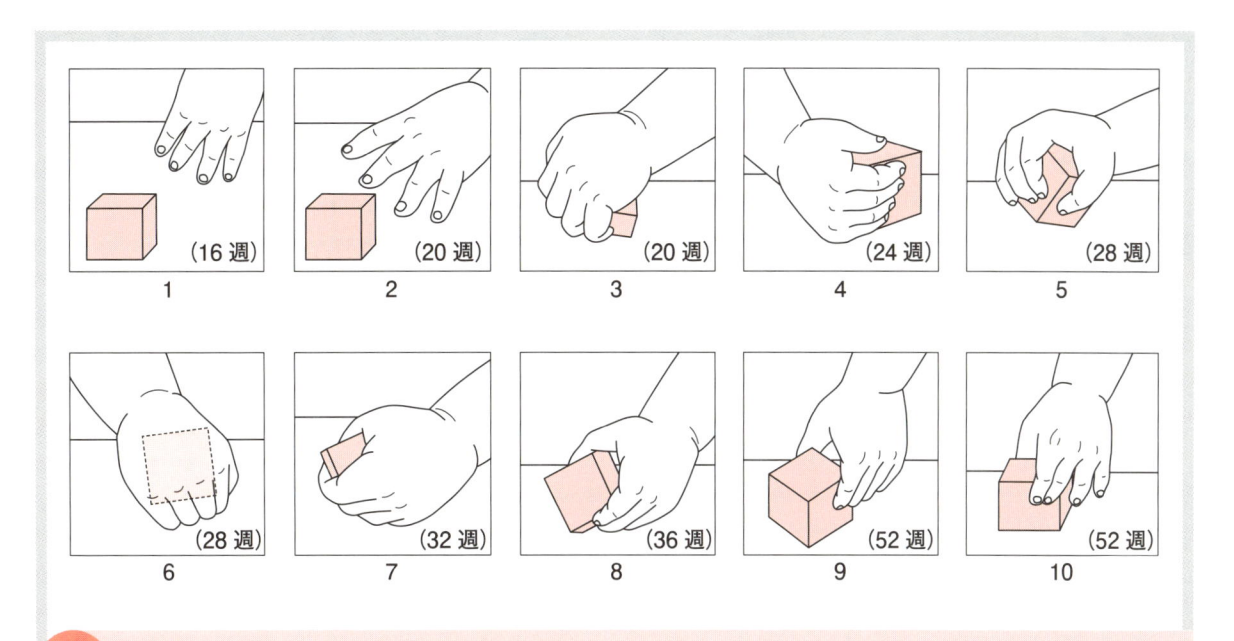

(16週) 1	(20週) 2	(20週) 3	(24週) 4	(28週) 5
(28週) 6	(32週) 7	(36週) 8	(52週) 9	(52週) 10

図25 ● 摑み方の発達段階とその出現する週数

Halverson HMによって示された対象物把握運動の発達変遷。20週頃より全指握りで摑むことが可能ですが、徐々にフィードフォワード制御の発達や脳のシステム機能の発達に伴い、対象物に適した手指のピンチ運動が出現してきます。52週の段階では対象物に適応した運動が出現していることが観察できます。

(Halverson HM：An experimental study of prehension in infants by means of systematic cinema records. Genet Psychol Monogr 10：107-286, 1931より)

　0〜4ヵ月頃には手把握運動は物体に接触すると指を開くといった体性感覚フィードバックに基づく手の運動コントロールです。この際、初期は手掌把握反射に基づいた動きになります。手掌把握反射は胎児期からみられるものですが、出生後4ヵ月頃には随意的な手の把握に変わってくるため、その制御の発達に従ってみられなくなります。その後、物体の持続的な把握が可能になりますが、その把握の仕方は握り込み把握と呼ばれるもので、当初は母指が参加しません。その後、6ヵ月頃には母指が他指と並行に動く「ハンド把握」と呼ばれるパターンが出現します。この際、手の縦アーチの発達を促していきます。7ヵ月頃になると母指と示指が掌側で対立する手掌握りがみられるようになり、さらには8ヵ月頃になると橈側の手指と母指との対立運動のコントロールが増し、橈側手掌把握がみられるようになります。これらは対立運動によってその巧緻性が起こるものですから、手の外在筋（extrinsic muscle）だけでなく、内在筋（intrinsic muscle）のコントロールの発達が必要になってきます。最終的には、こうした対立運動が洗練されることで、10〜12ヵ月頃には示指中指と母指の指腹で対立する3点つまみ、あるいは示指と母指の2点での指腹つまみが生まれてきます。こうした手・手指把握の時系列プロセスには脳の発達もおおいに関与しています。たとえば、図25は把握運動の変遷を示したものですが、これをみる限り、28週では全指握り、52週はピンチ（つまみ）握りによる物体の把握であることが確認できます。28週においては屈筋共同運動によって物体の把握が行われ、各関節における運動の自由度が制限された状態です。一方、52週で指腹つまみや指尖つまみなど、繊細なつまみ運動が出現していることから、把握に関与しない筋群の興奮は抑制されて、促通系と抑制系の神経制御の発達がうかがえます。こうした機能からも外側皮質脊髄路に基づいたコントロールが発達していることがわかります。また、この手・手指による道具の把握やコントロールの発達に関与する大脳皮質領域は、物体の大きさや属性の知覚に関与する頭頂連合野、物体の形の知覚に関与する側頭連合野、そして運動プログラムや筋出力の予測に関与する前頭連合野や運動連合野といった領域の発達が重要であるとともに、それら領域同士の神経ネットワークの構築、すなわち、シナプス結合やミエリン化の発達も重要です。

　一方、意図的に物体を離すことができる随意的なリリースには手指の伸展機能が必要ですが、屈筋を支配する一次運動野のニューロンよりも、伸筋を支配する一次運動野のニューロンはスキル運動に関わります。さらには、手指の伸展コントロールには肩・肘・手関節の安定性が求められます。これらの

機能がみられるのはおおよそ9ヵ月頃であり、それまでの月齢の乳児は意図的に物体をリリースすることが不十分です。最終的には過剰な手指の伸展なしに、ブロックを積み上げたりすることができるようになります。おおよそ12～15ヵ月頃には小さな物体を床や机から指先で拾い上げ、自分の手掌に移動させることができるようになったり、2歳半～3歳頃になると瓶の蓋を開けるなどの回転運動がみられたり、筆記用具を摑んで、書くために持つ場所をシフトすることが3歳半頃にでき始め、これらの機能を洗練させていくことで、書字や描画のハンドスキルを獲得するようになります。

付録：反射の一覧*

■ 脊髄に中枢がある反射

反射名	刺激	応答	出現	消失
交叉性伸展反射 crossed extension reflex	一側の下肢を屈曲し、他側を伸展させる。伸展側の足底部を刺激、または屈曲する	足底刺激／非刺激側下肢が屈曲位から伸展	胎生28週	1～2ヵ月
屈筋逃避反射 withdrawal reflex	両下肢伸展位で足底部を刺激する	刺激側下肢が屈曲／足底刺激	胎生28週	1～2ヵ月
自動歩行 walking reflex	乳児を垂直に保持し、足底を床につける。その後、前に倒す	リズム良く足踏みする	胎生37週	2ヵ月
陽性支持反射 positive supporting reflex	立位にし、足底をつける	両下肢の伸筋の緊張亢進	生後	3～8ヵ月
手掌把握反応 grasp reflex	手掌を圧迫または軽くこする		出生時	4～6ヵ月
背反射 （ガラント反射） Galant's reflex	脊柱外側約3cmのところを脊柱に沿って第12肋骨から腸管稜に向かってこする	「こする」刺激→刺激側体幹の側屈	胎生32	2ヵ月 （文献によっては8～9ヵ月）
足底把握反射 grasp reflex	足底を圧迫または軽くこする		胎生28週	12ヵ月

■ 脳幹に中枢がある反射

反射名	刺激	応答	出現	消失
口唇反射 rooting reflex	新生児の口角周辺部位への軽い刺激		胎生28週	3ヵ月
吸啜反射 sucking reflex	口のなかに乳首や指を入れると吸い始める		胎生32週	3ヵ月
非対称性 緊張性頸反射 （ATNR） asymmetrical tonic neck reflex	自発的、または他動的に頭部を左右に回旋させる		出生時	4〜6ヵ月
モロー反射 moro reflex	身体を斜めにし、頭部を急に背屈させる	上肢の外排／手指の開排	胎生28週	5〜6ヵ月
緊張性迷路反射 （TLR） tonic labyrinthine reflex	頭を中間位で背臥位にする。または腹臥位にする	仰臥位：伸筋の筋緊張が亢進／腹臥位：屈筋の筋緊張が亢進	出生時	6ヵ月
対称性 緊張性頸反射 （STNR） symmetrical tonic neck reflex	頭部を屈曲・伸展する		4〜6ヵ月	18〜12ヵ月

中脳に中枢がある反射・反応

反射名	刺激	応答	出現	消失
ランドウ反応 landau reflex	緊張性反射と立ち直り反射の組み合わさったもの。腹臥位で乳児を空中に支える	体幹・下肢の伸展／頸部伸展／体幹・下肢の緊張減少／頸部屈曲	6カ月	18カ月
頭に作用する 体の立ち直り反応 (BOH) body righting acting on the head	腹臥位にさせる	支持面に接触した腹臥位→頭部挙上	出生時〜2カ月	5歳
体に作用する 体の立ち直り反応 (BOB) body righting acting on the body	下肢を回旋させる	下肢の回旋→下肢に連動し、体幹・頸部が回旋	4〜6カ月	5歳
体に作用する 頸の立ち直り反応 (NOB) neck righting acting on the body	頭部を回旋させる	頸部を回旋する→頸部を水平位に保持するために体幹を回旋する	4〜6カ月	5歳
迷路性 立ち直り反応 labyrinthine righting acting	目隠しをし、背臥位、腹臥位、もしくは左右へ身体を傾ける	目隠し／頭部を正中位置に保持／体幹の傾斜	出生時〜2カ月	生涯継続

■大脳皮質に中枢がある反応

反射名		刺激	応答	出現	消失
視覚性頭の立ち直り反応 optical righting		背臥位、腹臥位もしくは左右へ身体を傾ける	頸部を正中位に保持しようとする	出生時〜2ヵ月	生涯継続
保護伸展反応 （パラシュート反応） protective extensor thrust-parachute reaction	前方	腹臥位にし、急に前方に倒す	体幹を前方へ倒す／肩屈曲、肘伸展し体幹を保持	7ヵ月	生涯継続
	側方	座位にし、体幹を側方に押す	体幹を側方へ押す／反対側の上肢で体幹を支持	7ヵ月	生涯継続
	後方	座位にし、体幹を後方へ押す	体幹を後方へ押す／両下肢を後方へ伸展し体幹を支持	9〜10ヵ月	生涯継続
傾斜反応 tilting reaction	背臥位	背臥位・腹臥位で傾斜台を一方に傾ける	上側の肢が伸展・外旋／上方に頭を回旋、体幹が彎曲／台の傾斜	7〜8ヵ月	生涯継続
	座位	椅子に腰掛け、傾斜台を一方に傾ける	保護反応／傾斜と反対側の上下肢が外転・伸展／台の傾斜	7〜8ヵ月	生涯継続
	立位	傾斜台を一側方に傾ける	傾斜と反対側の上下肢が外転・伸展／台の傾斜	12ヵ月	生涯継続
	四つ這い	四つ這いで体側を一側方に押して傾ける	傾斜と反対側の上下肢が外転・伸展／台の傾斜	9〜12ヵ月	生涯継続
平衡反応 equilibrium reaction	立位	前方に重心移動を誘導する		15〜18ヵ月	生涯継続

第2部

知性の生成のプロセス
として観察する方法

1 空間知覚とボディーイメージの発達から観察する知性の発達

　環境に生きるとは空間と時間に生きることでもあり、私たちは感覚、記憶、予測などの機能を用いて、それらを知覚・認知しています。空間は身体の外にある外部環境と身体自身である内部環境の2つを指しますが、それらが相互作用することで、いわゆる空間知覚が発達していきます。空間知覚は外界を探索するうえで重要であり、知性の礎でもあります。

　生まれた新生児が重力を感じとり、その後、積極的に外界と相互作用することで空間知覚は発達していきますが、こうした空間知覚の発達は、身体にある感覚受容器を介して「何かを捉える」といった知覚・認知の発達に加えて、社会性の発達を通じて、人間同士が群れで生きる最適な距離感といった生活のなかでの空間性（関係性）の学習も含みます。

　一方、外部空間の学びだけでなく、乳幼児は内部空間である自己のボディーイメージの発達を遂げていきます。ボディーイメージは身体像、身体意識、身体概念と、いろいろな視点からこれまで研究されてきたように、その考え方は複雑です。なぜなら、ボディーイメージは感覚、視覚、そして予測といった身体を感じとるといった視点だけでなく、身体に対する信念や思考、そして自己と他者の身体の違いに気づくことなどの心の理論（theory of mind：Tom）などの発達と関係が深いからです。

　いずれにしても、人間が環境に生きるという視点で空間知覚とボディーイメージの発達は重要なポイントになります。知性は身体に宿るともいわれますが、その身体の振る舞いは外部知覚と自己の身体の内部知覚に基づいています。ここでは空間知覚とボディーイメージの発達の視点から概説していきます。

1 空間知覚を可能にする視覚・眼球運動の発達

　胎児期の視覚は未分化ですが、胎生24〜30週では輻輳運動が確認されています。輻輳（ふくそう）とは「目が内側による」といったいわゆる寄り目のことです。この時期では、強い光刺激に対して顔をそむける現象が確認されていたり、その後30〜34週になると凝視することができることが確認されています。

　生後間もない新生児の視力は0.02〜0.03程度であり、焦点を合わせることが不十分です。この時期、色や奥行き知覚も形成されていないのですが、顔を見る傾向は生後すぐに現れます。ゆえに、コントラストがはっきりした対象物を好みます。座ることが自立し、自らの身体を用いて物体を取ろうとする生後6ヵ月頃には焦点を合わすことができ、視力は0.1程度になります。その後、3歳頃に視力は1.0程度になり、4〜6歳で成人とほぼ同等の視力に達します。

　一方、新生児では色の識別がまったくできませんが、生後4〜12週に急速に色覚は発達し、その頃にはすでに成人と同じ色覚に達します。また、動く物体を注視できる運動視は、生後1〜2ヵ月で現れ始めてきます。こうした発達につながるように生後4ヵ月頃には空間の運動情報を知覚できるようになります。運動空間は三次元空間であるため、これを利用しながら立体視が可能になります。奥行き知覚はそもそも片眼利用による単眼視と、両眼利用による両眼視に分けることができ、前者は物の「重なり」、大きいものが手前といった物の「大きさ」、きめが細かいほど遠いといった「きめの勾配」、遠いほどぼやけて見える「大気遠近法」、そして、たとえば、列車の車窓からの風景は近いものほど速く動き、遠くのものほど遅く動くといった「運動視差」などを可能にします。一方、後者は立体視を可能にします。すでに第1部で説明した上肢の到達運動などを通じて、乳児はより両眼視を優勢とした三次元知覚になっていきます。

　奥行き知覚で有名な実験にギブソンの視覚的断崖実験があります（図1）。この実験に参加した生後6

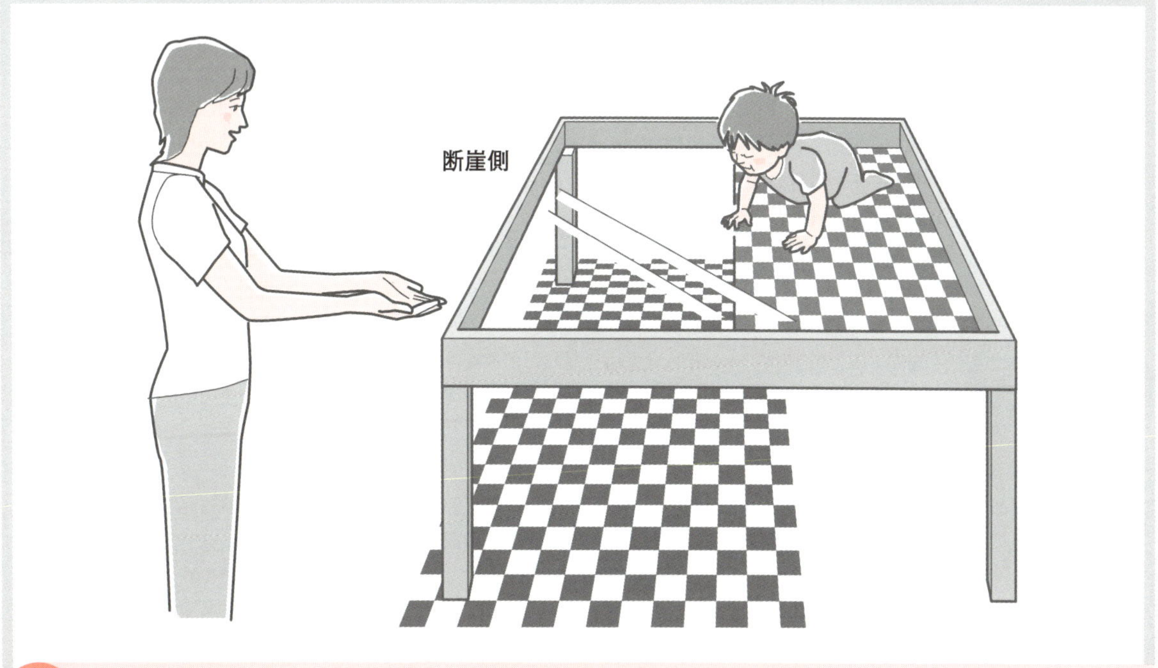

図1 ● 視覚的断崖実験の風景
高床式の透明な板の下にチェックの模様の床板が張られています。乳児はそこを母親めがけて這い這いをしますが、1m行ったところですぐ下の床板がなくなり、見た目では断崖に見えるように実験設定しています。すると、乳児が止まってしまうことがわかりました。

〜14ヵ月の乳幼児ですが、その乳幼児は図1のように母親が呼び寄せる方向に這って行くのですが、断崖部に差しかかるとほとんどの乳幼児が止まって這い這いをやめてしまいました。こうしたことから、生後6ヵ月には奥行き知覚が形成されていると理解されています。

このような静止しているものや、動いているものを捉えるのには眼球運動が必要ですが、眼球運動はすでに胎児期で確認されています。胎生14〜18週にそれは散発的に始まり、胎生26週には眼球運動がはっきりとみられるようになります。おおよそこれには脳幹の構造と機能の発達が関与しています。胎生30週頃には眼球運動が生じている時と生じていない時の区別が可能になります。そして胎生34週になれば前庭動眼反射も確認されています。

生後になると眼球運動の質的変化が確認されます。すなわち、衝動性眼球運動と滑動性眼球運動です。前者をサッカード(saccade)、後者を追跡性眼球運動と呼びます。サッカードは出生直後の新生児の眼球運動を示しますが、反応時間は約1秒で、これは成人の約5倍です。発達とともにそれは短縮し、15〜18歳で成人のレベルに達します。

生後2ヵ月頃から視標に対する水平方向、3ヵ月頃になると垂直方向へ滑動性眼球運動が起こり始めます。すなわち生後3〜4ヵ月には対象物への注視・固視、そして追視が可能になっていきます。これはのちの認知機能の発達にとって欠かせないことや、上肢到達把握運動の発達や外界への意図・志向性の発達にとって欠かせないものになります。しかしながら、この目の動きは18歳ぐらいまでかけて徐々に発達させていくもので、上肢運動の発達よりも緩徐な傾向があります。

> ### Column 発達の概念
>
> 発達(development)には2つの側面があります。一つは生物学的側面です。これは人間として生まれ、その遺伝子に基づいて構造や機能が生物学的に発達していく側面です。もう一つの側面には社会学的要因があります。これは人間として他者や道具などの環境と相互作用することで、社会的な人間として発達していく側面です。
>
> このように発達には遺伝的要因と環境的要因が関係しています。前者は「さまざまな機能はある時期になれば自動的に発現する」という視点から、生得説(nativism)と呼ばれています。一方、後者は環境との相互作用による学習(learning)という視点が組み込まれていることから経験説(empiricism)と呼ばれています。生得説はゲゼルやマックグロー、経験説はワトソンらが唱えました。人間がもつ身体的特徴からいえば生得説が合致し、文化や教育的側面に大きく影響を受ける行為や言語的特徴からみれば経験説が合致し、今日ではどちらか一方というよりも、これらが互いに関係しながら人間らしさを発達させていくと考えられています。
>
> 発達は「分化と統合が繰り返されて進展し、相互作用をもって特定の方向に向かう変化である」と定義されています。最初は未分化な状態であったのが、時間とともに機能が分化されていきます。運動機能、認知機能、呼吸機能といった各種機能が分化していくといった概念や、一体化された身体運動であったのが、各関節の運動を独立させても運動実行できるよう自由度が増加します。また数字の区別なども分化の発達といえます。一方、時系列に従い、ものの概念形成に代表されるように分化されたものを再び統合し、それらを再度分類することも可能になります。このように、発達は分化と統合の繰り返しということができます。
>
> こうした発達に関連する用語としては、1)成長(growth)、2)成熟(maturation)、3)発育(growth and development)があります。成長とは加齢に伴い生物学的に順序立って変化していく過程であり、形態の量的変化を示します。身長や体重がこれに相当します。成熟は生得的な要因に基づいて組織や器官が安定した構造や機能になっていく質的変化を示します。性の成熟や脳の成熟がこれに相当します。これに対して発達は先に示したように、生物学的構造や機能が分化と統合を繰り返して、多様化・複雑化していくプロセスを示し、それには学習プロセスが含まれています。最後に発育という用語は「育む」「育てる」「育つ」など、子どもだけでなく大人などの環境要因を含んだ教育的関わりを示唆したものであり、すべてを統合した言葉になります。
>
> 今日では、狭義の新生児から青年までに至る発達プロセスだけでなく、生物学的視点に基づく身体的発達が減衰した後も、社会的関わりの視点から、これまで得てきた機能を再統合するプロセスを経ることで知恵を磨いたり、精神機能を高め社会に貢献するといったプロセスも発達の概念に含んでいることから、生涯発達(life-span development)といった考えが支持されるようになっています。

2　空間知覚を可能にする音源定位の発達

　音の知覚に関わる聴覚に関しては、胎生23週には聴覚誘発電位が検出できることや、26週には音により心拍数の増加や胎動回数の増加が確認されています。これは音としての知覚ではありませんが、音を感知する基盤が形成されつつある証です。生後間もない新生児では35デシベル（dB）の音で聴性脳幹反応が見つかっています。

　新生児期から積極的に音の方向に注意を向け始めます。生後間もなくして音の方向定位がみられ、これは音に対して対象物の方向を見るといった聴覚と視覚の協応に基づいたものであり、外界の事物の定位に関わる最も早い空間行動といわれています。生後3ヵ月には他者の声や物音が識別できるようになり、音の方向定位がはっきりとした形でみられるようになります。さらに5ヵ月にもなると聞きなれた声を認知できるようになります。同時にこの時期は後述する言語の発達にとって喃語（ババババやバブーなど）が生まれる時でもあり、聞き手－話し手の交代といったコミュニケーションの発達にこうした聴覚が利用されてきます。そして6ヵ月にもなると声をかけると意図的に対象者を見るようになり、こうした知覚の発達は、対象者との空間的距離感の発達や社会性の発達に利用されていきます。1歳頃になると視界にない音源の方向がわかり始め、いわゆる視覚イメージの発達が始まります。こうした能力は聴覚－視覚の感覚統合の発達だけでなく、知覚－予測の統合の発達も関与しています。いずれにしてもこれらの機能は受容器や聴覚野だけの発達だけでなく、大脳の連合野の発達に由来しています。

　聴力は5歳ぐらいまでかけて緩徐に発達し、その時期の聴覚レベルは5dB相当になります。

Column　発達段階・区分とライフステージ

　受精から誕生まで子宮にいる期間を胎児期と呼びますが、誕生後はライフステージから細かく時期が分かれています。出生後28日以内を新生児期と呼びます。この時期は環境に適応するため諸器官が発達する時期です。また、それを含んだ0～1歳を乳児期と呼びます。この時期は発達が急速に進みますが、なかでも神経系の発達が著しいです。その社会は家庭内です。

　1歳から6歳を幼児期と呼びます。保育園や幼稚園など生活の場が拡大されますが、1歳から3歳を幼児期前半、4歳から6歳を幼児期後半と呼んだり、年少、年中、年長児と幼稚園での区分で表現したりもします。幼児期前半は運動機能が急速に発達しますが、後半は言語や道具操作が急速に発達します。

　小学生の間、すなわち7～12歳を学童期と呼びます。義務教育のスタートであり、さまざまな教育体験や規則を守るなど、共同生活によって知能や社会性の発達が進みます。

　中学生、高校生、大学生の期間を青年期と呼びます。中学生と高校生の間を青年期前期、大学生を青年期後期と分けることが一般的です。義務教育から高等教育を受ける時期ですが、身体的・生理的変化に基づいた性の発達が起こり、自意識が形成されていきます。後期には両親から独立しようとする意識や、自分らしさを意識するような自我同一性の形成が起こります。

　成人期のスタートは曖昧ですが、現代社会から鑑みると、大学卒業後社会に出る22歳からをその始まりとするのが一般的です。よって、22歳から64歳までが成人期になります。要するに、社会に出て独立した生活を営むことが期待される期間を指し示します。非常に長いスパンになるため、3つに分けるのが一般的です。22歳から35歳までを成人期前期と呼び、職業を選択し、社会的役割を全うしながら生活基盤を安定させ、結婚、子育てを行う時期になります。36歳から50歳までを成人期中期と呼び、社会的地位の確立や家庭の役割が明確化し、仕事、家庭ともに生活が充実する時期です。51歳から64歳までを成人期後期と呼び、仕事が円熟しさまざまな役を担うようになります。その一方で、身体的な老化が起こり始めます。

　最後のライフサイクルが老年期です。老年期は65歳以上を指し、75歳までを老年期前期、75歳以上を老年期後期と呼ぶ場合があります。本邦でいうと75歳以上を後期高齢者と呼んだりもします。老年期は仕事を退職してから、すなわち第一線を退いてから死に至るまでを指します。老年期前期は心身機能ともに老化がみられるとともに、仕事を終え子育ても終了していることから、社会的役割や家族関係が変わり、それに適応している時期です。老年期後期はこれまでの人生を統合し、死に対する準備とそれを受容する時期になります。いずれにしても、人間は一生を通じて変化していきます。これが「生涯発達」です。その発達の基盤は社会との関わり（参加）です。

3 空間知覚を可能にする手の探索機能の発達

　空間知覚は外受容感覚である視覚や聴覚だけでなく、自己の運動を伴う体性感覚に基づきながら発達していきます。特に手による対象物に対する到達・把握・操作運動は空間知覚の発達に大きく関与します。

　対象物への上肢の到達・把握・操作運動の発達に関しては第1部で述べた通りですが、この発達は空間知覚の発達や知覚と運動の協応の指標としてよく取り上げられます。

　生後6ヵ月頃になると目標志向的な到達運動が起こり始めますが、それまでの不完全な到達運動においてもある程度の自己の身体と対象物の空間関係の情報処理ができていると考えられています。こうした能力を可能にしてくれるのが、立体視の発達ですが、視覚個別の発達に基づくというよりは、目と手と協応に基づく感覚統合の発達によるものといえるでしょう。こうした発達に基づいて、生後5ヵ月児ではすでに対象物と自己の関係において絶対的な空間距離を知覚していると考えられています。これにはアフォーダンス（affordance）により起こると想定されています。アフォーダンスとは、環境が動物に対して与える「意味」のことですが、対象物が乳

Column 発達の基本法則

　発達には、1）順序性、2）方向性、3）連続性と不連続性、4）速度の多様性の基本法則があります。順序性とは、発達は中枢神経系の構造と機能の発達に従うことから、おおよそ機能もその順序によって発達するというものです。たとえば、軸索の髄鞘化は脊髄、脳幹、大脳辺縁系、大脳皮質（前頭葉は最後）へと進んでいきますが、これに基づき反射、反応、随意運動へと発達していきます。また姿勢発達も頸定、寝返り、座位、這い這い、つかまり立ち、歩行と順序性に基づき発達してきます。こうした順序性に乱れがある場合は発達上になんらかの問題があるか調べないといけません。

　方向性とは、発達方向が頭部から尾部（頭尾法則：cephalocaudal direction）へと進むというもので、動作でいえば頭を「動かして見る」から「手を動かすや足を動かす」といった方向に発達していくというものです。また、身体の中枢部から末梢部へという表現もあります。これを中枢末梢法則（proximodistal direction）と呼びます。さらには粗大運動（gross motor function）から微細運動（fine motor function）へと発達は進みます。

　連続性とは、発達は一生を通じて進むということであり、時に急激に、時に緩徐にとその速度は異なりますが、停滞しているようであっても、経験が更新されていることはまちがいなく、発達は連続的に起こっていきます。しかしながら、発達は段階で進むとも言え、それは直線上にあるいは曲線上に進んでいくのではなく、突然に飛躍し、次のステージに変化する特徴をもっています。発達はこうした不連続的な側面ももっています。

　速度には多様性があり、臓器や機能の成熟は時期によって異なります。たとえばそれを示したものに図のようなスキャモンの臓器別発達曲線があります。これによると、内臓の諸器官の形態と機能の成長の速度と時期には4つの類型があることがわかります。すなわち、リンパ型、生殖型、神経型、一般型です。この図をみる限り、リンパ型成長はリンパ線の発達を示しますが、ある時期に急激に成長し、その後衰退する機能を総称したものになります。免疫機能などがこれに当てはまります。神経型に属する神経系の発達は5歳までには80％の発達をとげ、緩やかに発達しつつ維持することがわかります。たとえば、神経系に大きく依存する運動発達はこれに従います。一般型とは途中で何回か急速な発達を示しますが、長い間かけて発達していくタイプであり、認知機能などがこれに当てはまります。生殖型は生殖器の発達にみられるように、ある時期から急激に発達していきます。身体的な性差などがこれに属します。これに関しては、たとえば身長においては学童期後半で女児が、青年期前半では男児が伸び、性別によってもその速度が異なります。また、発達の進む速さは個人によっても異なります。これに影響するのが遺伝的要因と個人的要因です

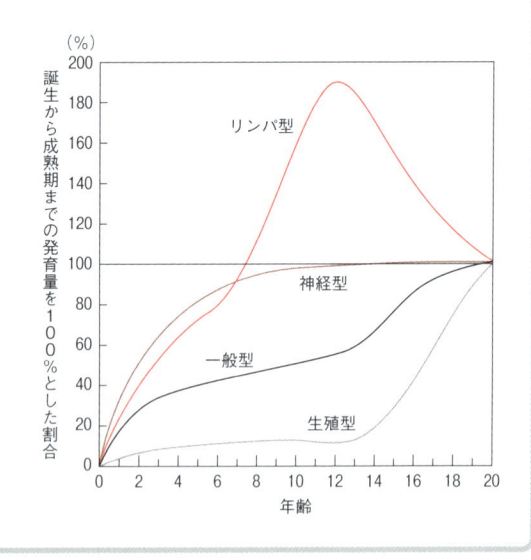

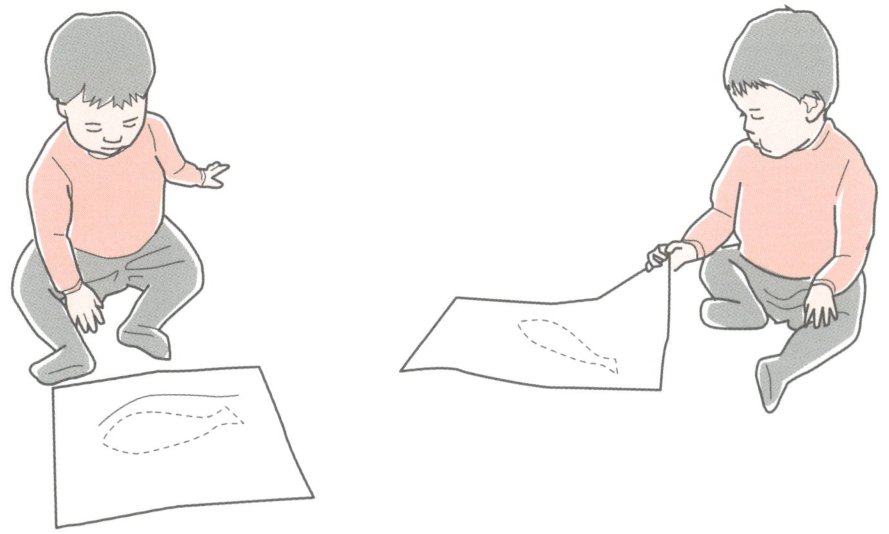

図2 ● 対象の永続性

道具（魚のおもちゃ）が布で覆われたとしても、そのものが消えるとは思わないことを対象の永続性といいます。よって、布を手で払うという行為が生まれます。

児に対して行為を提供するといったものです。こうしたプロセスを通じて、見ている世界と触っている世界の統合がはかられます。さらには、その対象物に音が発生すると聴覚世界も統合されていきます。それとともに一つの対象物に複数の属性が存在していることを理解するようになります。たとえば、空間知覚であれば、見えている形、大きさ、そして触ることで確認される形や大きさなどです。これに視覚と体性感覚の空間システムが利用されますが、その経験によって視覚—体性感覚の統合がはかられ、見ただけでどのような体性感覚による知覚が期待されるかといった予測の発達につながっていきます。運動プログラムはそのような予測によって形成されることから、運動のなめらかさの発達には空間知覚の発達が基盤となります。

手による探索は空間の知覚だけでなく概念の発達にもつながります。たとえば、知能の発達のところで詳しく説明するように、対象物が見えなくなっても存在するという対象の永続性（object performance）の概念形成が起こります（図2）。図2を観察すると布の下におもちゃが隠されています。この際、布でおもちゃが隠されたとしても、その下におもちゃがあるという認識のことを対象の永続性といい、これには奥行き知覚の発達だけでなく、知覚外へ消え去った物をイメージできる能力の獲得が必要です。こうした空間イメージの発達には手による能動的探索が強く関わり、布に上肢を到達させ、それを把握し、別の位置に布を操作しつつ、そのおもちゃを視覚的に確認するといった一連の上肢運動に基づき、空間の概念を形成していきます。つまり、自己の運動と視覚的な対象物の見え方の因果関係を理解するわけです。こうした手の操作と視覚空間の統合は、対象物の「何」「どこ」といった認知だけでなく、「どのように」という運動ストラテジーを知るプロセスになります。これは空間における行為の可能性を表すものであり、予測的な行為のストラテジーの発達に直接的に関係していきます。

さらには、「おもちゃのひもをひっぱると、自分の身体にそのおもちゃが近づく」といった空間変化の因果関係や、「早くひっぱるとより早く近づく」といった時間変化の因果関係を学習するようになります。こうした対象物の永続性や空間の因果関係についての探索行為は生後8〜10ヵ月で積極的にみられるようになります。

4 ボディーイメージの概念の整理

　ボディーイメージという用語は複雑であり、いろいろな概念がつきまとっています。身体像、身体意識、身体概念、身体図式、身体イメージと関連用語も多く、心理学、生理学など学問によって使い分けられています。この用語が一定しない理由は、ボディーイメージがとても抽象的な考えであるからです。とりわけ、これに関する内容には階層があったり、何から観察するかによって異なります。

　近年、こうした考え方をまとめて「身体性」と表現する場合がありますが、その際、その身体性は、身体所有感（sense of agency）と運動主体感（sense of ownership）に区分されます。前者は、「自己の身体は自分のものである」という概念です。後者は「この運動は自分の意図によって生まれたものである」という概念です。現代の科学に基づけば、このような概念には3つの階層があると考えられています（図3）。一番下の層が感覚運動表象であり、体性感覚、視覚、予測などの機能が関与します。最も早く表象が発達するものであり、後述するピアジェの知能の発達段階の感覚的運動期におけるボディーイメージの形成に相当します。その上の層が命題的（概念的）表象であり、意図や文脈などの要因が関与し、自分の身体の状態を他者に概念的に言語や描画などの表現を用いて示すことができます。これは知能の発達段階では表象的思考期に相当します。そしてその表象的思考を利用しながら、他者の身体と自己の身体を比べながら社会的規範に基づき理解する段階のメタ表象が最も高い層に示されています。このようにボディーイメージを表す内容は複雑ですが、ここでは、感覚運動表象と命題的表象の一部から、その発達プロセスを観察していきます。メタ表象については第3部で取り上げます。

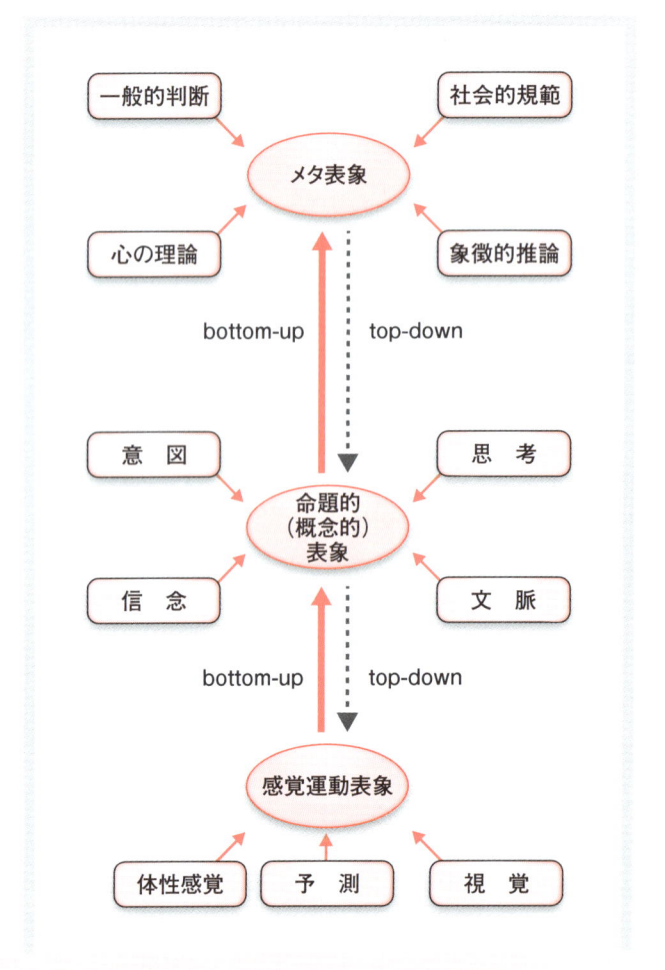

図3 ● 身体性の概念の階層構造

自己の身体性の概念は3つの階層から成り立つことを示したモデル。一番下の層は感覚運動表象であり、自己の身体運動を通じて統合される身体性です。その上が命題的（概念的）表象で文脈に基づいた認知的な運動の意図を含んだ身体性です。その上の最も高次なものが心の理論や社会的規範を含んだもので、他者との違いや比較などから判断する自己の身体性です。

5 触覚的経験から発達するボディーイメージ

　ボディーイメージの基盤となる触覚は他の感覚に比較して極めて早期から発達し始めます。胎生9週には触刺激への反応が出現し、10週には顔、12週には手と口の触覚が発達し、手と口の接触が始まることが確認されています。24週には指しゃぶりがみられ、触覚的経験が促進されます。このように知覚が鮮明である身体部位から発達していきます。

　指しゃぶりはとても意味ある行動であり、これはダブルタッチ（二重接触：double touch）の一つであると考えられ、自己の身体で他の自分の身体の部位を触る経験を指します。この特徴は触る手にも感覚が生起し、触られる他の身体にも感覚が生起することです。胎児でも積極的にダブルタッチは行われていますが、近年では、生後手を合わせて遊んだり（図4A）、足を口に持っていったりする行動（図4A-B）をすべてセルフタッチ（self touch）と包含した形で呼んでいます。こうしたセルフタッチは自己の身体の認識にとってとても重要な行動として考えられています。これは手と他の身体部位の位置関係を把握し、その経験を脳内に身体表象するプロセスでもあります。この際、他者に自己の身体を触られる経験との比較によって、自己のボディーイメージが発達していくと考えられています（図5）。

　一方、他者に身体を触れられることをシングルタッチといいますが、他者の指が新生児の口唇周辺に触れると、いわゆるルーティング反射（口唇探索反射）が出現しますが、自己の指で口唇を触れるとその頻度は圧倒的に少なくなります。このように自己受容感覚に基づいた触覚的経験の違いは自己の身体と他者の身体を区別する、すなわち自己を形成する基盤となると考えられています。

　一方、自己受容感覚に基づくボディーイメージの形成は、触覚的経験だけでなく、第1部で示したジェネラルムーブメントの変化も重要な発達プロセスとして関わっています。生後間もない新生児は無秩序に上肢や下肢を動かしていましたが、2ヵ月以降になると秩序だった運動になっていきます。この際、自己の身体の位置の変化だけでなく、床との接

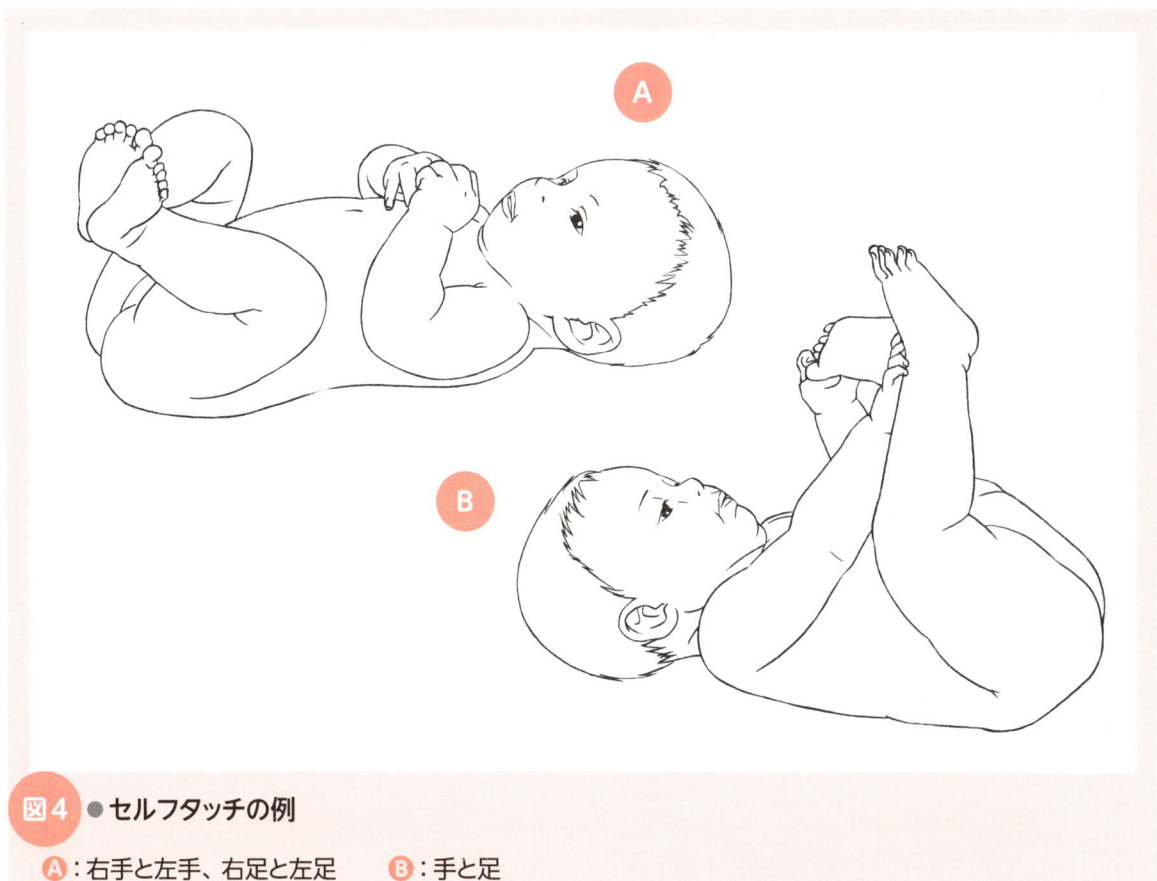

図4 ● **セルフタッチの例**
Ⓐ：右手と左手、右足と左足　　Ⓑ：手と足

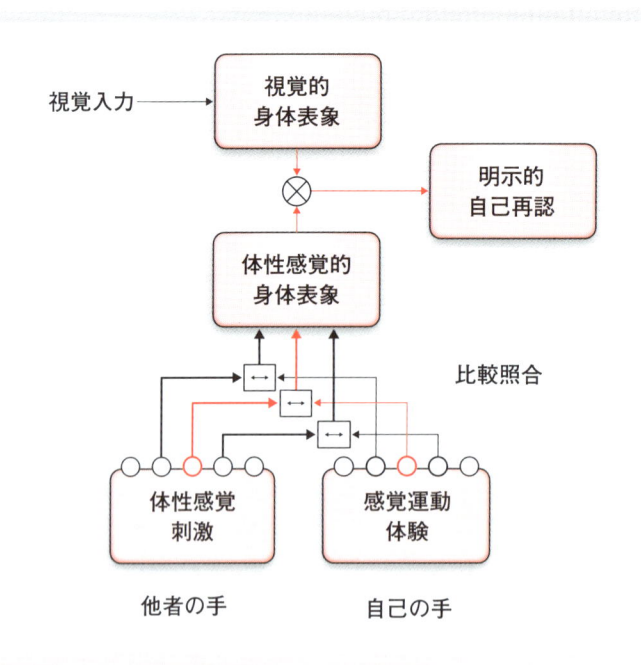

図5 ● 自己の身体表象の発達プロセスの構造

触れる手と触れられる手の対応関係によって身体の構造の表象が成り立ち，それが視覚と統合されることで意識的な自己認識がされます。

触を通じて外界を知覚したり、床を蹴ったり押したりすることで、自己の体幹などが変化するといった自己の身体と外界との関係性を学んだりします。このような知覚経験は触覚だけでなく、筋感覚の変化を感じとるために重要です。

Column　臨界期の存在

　生まれながらにして身体構造は完成されていますが、機能は完成されていません。機能はいわゆる発達プロセスを通じて成熟していきますが、そのプロセスにとって重要な時期があります。これを感受期 (sensitivity period) と呼びます。この感受期は脳のシナプス形成の時期に関係していますが、この感受期に外界から適切な刺激がないと定型発達が阻害されてしまう場合があります。ゆえに、この時期を臨界期 (critical period) とも呼びます。こうした臨界期の存在に関しては今なお賛否両論がありますが、3つの科学的重要事項からその存在が明確になっています。

　一つ目はローレンツの刷り込み現象です。有名な実験にガンの行動を分析したものがあります。ガンの雛鳥は親の後ろを追いかけて移動する習性がありますが、この行動は本能的行動の一種です。ところが、雛鳥は親の顔を生後に覚えるため、生後すぐに目の前にある声を出すものを親だと覚え込んでしまう特性があります。よって、ガチョウが孵化させた場合には雛鳥はガチョウを親鳥と刷り込まれ、人間が孵化を観察した場合はその人間を親と刷り込む特性があることが発見されました。これを刷り込み現象（インプリンティング：imprinting）と呼び、生後5〜24時間が臨界期であると考えられています。

　二つ目は臨界期研究で最も有名なものです。これはヒューベルとウィーゼルによる実験から明らかになりました。彼らは成熟した大人のネコと生後まもない子ネコの片目を縫合し、2〜3ヵ月後に開眼手術をして皮質の一次視覚野の電気活動を調べました。その結果、子ネコの方では適切な刺激がなくなることでシナプス形成が阻害されることが明らかになりました。大人のネコではそれがないことから、感受期に一定の刺激が必要であることが確認されました。人間では視覚に関しては1歳以内に感受期が高く、それは一次視覚野のシナプス形成と関係しています。

　三つ目は言語に関する内容ですが、ニューポートはネイティブアメリカンとアメリカに渡ってきて5年以上たち、なおかつ日常会話に不自由がない外国人に対して言語機能のテストを行わせたところ、3歳から7歳までにアメリカに渡ってきた人間はネイティブアメリカンと差がないことがわかりました。一方、8歳以上で渡ってきた人間は、渡ってきた年齢が高くなるにつれて成績が下がることがわかりました。これにより、8歳を境界に第2言語の習得に限界があることがわかりました。

　こうした3つの実験結果から、おおよそ動物にとって臨界期があることが確認されましたが、単純な行動や感覚よりも複雑な認知やそれに基づく認知的行動の臨界期が遅いことがわかると思います。

6　視覚的経験から発達するボディーイメージ

　鏡や映像に映った身体が私自身であると理解するのには時間がかかります。なぜなら、胎児期には自己の身体を自分の目で確認することができないからです。古くから生後3ヵ月児において、目の前の画面上に映し出された自分の手をよく観察したり、その手を見ながら自分の手を動かそうとしたりすることが確認されています。もちろん、乳児自身がそれを自分の身体であると認識しているかは不明ですが、こうした発達研究は注視法という手段であり、よく用いられています。

　このような手法を用いた実験としては、図6のロシャによるものが有名です。この実験では、図のようにビデオカメラによって投影された映像が自己の下肢の映像（普段自分から見ることができる眺め）、左右反転させた映像、上下の向きを逆転させた映像（他者の眺め）、そして左右の下肢を入れ替え合成した映像が用いられ、これらを生後3ヵ月の乳児に提示したところ、普段見ている自分からの眺めではない異なる映像の方をよく観察することが確認されました。それと同時に、それを見ている時には自己の下肢の運動が活発になり、意図的にそれを確かめているような現象が起こることがわかりました。すなわち、乳児は自己と他者の身体をすでに区別しようとしていることがわかります。また、生後5ヵ月の乳児では自己の下肢と他者の足を区別し、自己の下肢でない方をよく観察することがわかっています。このように自己の運動意図と実際の感覚フィードバックの随伴性から自己と他者の身体を区別していることがわかります。すなわち、視覚と体性感覚の同期、非同期から自己の身体を認識しているといえるでしょう。このようにボディーイメージの形成において、視覚的経験と体性感覚的経験が脳内で統合されることで、その整合性がつくられていきます。一方で、時間的に映像のタイミングをずらすと自己の身体の認識が落ちることがわかっており、空間だけでなく時間の一致性も重要な要因であることがわかっています。こうしたプロセスを通じて1歳半までには自己身体の認知がつくられていきます。

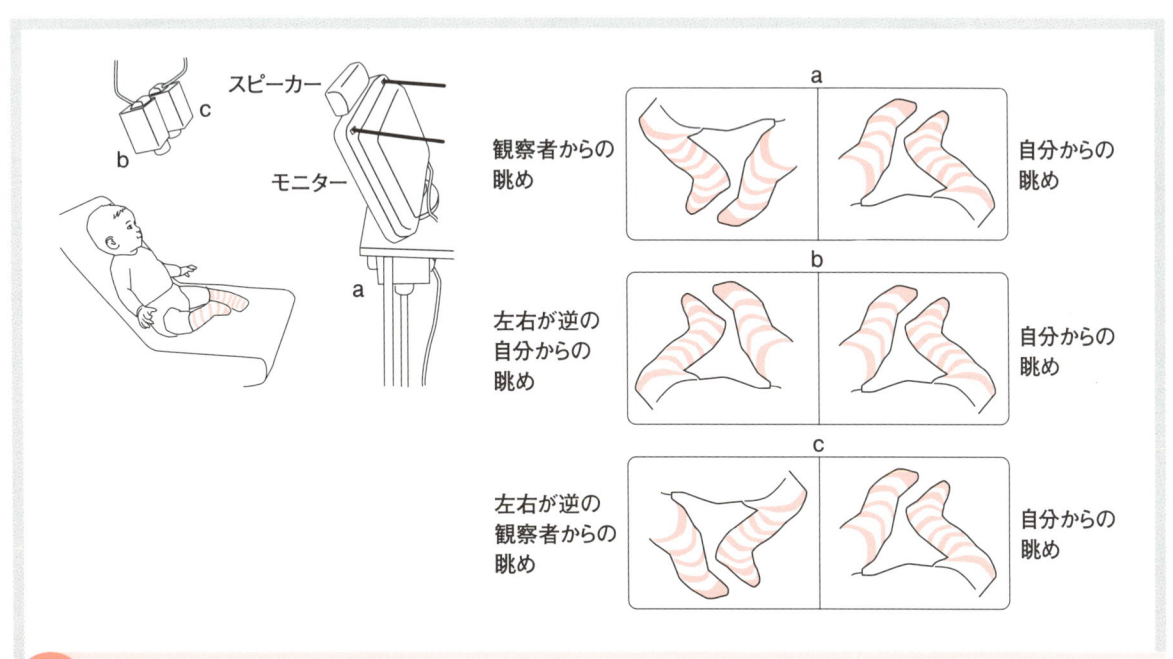

図6 ● 自己身体の認識課題の風景

ビデオカメラによって投影された映像によって、普段自分から見ることができる眺め以外の映像に関して、乳児はより長く眺めることが確認されました。

(Rochat P et al：Spatial determination in the perception of self-produced leg movements in three-to five-month-old infants. Dev Psychol 31：626-636, 1995より)

7 身体描画から観察するボディーイメージの発達

　幼児期に入ると書字機能が獲得され始めます。しかしながら、1～2歳児ではなぐり書き程度であり、はっきりした描画が得られません。3歳児後半になると描かれた像が何であるかわかり始めます。顔を丸く描くことができ始め、象徴的表象もみられ始めます。また顔のなかに目や口を挿入することができ、そのレイアウトもおおむね合ってきます。この時期、手足は顔から出ているように描かれることがほとんどで、体幹を描くことはほとんどありません（図7A）。このような人物画を頭足人物画といいます。顔を描くことは乳児からの顔偏好傾向や自己認知の象徴であること、手足は自己の意図を表す身体であることなどからイメージにのぼりやすいことから、それらが先に描かれると考えられます。

　4歳児になると体幹が描かれ始め、身体の全体像がわかるようになり始めますが、手足の長さや太さなど細部にわたるイメージ能力が不十分であること（図7B）や、自己の身体を他者化、すなわち、180度心的回転して描くことが不可能です（図7C）。5歳児になる全体的なバランスが良くなり、線も力強くなります。さらに180度心的回転させることが可能になり、右利きの場合は右手に鉛筆を持たせることが可能になります（図7D）。6歳児になれば、自己の身体と外部環境といった背景も描くことが可能になり、自己と環境の空間的関係性が構築されていることがわかります（図7E）。また、他者のイメージ画も描くことが可能（図7F）になり、表象的思考が可能になっていきます。

　一方、図8は13歳の脳性麻痺児の自画像です。この児童にめだった知的障害はなく、利き手の運動障

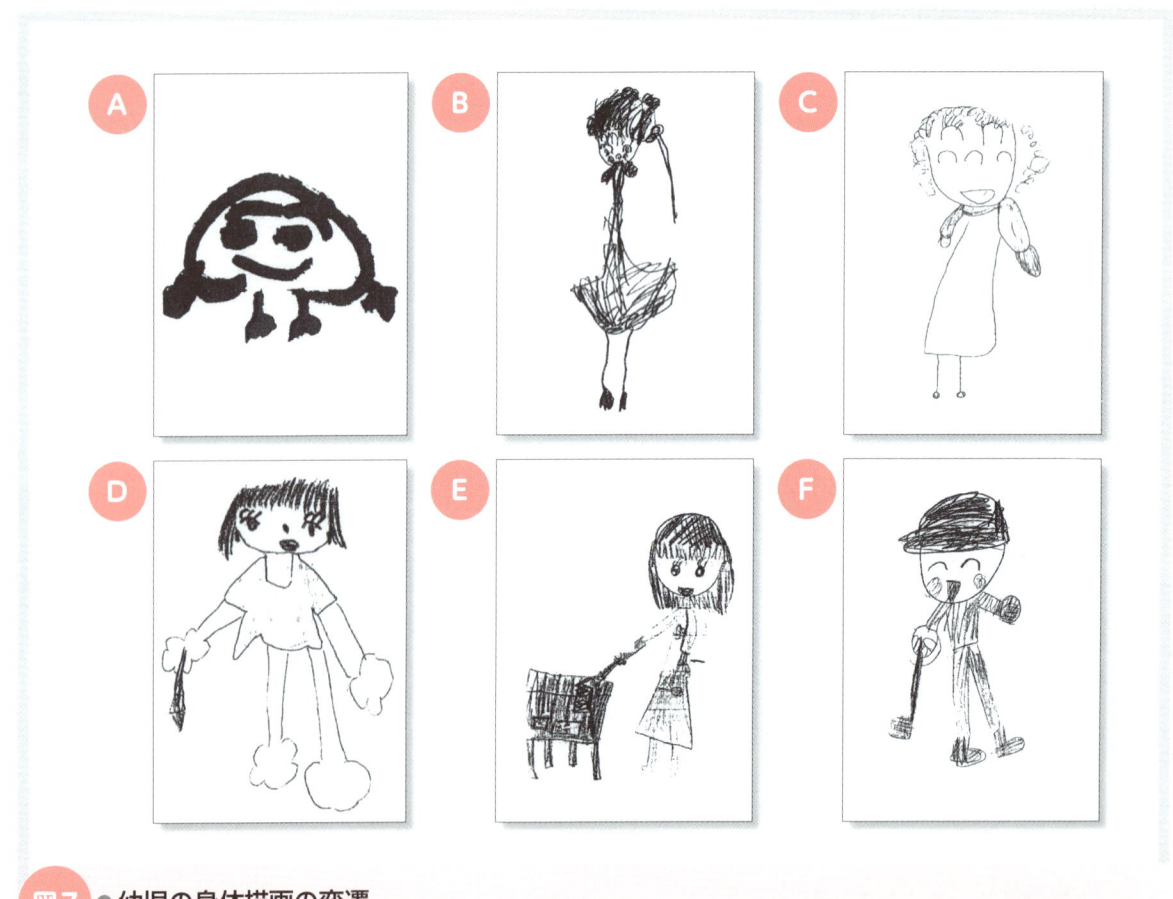

図7 ● 幼児の身体描画の変遷

A：3歳児　　B：4歳児　　C：4歳児（心的回転不可）　　D：5歳児　　E：6歳児　　F：6歳児からみた他者像

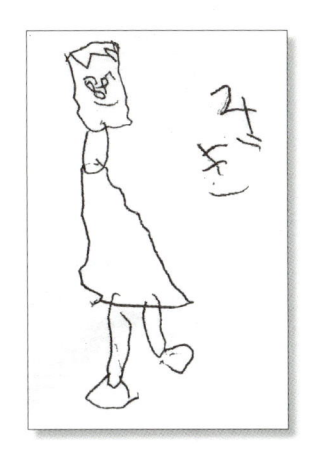

図8 ● **13歳の脳性麻痺児の自己の身体描画像**
この子どもでは自己の身体（上肢）が欠損したもの描画しています。また、左右を反転させることが不可能です。

害もわずかです。けれども、自己の身体を描かせるとその身体は欠損し、さらには自己の身体像を心的回転することができません。現在のところ、乳幼児期の感覚的運動体験の乏しさがボディーイメージの発達に影響すると考えられています。

Column 豊かな環境

　古くはローゼンバーグによって実験された研究（図）です。Aの環境では1匹のネズミをケージのなかに入れて餌だけ与え育てました。これだけでも生物学的には生きていくことができます。これに対してBの環境では複数のネズミをケージのなかに入れて共同で生活させました。またいくつかの遊具もケージのなかにいれ、ネズミたちはそれを使った行動（遊び）ができるように環境設定しました。両者とも生命維持には変わりがないのですが、環境を人為的に操作したわけです。すると、Aの環境で育てられたネズミの脳の樹状突起の分枝に対して、Bの環境で育てられた方は多くなることがわかりました。分枝が多くなるということは、シナプス形成に有利になります。シナプス形成は脳の情報伝達にとって重要であり、すべての発達の共通的基盤です。このように豊かな環境（enriched environment）で育てると、脳の発達を促すと考えられています。

　人間でいうと、他者との交流や道具の使用といったことが想定されます。群れが大きい霊長類は、群れの少ない霊長類よりも大脳皮質の容量が大きいことが確認されていたり、近年では社会的コミュケーションの量や質、すなわち多くの人々とコミュニケーションをとっている人間や、多種な人々、すなわちいくつもの集団とコミュニケーションをとっている人間の扁桃体の容積が大きいことが確認されています。扁桃体の大きさはシナプスの複雑さを示し、こうした他者コミュニケーションの要因が脳の発達にとって欠かせないことがわかっています。すなわち、子どもにとっては大人や友人との関わりです。

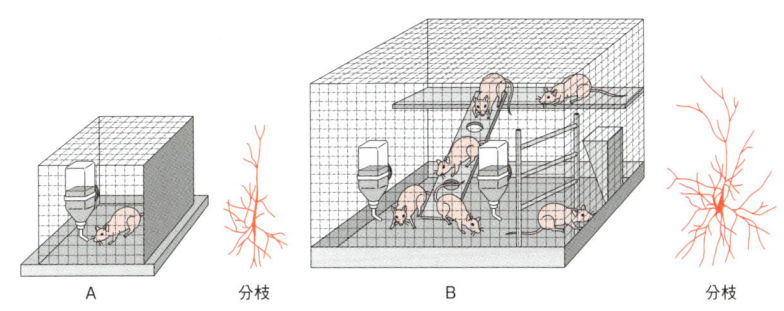

　一方、道具操作は言うまでもなく、脳の発育に大きく関わっています。これに決定的に関わる要因がスキルです。道具を使用することは、スキル化された運動の制御が必要になります。こうした運動の制御には運動だけでなく、他者との関わり、すなわち模倣学習や教育が必要になってきます。また、どのように操作すべきかといったイメージや内言の発達を同時に促進していきます。スキル化された道具の使用は、人間でも他の動物においてもエラー（失敗）が発生します。エラーが発生するとそれに挑戦しなければならず、挑戦といった経験を通じて脳が発達すると考えられています。すなわち、現代の科学の解釈を借りてくると、単に豊かな環境を受動的な視点で子どもに与えるというよりも、エラーが発生する挑戦課題をクリアしていく能動的なプロセスが発達に欠かせないと考えられています。

8 空間知覚とボディーイメージの神経基盤

　視覚は五感の一つであり、視覚によって外界にある物体の色、形、動き、素材、奥行きなどの情報を得て、物体のカテゴリーについての情報（人や物）や物体の位置関係といった空間的な情報（動き、距離、大きさ）などが得られていきます。目（網膜）から入った情報は、後頭葉に送られ、そこで一次処理されます。ここではまだ奥行きもなく、色もついていません。その後の処理は、「どこの経路（where stream）」と、「何の経路（what stream）に情報が分けられおのおの解析されます（図9）。このうち、空間知覚に関与するどこの経路は後頭葉から頭頂葉に向かうもので、ここでは物体や身体の位置、動きといった空間が知覚されます。一方、何の経路は後頭葉から側頭葉に向かうもので、ここでは対象の色や形の知覚が処理されます。

　聴覚によって音の強さ、音の高さ、音色、音源の方向、リズム、言語などを認識することができますが、このうち、空間知覚に関係する音源定位は聴覚野で情報が処理された後、その情報が下頭頂小葉で統合されることで、音の方向の知覚から視覚に基づいた方向のイメージが引き出されます。発達プロセスのなかで、視覚と聴覚が一致していたり、表情と抑揚が一致していたりすることで、先の視覚の情報とこの聴覚の情報が下頭頂小葉で統合されていきます。

　ボディーイメージの神経基盤は、利き手が右の場合は右半球優位です。なかでも頭頂葉、島皮質、EBA（extrastriate body area）がその中心的な役割を担っていると考えられています（図10）。このうち、島皮質は交感神経や副交感神経のコントロールに関わり、熱感覚とボディーイメージとのつながりを形成します。自己の身体所有感が低下すると皮膚温が低下したりします。EBAは視覚情報処理経路の後頭葉から頭頂葉に向かう背側経路にある場所です。EBAは自己身体の各パーツの認識に関与し、その近傍に側頭―頭頂接合部（Temporo-parietal junction：TPJ）がありますが、ここは自他の区別に関わる役割を担っていることから、自己の身体と他

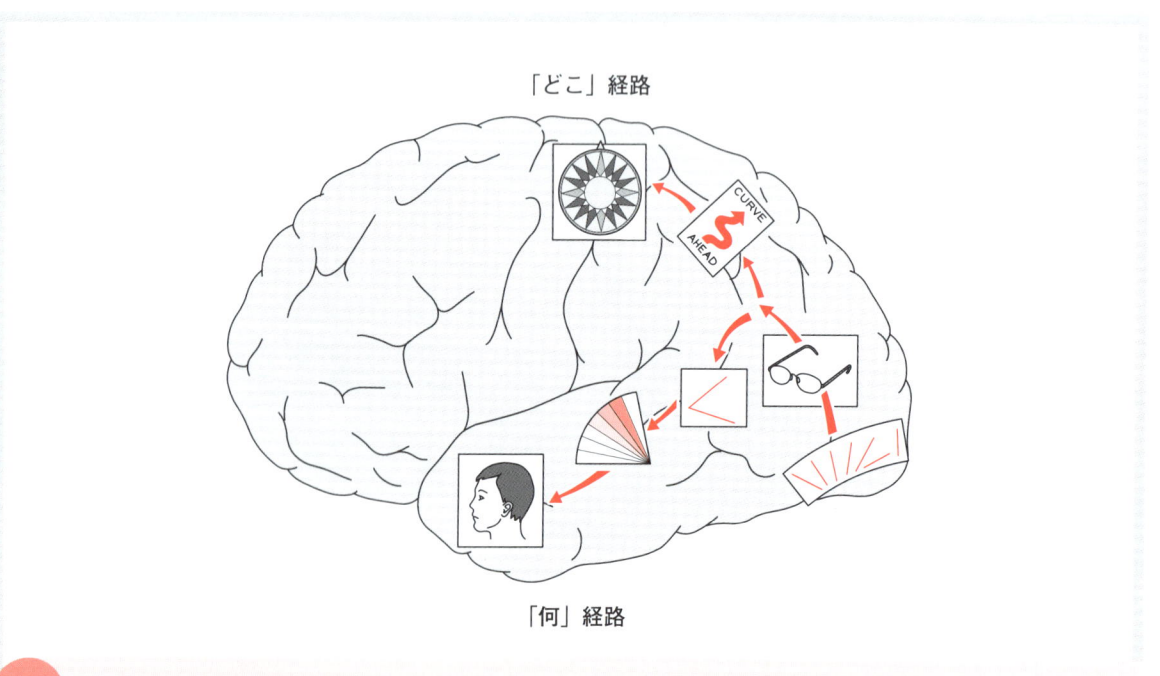

図9 ● 視覚情報処理経路

後頭葉の一次視覚野に入った情報は、その後、高次な視覚情報処理がされていきますが、最終的には頭頂葉に向かう背側経路（「どこ」経路）で対象物と自己の身体の空間関係が認知され、側頭葉に向かう腹側経路（「何」経路）で対象物の形態の認知がされます。

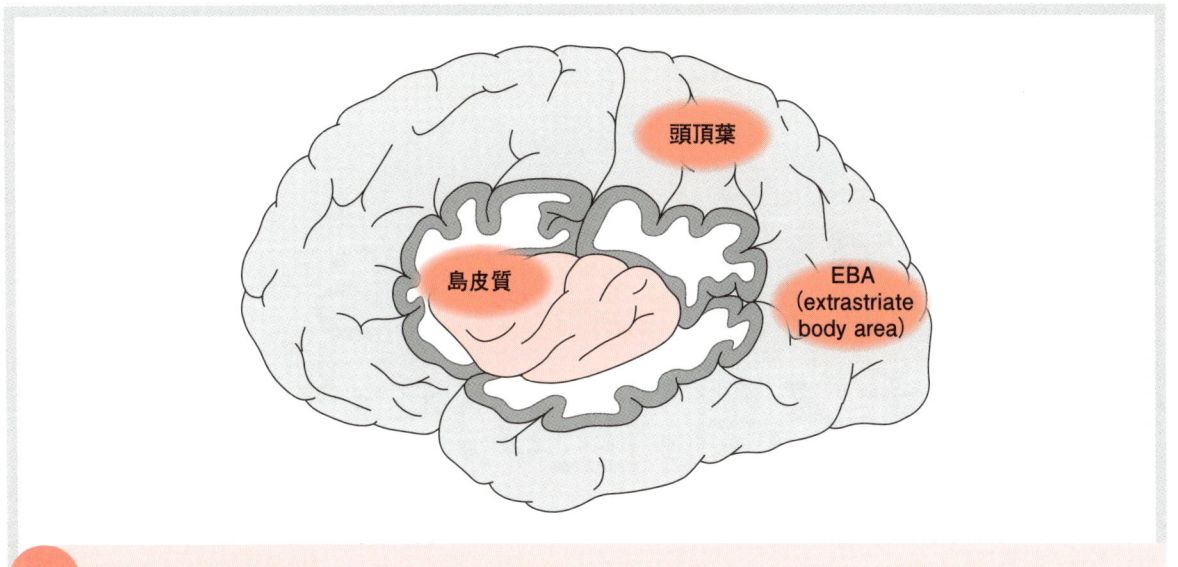

図10 ● 身体性の神経基盤

自己の身体性に特に関与する領域は、頭頂葉、EBA、島皮質であり、とりわけ右利きの人間では右半球がその役割を担います。

者の身体を区別する場所として考えられています。

頭頂葉は一次体性感覚野を除くと上頭頂小葉と下頭頂小葉に分かれます。前者は体性感覚情報を統合する場所です。たとえば、股関節、膝関節、足関節からの求心性情報を統合し、その統合された情報によって下肢がどのような姿勢になっているか、どこに位置しているかを知覚することができます。また触覚と固有感覚情報を統合します。たとえば片方の手でもう片方の上腕から前腕の方に向けて撫でる場合、撫でられた側の触知覚（位置）の変化と、撫でる側の筋感覚の変化を検知できます。こうしたように触覚と固有感覚が統合されることで、姿勢の変化を検知することが可能になります。先ほどのダブルタッチはこうした脳機能の発達を促進させていきます。

下頭頂小葉には上頭頂小葉で統合された体性感覚情報、後頭葉で処理された視覚情報、そして側頭葉で処理された聴覚情報が入力されてきます。すなわち、体性感覚空間、視覚空間、聴覚空間の統合が行われます。音源定位にも関与しますし、上肢到達・把握・操作運動に基づいた空間知覚にも関与します。また先ほど述べた視覚と体性感覚の統合に基づいたボディーイメージの形成、さらには視覚イメージなどの基盤となることから身体描画にも関係します。

下頭頂小葉は縁上回と角回にさらに分類されますが、前者は道具と自己身体の統合に、後者は言語と身体の統合に関与します。道具を操作することによって生じる自己の内受容感覚の変化、そして同時に発生する対象物の属性といった外受容感覚の変化を統合します。能動的接触（active touch）の経験を通じて、これに関係する脳機能が発達していきます。また、自己の身体の状態を言語によって説明したり、自己の身体の名称を理解したり、その理解をもとに自己の身体をポインティングしたりできるのは、言語と自己身体の位置関係が統合されているからです。言語は自己の身体概念を形成するのにも役立ちます。「おてて（手）」とか「あんよ（足）」といったことばに代表されるような身体に関する言語の獲得に基づきながら、これに関係する脳機能は発達していきます。

頭頂葉はボディーイメージの神経基盤であることは間違いありませんが、前頭葉の運動前野と神経ネットワークを形成することから、自己の運動の意図とそれによって帰ってくる求心性フィードバックの情報の整合性をこれらのネットワークを通じてはかることができます。すなわち、「この運動は私の意図によって引き起こされたものである」という運動主体感はこの神経ネットワークを基盤としています。よって、対象物に向けた自己の上肢到達・把握・操作運動に基づく空間知覚の発達においては、この神経ネットワークの発達と関係づけられています。

2 言語の発達から観察する知性の発達

　言語はコミュニケーションツールでもあり、物事を認識するための表象的観念、そして、語が集まって句や文をなす記号でもあります。ブルームは「言語とはコミュニケーションのための任意の記号の慣習的システムを通じて、世界についての表象的観念を表す、記号体系についての知識」と言語を定義づけています。この定義を受け解釈すると、コミュニケーションとは意図の伝搬作業、慣習的システムとは音声とそれが表す意味の対応関係、すなわち社会が決めた約束事、表象的観念とは、脳内で想像する際に言語を使って抽象的にも物事を認識したり思考したりすること、そして記号体系とは母音や子音（音素）が組み合わさり音節になったり、あるいはそれが組み合わさり語句となり、語句が集まって句や文になるといった脳内に存在する記号体系に関する知識のことを指すと考えることができます。

　一般的には言語はこれらを踏まえて3つの要素に分けられています（図11）。すなわち、言語の使用（伝達）、内容（意味）、形式（文法）です。言語はコミュニケーション機能のみを担うのではなく、概念形成や、言語に基づく脳内シミュレーションに基づいた自己の行動調整機能に役立ちます。よって、言語の発達は他者とのやりとりのなかで発達する意図伝達、対象の意味を理解する概念形成、そして脳内で自省したり、シミュレーションしたりするメタ意識、こうした三者の発達に基づいています。

　乳幼児の言語の獲得には、感覚、運動、認知、情緒・社会性などの発達が相互に影響し合います。また、養育環境や保育園や幼稚園などへの社会的集団参加なども関係します。音声言語を用いたコミュニケーションを中心とした基礎的な言語はおおむね就学までに完成しますが、その後、語彙の種類が増え、複雑な文法の理解、言語を用いた思考、相手に合わせた対応などが向上し、社会適応の手段として言語使用可能になります。一方、学童期以降は、読み書きを含め学習言語として言語のあらゆる側面が発達していきます。

1 発声・喃語から観察する言語の発達

生まれたての新生児はいわゆる産声をあげるわけですが、これは自力で肺呼吸する際の音声です。こうした音の産生は肺呼吸の際の呼気時に起こる声帯の振動によって起こります。生後間もない新生児の泣き声は叫び声（叫喚発声）となりますが、徐々に少なくなり、生後4週頃から生後2ヵ月にかけて、「クー」とか「アー」とかの鼻にぬける音を発することが多くなります。これを非叫喚発声（クーイング）と呼びます。前者の叫喚発声は情動・欲求（不快）を伝える原始的なサインですが、非叫喚発声はその後の喃語につながる要素と考えられており、言語の音声的素材の源となります。

おおよそ頸定する3～4ヵ月頃から、「バー」「マー」であったり、「ママママ……」とリズムある発声が起こります。これを喃語（babbling）と呼びます。母音の発声が先ですが、「バーバーバー」などになれば、母音と子音が反復する複数の音節がリズムよく発声されてきたり、「バブバブ」などの反復喃語が6ヵ月頃より出現します。こうした発声言語は音のカテゴリー化の発達にとって重要ですが、実は新生児はあらゆる発話音声を区別することができます。日本人であっても生後10ヵ月頃までには、成人にとって難しい「R」と「L」の区別が可能であることがわかっています。こうした時期は敏感期とも呼ばれますが、のちに母国語にとって必要のないシナプスは刈り込まれ、十分に聞き取りができなくなります。

また喃語の発達は、自己の意図により発生した言語の出力と、その時出現する固有感覚フィードバックならびに聴覚フィードバックの整合性の発達にとってとても重要です。そして、社会的意味をもたない喃語であっても、一人で楽しむ音声遊びとしては意味をもちます。

その後の意味ある言語を発生する初語の現れまでの時期を前言語期といい、この期間は生後から1歳頃までを指します。いずれにしても、この時期は養育者の働きかけが重要であることは言うまでもありません。生後間もない時期は二項関係にて、見る⇄見られる、微笑む⇄微笑まれるといった視覚的コミュニケーション、そして授乳や抱っこを通じた触覚的コミュニケーションと同時に、大人自身が視線を変化させたり、あるいは乳児が動いたり、音声を発生させるとそれに対応して話しかけたりと、大人のリードによる関係性の構築が重要です。この関係性がのちの意図的・象徴的な言語能力の発達につながっていきます。

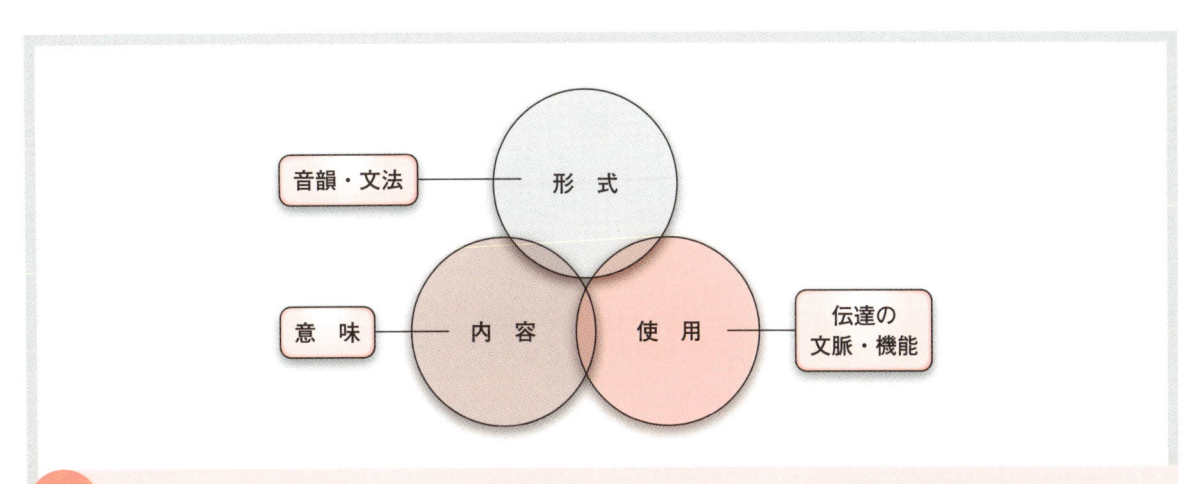

図11 ● 言語の3要素

言語は使用（伝達）、内容（意味）、形式（音韻・文法）の3要素から学習していきます。これら3要素が関係し合うことで文脈に応じた言語を使い分けることができます。

2 意図的・象徴的な伝達能力から観察する言語の発達

　人間は生まれながらにして顔に興味をもつことや、動きに注意をし、それに身体を同調させようと試みます。親が舌を出し新生児も舌を出すといった新生児模倣は生後間もなくしても起こることがわかっています。また自己の情動や欲求を行動によって伝えようとします。それは自己の内的状態を他者に表情や身体運動で表現するものであり、母親などの養育者も同じように表現し、個体間で相互作用するようになります。これらは自己と他者の二項関係のやりとりであり、新生児の特徴的なもので、生後すぐから2ヵ月頃までの中心的なやりとりになります。たとえばそれは互いに見つめ微笑み合う関係性でもあります。その後、3〜4ヵ月頃になると声を用いたやりとりが可能になります。手をバタバタ動かすなどの行動にクーイングなどを伴わせます。たとえば、「ア、ア」と乳児が発声すると大人が「どうしたの？」であったり、「お話上手だね」とか返事をすることで、二者の間で循環していきます。これを第一次循環反応と呼び、二項関係での他者とのコミュニケーションの始まりでもあります。

　こうした言語の発達は他者とのやりとりによって固有の機能として獲得していきますが、その際、重要なポイントとなるのが、手の運動コントロールとともに発達してくる共同注意（joint attention）の獲得です。共同注意は第3部で示す情動や社会性の組織化にとっても重要な発達プロセスですが、言語の発達においても重要です。発達科学者のブルーナーはこの共同注意を乳幼児の発達における根幹と位置づけました。

　生後9ヵ月頃より乳児には他者の意図の理解を示す多彩な行動が出現し始め、大人の顔を見つめ注意の向かう方向を定め、大人と同じ対象物を見て共有し始めようとします。これを9ヵ月革命と呼んだりして、社会的な人間への発達にとって重要なプロセスであると理解されています。こうした同じ対象物に対して志向性をもつことを共同注意といい、三項関係によるコミュニケーション手段となります。その際、対象物に対する大人の行動を模倣したり、言語を模倣したり、指さしによって他者に注意を向けさせようとします。指さしは人間という種に特有なノンバーバルコミュニケーションの基盤です。こうした指さしから身振り手振りという行動が生まれてきます。指さし行動は指すことによって指先の延長線上にある対象を指し示すという象徴機能ももちます。発達科学者のトマセロらは、共同注意の相互作用パターンを3つに分類しました（図12）。それは生

注意をチェックする　　　注意に追従する　　　注意を向けさせる
（生後9〜12ヵ月）　　（生後11〜14ヵ月）　　（生後13〜15ヵ月）

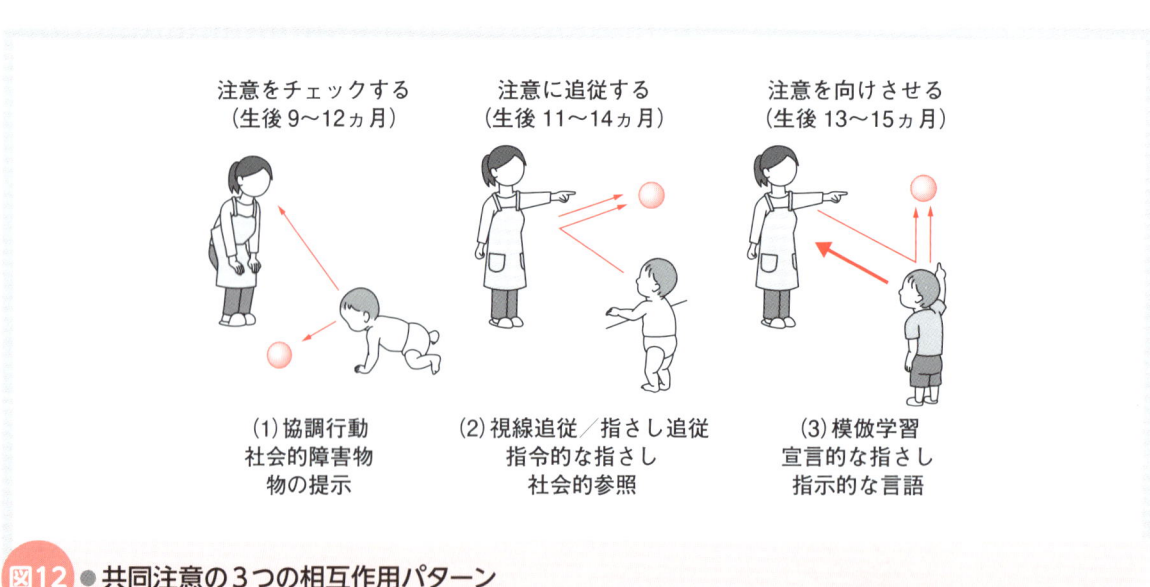

（1）協調行動　　　　（2）視線追従／指さし追従　　（3）模倣学習
　社会的障害物　　　　　指令的な指さし　　　　　　宣言的な指さし
　物の提示　　　　　　　社会的参照　　　　　　　　指示的な言語

図12 ● 共同注意の3つの相互作用パターン

共同注意には発達プロセスに応じて、「注意をチェックする」「注意に追従する」「注意を向けさせる」といった3つの要素が確認されています。

(Tomasello M（大堀壽夫、他・訳）：心とことばの起源を探る［シリーズ　認知と文化4］. 勁草書房, 2006より)

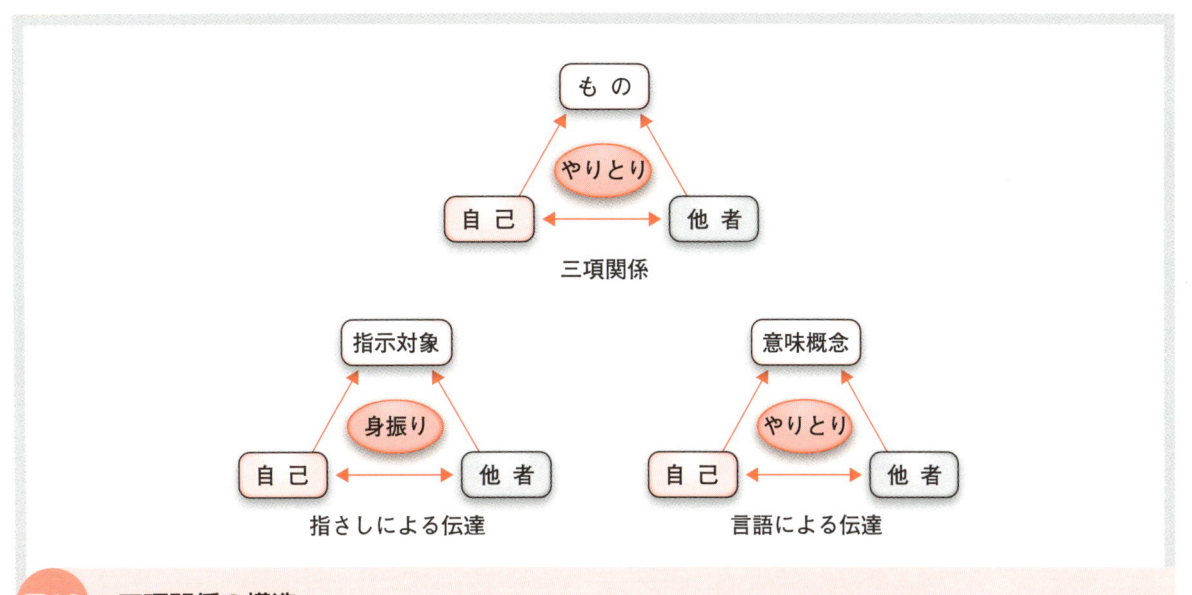

```
              もの
           ↑   ↑
         やりとり
        ↕       ↕
      自己 ←→ 他者
         三項関係

   指示対象              意味概念
  ↑    ↑              ↑    ↑
  身振り              やりとり
 ↕      ↕            ↕      ↕
自己 ←→ 他者       自己 ←→ 他者
 指さしによる伝達      言語による伝達
```

図13 ● 三項関係の構造

上段は三項関係の概念図。下段は三項関係が指さしあるいは言語によって起こることを示した図。

後9～12ヵ月頃に起こる何かの対象に対する協調行動（1）、生後11～14ヵ月頃より起こる視線追従や指さし追従（2）、そして生後13～15ヵ月頃より起こる模倣学習や誘導的な指さしです（3）。模倣は役割交代をもつことから、後のコミュニケーション機能の発達にとって重要なプロセスになります。誘導的指さしは対象者の獲得を他者に求める命令的身振りと対象物に対して注意の共有を求める叙述的身振りに分かれます。

具体的には、乳児が自発的に対象を指さし、その際、母親などの他者がその方向を見つめ、互いに指さしながらそれに関する言語を与え、それを子どもが模倣するようになります。こうした指さしは、たとえば犬を指さしながら、「ア、ア」と乳児が発声することが、「いぬがいる」であったり、「お母さん見て」という意図を伝搬することであり、それに対して母親が「犬だね」とか「ワンちゃんかわいいね」とか言語でつなぐことによって、子どもはそのものの言語と概念を学び始めます。こうした三項関係は発達的指標の一つとして理解されています（図13）。

Column 文化的社会的発達論

　人間は文化的な関わり、そして社会の援助によって発達する、すなわち教育によって発達していくことを強く提唱したのがヴィゴツキーです。ヴィゴツキーの発達に関する成果は「内言」の重要性を示したことと、「発達の最近接領域」の存在を提案したことです。

　内言は音声を伴わない内面化された思考のための道具です。いわゆる自己を統制したり、行動をシミュレーションするための道具です。一方で、ヴィゴツキーはいわゆる「発達の最近接領域」に関する理論を提唱しました。この理論では子どもの発達は大きく分けて2つの水準に分類されます。一つは子どもの現在の発達水準です。これはこれまでに獲得しているものであり、ピアジェの理論でいえばシェマということになるでしょう。いわゆるこれまでの経験やそれによって獲得したものによって、子どもが与えられた問題や技能を自主的に解決することができる領域を示します。これに対して、ヴィゴツキーはもう一つの水準を設けました。それは、一人で解決できる領域に近接し、子どもが過去の教育の結果として、単独には解決できない問題や技能であっても、大人や道具による適切な助言や指導・助力を与えれば解決できる、あるいは成功できる領域です。この領域を「発達の最近接領域」と呼びました。すなわち、これは親や教師・仲間を真似たり、それらから援助をもらったりしながら新しい問題に対処していくプロセスを示すわけですが、解決不可能な領域と自力で解決可能な領域の間において、他者からのなんらかの援助があれば解決できるという領域があるとする教育意義に迫る内容です。すなわち、人間は教育という人間がつくった文化や社会によって発達していくという理論です。

　この理論はルリヤの教育的配慮や社会的環境による体験の重要性やブルーナーの共同注意の概念にも通じます。こうした理論は、その後、語彙の学習や倫理観の涵養など、いくつもの教育展開に利用されています。

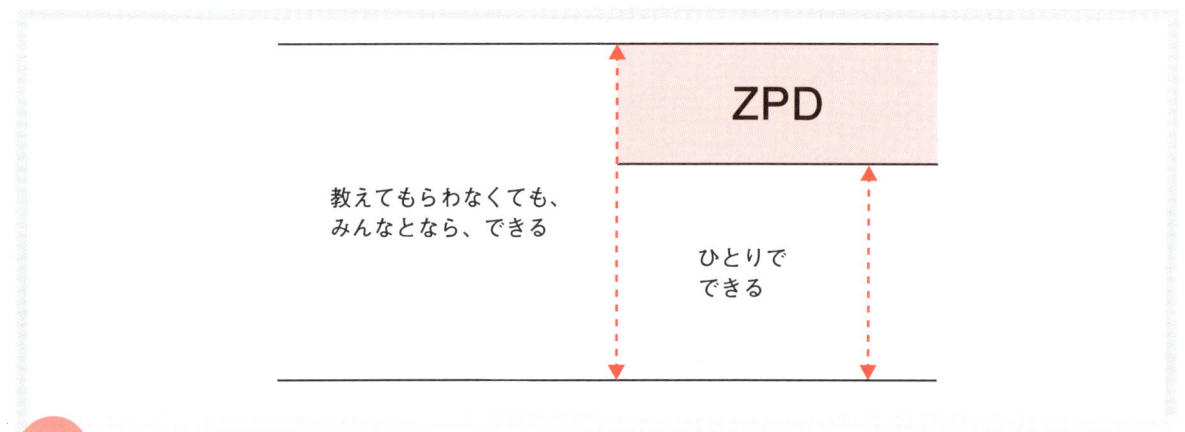

図14 ● 発達の最近接領域 (zone of proximal development：ZPD)

子どもが自力で問題解決できる現時点での発達水準と、他者からの援助や協同により解決可能となる、より高度な潜在的発達水準のずれの範囲のこと。旧ソ連のヴィゴツキー (Vygotsky, L. S.) が提唱しました。

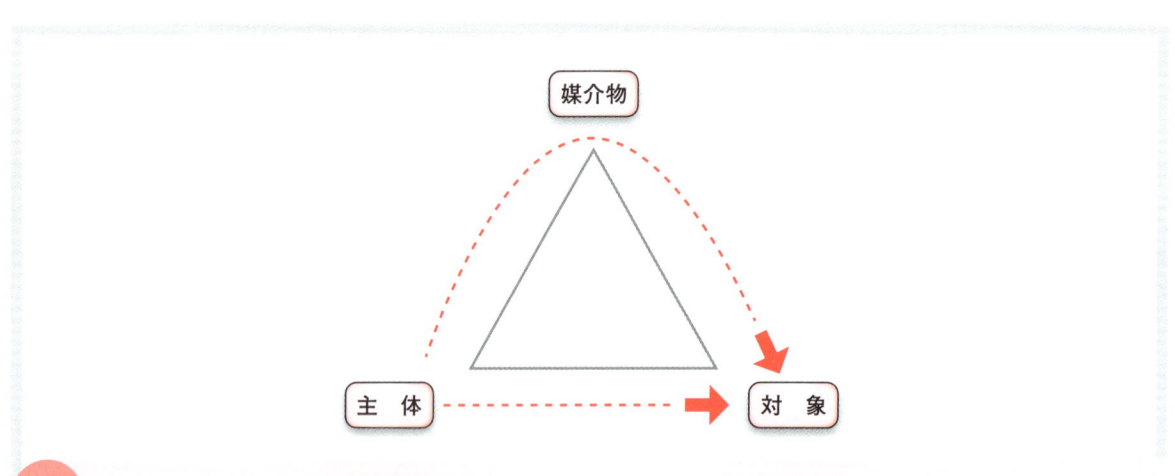

図15 ● 人間発達における媒介物の意味性

人間の発達は、主体が対象に直接働きかけるだけで起こるのではなく、そこには道具（心理的道具）の媒介が必要となることをヴィゴツキーが強調しました。

　意図的共同注意を経験した幼児は、言語を介して徐々に他者と意図を共有し始めます。こうした共同注意に関して面白い事実があります。乳児にとって母国語でない言語を聞かせて、その学習能力を確認したところ、ビデオ視聴であれば語彙数が増えないのに対して、ビデオに出てくる人物が乳児の前で同じように教えると語彙数が増加することが発見されました。その場のface to faceによる共同注意の関係性が言語の学習にとって必要な環境といえるでしょう。

　いずれにしても、言語は共同注意から発達するといっても過言ではないため、この時期は常に共同注意の関係をつくることが大切です。発達心理学者のヴィゴツキーは「発達の最近接領域（zone of proximal development）」という概念を提唱しました（図14）。彼はこれを子どもが「自力で問題解決できる現時点での発達水準」と、「他者からの援助や協同により解決可能となる、より高度な潜在的発達水準」のずれの範囲のことであり、この範囲が発達・学習によって欠かせないものと説明しました。これは、主体（子ども）が対象（道具）に対して働きかけるわけですが、ここに媒介物（大人）が関わることで、発達するという概念（図15）であり、共同注意の概念と基本的コンセプトは同じでこの後説明する内容においてもとても重要な発達手続きになります。

3 他者コミュニケーションの発達から観察する言語の発達

先の前言語期を経て三項関係が形成されると、対象物に対して意味ある言語を発するようになります。食べ物には「マンマ」、お母さんには「ママ」、乗り物には「ブーブー」など、また固有の対象物の命名だけでなく、あいさつなど他者を模倣しながら「バイバイ」と象徴的な言語を発するようになります。初語は名詞が50％程度であり、こうした1語だけ発する期間を一語文期といい、1歳～1歳半頃までを指します。その後、「何？」であったり、「これ？」であったりと対象に指さしながら、他者に質問するようになります。この質問は役割交代を意図的に求めていることから、「話し手」と「受け手」の会話規則を学習してきた現れになります。この時期を第一質問期と呼び、語彙が爆発的に増え始めます。こうした現象は1歳半～2歳頃に起こり、「ジュースちょうだい」などの助詞のない二語文を話すようになります。このようなプロセスも共同注意を発展させたもので、シンボル共同注意と呼びます。たとえば大人による言語を理解したうえでの対象への指さしであったり、大人が対象を指示すると、幼児が名前を発話するなどがそれにあたります。前者を追跡的共同注意といい、11ヵ月から14ヵ月でみられるようになり、後者を誘導的共同注意と呼び、15ヵ月から18ヵ月でみられるようになります。こうした発達を通じて2歳半頃には単語の羅列でなく助詞や格変化を使えるようになり、語順が整理されます。

また、自らも「なぜ？」を連発し、第二質問期に入ります。なお、2歳までの言語能力の発達を表1に示します。いずれにしても、前述した発達の最近接領域を意識した共同注意の関係性がこの時期の言語発達にとっては重要です。

表1 ● 乳児期～幼児期前半における言語の発達の変遷

期間	内容
0歳0ヵ月～ 0歳1ヵ月	**親子の情動的関わりの始まり** 泣く 親子の情動的一体感 原始反射を練習する
0歳1ヵ月～ 0歳4ヵ月	**親子の情動的関わりを発達させる** 喃語として発声・調音・聴覚機構を使い始める 親子の情動的関わりを発達させる 意図的動作を発達させる
0歳4ヵ月～ 0歳8ヵ月	**親を認知し始める** 喃語として発声・調音・聴覚機構を体制化する 親を認知し始める 外界への働きかけを発達させる
0歳8ヵ月～ 1歳0ヵ月	**親のすることをとりこみ、自分の世界を広げる** 喃語の発声・調音・聴覚機能を親しい人との関わりにおいて使い始める 親のすることをとりこみ、自分の世界を広げる 時間的・空間的な物の関係を認知し始める
1歳0ヵ月～ 1歳6ヵ月	**自分の世界を表現し始める** 喃語の発声・調音・聴覚機構を親しい人との関わりにおいて再体制化する 自分の世界を表現する いろいろな試みとして新しい手段を発見する
1歳6ヵ月～ 2歳0ヵ月	**象徴機能の形成と言語機能の形成** 象徴機能の形成 言語機能の形成 音声の体制化・記号化過程

（福田恵美子・編：人間発達学 第2版．中外医学社，2009より）

表2 ● 言語発達の変遷

年齢	音韻	語彙	構文	語用	文字
1歳	母語の音韻知覚	100語	1語発話・ 2語連鎖文		
2歳		300語	2～3語文	初歩的な会話	記号・図形の弁別
3歳		1,000語	助詞が出現 多語文	自己経験による理解	
4歳		1,500語	複文の使用 語順に基づく文理解	非現前事象の説明	
5歳	音韻分解・抽出が可能	2,500語	重複文の使用 助詞に基づく文理解	話題の拡大 文章による説明	
6歳	音声言語はほぼ完成	3,000語		会話のルールを習得	平仮名の読み書き
小学生 低学年				会話の修正 話題の維持	作文
小学生 高学年		25,000語		比喩の理解	客観的文章 漢字1,000語
中学生	アルファベットの認識				

(足立さつき：言語機能の発達と障害（大城昌平・編「リハビリテーションのための人間発達学 第2版」）．メディカルプレス，2014より)

　語彙数は指数関数的に増加していき、会話規則の習得によってコミュニケーション言語は完成されていきます。なお、語彙数の変化を中心とした言語機能の発達を表2に示します。2歳半を越えると母国語の語順を獲得し始め、3歳までには大人と簡単な会話ができるようになります。3～4歳を成熟期と呼び、大人とのやりとりのなかから、幼児語から成人語に移行し、聞き手と話し手の交代に基づく会話パターンにのせたやりとりが可能になります。さらに助詞だけでなく時制などの文法も使えるようになり、言語機能の基盤が獲得されます。しかしながら、予告なしに自分が言いたいことを話し始めたり、自由会話のなかで適切な交代のタイミングをはかることができません。こうした他者へ考慮しながら会話する能力は、5～6歳で獲得される主に他者の心を読み取る能力である心の理論の発達を待ちます。なお、心の理論の発達に関しては第3部で詳しく説明します。

　交代のタイミングや話題への導入をはかったりなど、他者へ配慮しながらのコミュニケーションは5～6歳頃から可能になります。相手の心を読み取る能力が発達し、自己中心的な会話が少なくなり、相手や状況に合わせた会話が可能になってきます。コミュニケーションにおける音声言語はこの頃に完成することから完成期と呼ばれ、修飾語の使用や複文のはめこみといった複雑な文法形成が行え、母国語の文法の基礎が完成されます。さらに、認知機能や心の理論の発達に伴い、自己の行動を言語によって調整できるようになります。これまでの年齢においても外言語では自己の行動の調整は可能でしたが、この時期になれば脳内で行動をシミュレーションするために内言が用いられるようになります。簡単に言えば頭のなかで言語を浮かべるというものです。この機能は行動を円滑に進めていくうえでとても重要で、言語が単なる他者とコミュニケーションをとる手段だけでないものに利用されるようなります。こうした機能は社会性の発達にとって極めて重要であり、第3部で説明する社会性の発達と連動しながら発達していきますが、さまざまなカテゴリーの異なる他者と良質なコミュニケーションをとることが発達手続きにとって重要であることはいうまでもありません。

4　学習言語の発達から観察する言語の発達

　先の幼児期に完成する言語はコミュニケーション言語ですが、小学校以降に発達するのは学習言語です。これは成人期に至るまで長期に発達し、読み書きを媒体として発達します。また、ことわざ、冗談、比喩表現も理解することができ、後述する社会性の発達の基盤にもなります。すなわち、比喩の理解はことばの表と裏の判断につながります。

　文字への興味は1歳半～2歳頃より始まる絵本の興味から始まりますが、読み書きの習得には視覚認知や手の運動機能の発達が関与しなければならないことや、脳内に表象されている言語と、目に見える文字の形を統合する機能が必要であり、結局のところ6歳頃より読み書きの能力は発達し始めます。読み書きができて、その言語を生活のなかで使えることをリテラシー（literacy）といいます。幼児において絵本への興味を示す際、文字と状況（絵）とを照合させながら、あるいはなぐり書き程度ですが、自分の手で絵や文字を模倣するなど、この時期から読み書きの能力の発達は始まっています。この時期、両親が話しながら絵本などの対象物を指さすなど非言語的な関わりを提供するほうが、その後、4～5歳になった際の語彙力にポジティブに影響することがわかっています。つまり、子どもに対して単に話しかけるのではなく、指さしなどを交えてどのように話しかけるかが重要であることを示しています。

　こうした能力をプレリテラシー（preliteracy）といいます。いずれにしても、絵本などの読み聞かせを通じて発達していくわけです。また、リンゴという語が「り・ん・ご」という3つの音節から成り立ち、その意味とは別にそれぞれの音に注目して認識するようになります。こうした音を分解したり統合したりすることを音韻意識（phonological awareness）といいます。

　同時に、学童期には文字を記号として捉え始め、その記号と音声ならびに意味を統合していきます。こうしたプロセスを学習と呼びます。「水」という記号と「みず」という音声、そして、水は「飲み物」や「冷たい」、あるいは「川は水で満たされている」などの意味を結びつけるプロセスによって、その情報を脳内で統合していきます。

　また、9～10歳頃になると自己体験していない事柄に関しても言語を用いて状況を理解できるようになります。たとえば、ニュースで起こったことや歴史上の人物や体験に関する出来事などを文字という記号を通じて理解できるようになります。一方、冗談やことわざ、そして比喩の理解もこの時期より始まります。比喩はたとえば明喩（シミリー）と隠喩（メタファー）に分けられます。「彼はやつのイヌのようだ」はシミリーで「彼はやつのイヌだ」はメタファーです。コンセントのオスとかメスという表現もメタファーになります。こうした比喩は、人間社会におけるコミュニケーションを促進する修飾的なものとして多用され、豊かな文学表現などに用いられています。そうした比喩や冗談が意図する意味の理解も学習言語に加えて、相手の洞察や文脈に照らし合わせて判断する機能の発達が必要になってきます。字義的な言語の理解はアスペルガー症候群に代表される自閉症スペクトラム児では比較的保たれていますが、こうした比喩などの抽象的な言語の理解に劣ることが多数報告されています。

　学童期は文字の読み書き、新たな語彙の獲得、文法形成などの認知基盤に加えて、社会性の発達に伴い質問、議論、間接的な表現や要求など人間関係を円滑に進める社会的コミュニケーションスキルを身につける時期になります。この時期は後に示すように勤勉性に非常に優れた時期ですので、言語による表現の発達が著しく進む時期でもあります。この時期は、学習言語として会話の規則や文法を学ぶことも重要ですが、他者に対して経験を語ることもとても重要です。

5　言語に関係する神経基盤

　胎児期に聴覚の発達は進み、母親の声により聴覚受容器や脳の一次聴覚野に刺激が伝わります。もちろん意味は理解されませんが、音の周波数を知覚する程度の発達は進みます。これまでの研究で、新生児では言語の抑揚変化に対して聴覚野近傍で右半球優位な反応を示すことがわかっています。一般的に右利きの成人では、音楽や言語の抑揚、アクセントなどメロディを右半球の聴覚野優位に処理し、母音や子音の音韻の違いを左聴覚野優位に処理します。これは左右半球の「機能側性化」と呼ばれていますが、生後7ヵ月以下の乳児においても見つかっています。

　人間の言語は主に側頭葉に存在するウェルニッケ野と前頭葉に存在するブローカ野を中心に生み出されます。これらの領域同士は弓状束と呼ばれる連合線維でつながることで、言語コミュニケーションが達成されます。ウェルニッケ野は他者の言語を理解する場所、ブローカ野は自己の言語の文法形成、すなわちプログラムに関与しています。ウェルニッケ野には視覚的見出し語があります。意味は連合野の記憶として存在していますが、語彙の理解や単語の意味にはウェルニッケ野周辺が関わり、文法や文章（文脈）理解にはブローカ野周辺が関わります（図16）。たとえば、聾の手話者が意味のあるサインを行っている時には、左ブローカ野の活動が増加し、他者のサインを見た時には、左ウェルニッケ野の賦活が認められることがわかっています。このように、音声言語や書字言語のように、手話の理解や表出もこれらの領域がその役割を担っていることがわかっていることから、他者の意図を理解するうえで重要な神経ネットワークとして認識されています。

　ウェルニッケ野の上後方に角回が位置しますが、ここは多種感覚モダリティ領野と呼ばれ、すべての感覚情報が入ってきます。たとえば、「リンゴ」に関する聴覚、視覚、体性感覚からの対入力が繰り返されることで、この場所のニューロン間のシナプス結合が強化され、意味ネットワークが形成されていきます。このように互いに結合しているニューロン集団をセル・アッセンブリ（cell assembly）と呼び、主に角回で形成されていると考えられています。リ

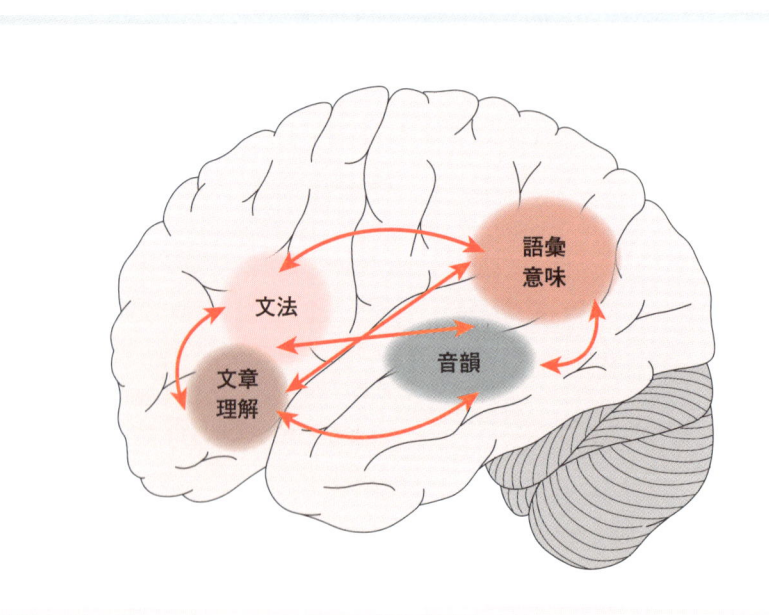

図16 ● 言語に関連する脳領域

文法、文章理解：ブローカ野周辺　　音韻：聴覚連合野、ウェルニッケ野周辺　　語彙・意味：ウェルニッケ野、角回周辺

ンゴと聞いて、触感からも味覚からも、あるいは視覚的にも言語を通じて説明できるのも、この機能のおかげです。

　また、角回はメタファーやことわざの理解にも関わります。「隣の芝生は青い」といったことわざや、ギターのネックなどのメタファーの理解ができるのも角回の機能によるものといわれ、この機能が落ちてしまうと文字どおりの意味でしか解釈できないことがわかっています。自閉症児では文字が発話の意味を字義的にしか理解できないことがあります。たとえば、以下のような出来事が報告されています。それは臨床心理士が自宅に電話し、「お母さんはいますか？」と学童児に聞いたところ、「はい、います」と答えるのですが、母親になかなか代わらなかったため、臨床心理士が「お母さんを電話に出してください」と言うと「お母さんはいますが、今家にはいません」と答えたというものです。この関係を考察すると、字義的には合っていますが、背景の意図を読み取る能力が乏しいことがわかります。このような能力をつくる場所が角回を含めた下頭頂小葉と考えられており、ここは自他の区別に関わる場所であることから、自己から見た視点だけでなく、他者から見た視点を意識して判断や行動を起こすことがコミュニケーションの基盤になることがわかります。

　一方、読み書きには多数の脳領域が関わり、ネットワークにて処理されています。読むことによる視覚処理、認知的操作、音韻処理、意味分析などその機能は複数です。先の言語領域に足して単語の形には視覚野が、音韻処理には側頭葉が、意味への注意には前頭前野のワーキングメモリ領域が、また音韻処理の効率性には大脳基底核が関わっています。読み書きの障害を「ディスレクシア（Dyslexia）」と呼び、これは学習障害（Learning Disabilities：LD）の一種ですが、最近になってディスレクシア児では常に大脳基底核が過活動し、左上側頭回の活動が低下していることが明らかになっています。こうした児童に対して、積極的な教育・学習療法が行われていますが、文字情報を音声言語に変え理解させるなどの方法が行われています。即時的な効果よりも継続的な関わりが必要であることがわかっています。

3 知能の発達から観察する知性の発達

　知能とは、動物的に環境に適応する能力、シンプルな条件づけによって学習する能力、そして他者の立場にも立ちながら推測する能力などを総称したことばです。さらに細かく表現すると、論理的に思考する、計画的に判断する、問題を解決に導こうとする、抽象的に考えるなど、思考や判断を指し示すことばでもあります。

　最近になって、知能を一般的知能と社会的知能に分ける考え方も提唱されています。前者は知能指数（Intelligence Quotient：IQ）に代表されるような知識を中心とした考え方ですが、後者は他者や文脈に応じた適切な認知や行動を指し、第3部で述べるような人間がもつ社会性を示します。知能検査を世に広めたウェクスラーは、知能を「個人が目的的に行動し、合理的に考え、自分を取り巻く環境において効果的に対処する総合的な能力」であると定義し、この知能を「言語性知能」と「動作性知能」に分類しました。言語性知能は、その名の通り文字やことばを通して発揮される記憶力、理解力、計算力、推理力を指し、動作性知能は知覚を通して発揮される書字力、操作力を指します。

　霊長類の比較において、人間は特に社会的知能の発達が著しいことがわかっています。また、似たようなことばに知恵と知識がありますが、知恵は状況に応じて問題が発生した場合、臨機応変に対応する能力を指します。一方、知識は記憶を引き出す能力になってきます。

　いずれにしても、こうした知能は環境と自己が相互作用することによってつくられてくる人間発達の要でもありますが、その知能は自己の身体運動を通じて得られる感覚運動的なものと、身体を介さず頭で考える表象思考的なものがあります。これを発達プロセスにからめて分析・考察したのが、発達心理学者のピアジェです。ここではピアジェに基づいた知能の発達プロセスを中心に説明していきます。

1 同化と調節

　対象を知るために人間は、その対象を概念化する作業を行います。たとえば、子どもが昆虫について知るプロセスでは、「昆虫には羽がある」などで概念化したりしますが、この場合、羽がある昆虫を見た（たとえば蝶）際、「蝶は昆虫である」と理解できます。この手続きを同化（assimilation）と呼びます。つまり、外界からの新しい刺激に対して、自己の脳のなかにある概念で処理し、それを取り入れる働きを示します。こうした概念をピアジェはシェマ（schema）と呼びました。シェマは環境において形成される知識の枠組みのことですので、概念と同義と考えてよいでしょう。

　一方、羽のない昆虫に遭遇すると、既存のシェマでは対応できなくなります。このようにその外界の刺激がうまく同化できない場合、既存のシェマを変化させて順応しようとする働きを調節（accommodation）と呼びます。このような同化と調節を繰り返しながら認知プロセスが発達していきます。すなわち、それは、外界から感覚として取り入れ、脳内に記憶を蓄積しながら、それによってつくられた脳内にある既存のシェマを利用しながら、さらに入ってきた感覚とそのシェマに取り入れることができるか、すなわち同化させることができるか比較照合し、照合できない場合、脳内のシェマを変化させて、さらに大きなシェマへと変化させていくといった認知プロセスです。同化と調節は相反するものですが、この作用が均衡状態にあるのを「均衡化（equilibration）」と呼び、知能の発達はそれが低次なものから高次なものへと変化していく手続きを示します。

　こうした同化、調節、均衡化の発達プロセスについて、その手続き・手段からピアジェは感覚運動期と表象的思考期に分けました（図17）。以下、それについて詳しく説明していきます。

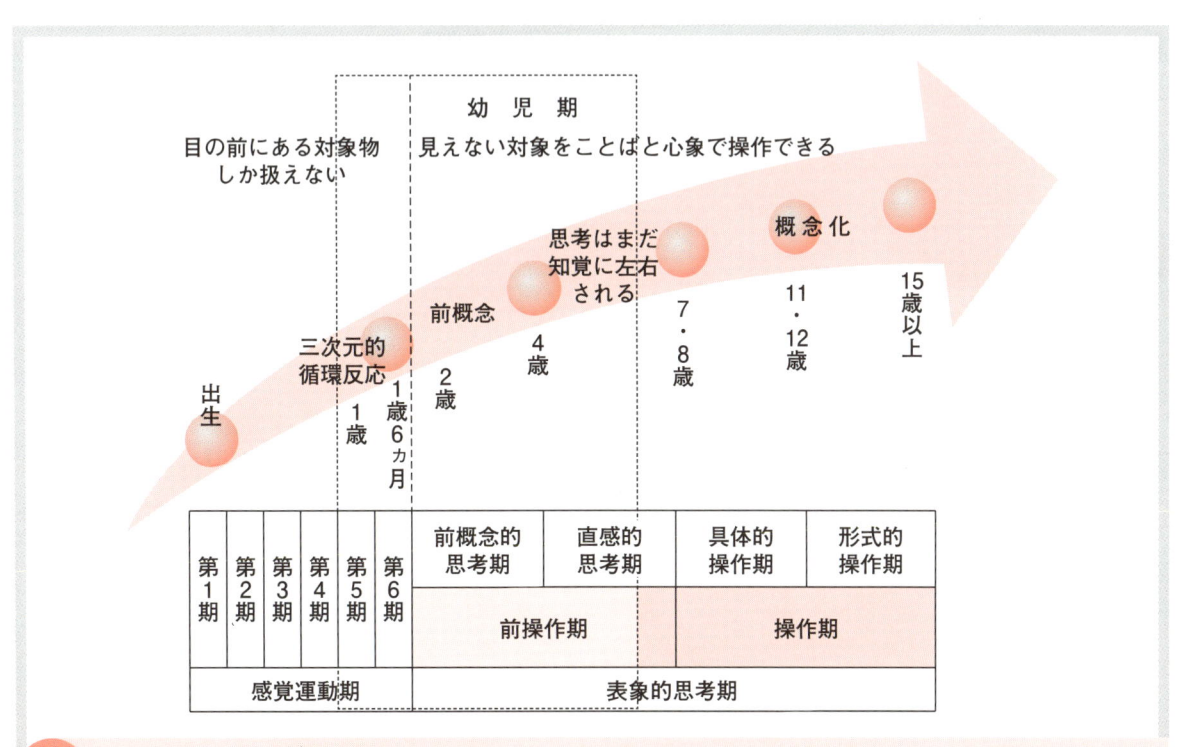

図17 ● ピアジェによる発達段階の模式図

ピアジェは知能の発達を大きく感覚運動期と表象的思考期に分けました。感覚運動期は自己の身体運動を通じて学ぶ時期で、表象的思考期は自己の脳内シミュレーションを加えて学ぶ時期ということができます。

（大城昌平・編：リハビリテーションのための人間発達学　第2版．メディカルプレス，2015より）

2　感覚運動期を通じて発達する知能

　感覚運動期とは自己の身体運動を通じて知覚体験を繰り返す段階であり、0～2歳未満までがこの期間にあたります。感覚運動期は6つに分かれています。第1期は0～1ヵ月であり、この時期は反射を積極的に利用し、感覚運動機能を高める期間、そして1～4ヵ月が第2期で、この時期は反射が学習によって変化してくる期間であり、この学習は先に述べた調節と呼ぶことができます。

　最初の1ヵ月は原始反射の出現が著明です。たとえば、吸啜反射や嚥下反射は生命維持にとって重要な反射であり、これらは原始反射と呼ばれ生得的なものです。したがって、調節不可能であることから同化のみの発達が起こります。すなわち、母親の乳首などの外界と自己の身体を反射運動を通じて関係させます。その後、1～4ヵ月になると反射運動の修正や分化が起こり始めます。たとえば、吸啜反射が出現して母親の乳首を吸うが、徐々に自分の吸いやすい方向に動かしたり、吸い方を乳首に合わせたり、その際の姿勢を調整したりと環境への調節が同化から分化するようになっていきます。これらの動きは刺激をより効果的に得ようとする現れであり、期待される知覚を意識した能動的な行為の始まりともいえます。こうした調節は外部から介入しない限り、あるいは疲労を起こさない限り、続けられます。たとえば、たまたま口のなかに指が入り、それを反射的に吸啜し続けるといった反応（指しゃぶり）がこの時期には起こりますが、こうした身体に原因をもつ繰り返す循環反応を第一次循環反応（primary circular response）と呼びます。

　その後、第3期（4～8ヵ月）に入ると感覚運動の世界にもの（道具）が介入してきます。代表的な例としては、遊具である「ガラガラ」を振ると音が出ますが、その音を再現するために繰り返しガラガラを振ります。このように最初は偶然であっても、その変化を繰り返そうとすることを第二次循環反応（secondary circular response）と呼びます。先ほどの第一次循環反応と違って結果が自己の身体外に移ります。この場合は音であり聴覚モダリティに基づく結果になります。こうしたプロセスを通じて乳児は、先に示した多種感覚モダリティの統合機能を発達させていきます。同時に道具を操作することになりますから、目と手の協応の能力の発達にもつながっていきます。とりわけ、ガラガラを振るという行為は、音を引き出すといった目的的・意図的な

> **Column　認知発達論**
>
> 　ピアジェは人間における知能の誕生に着目し、その変遷を示す際に認知発達論を提唱しました。彼は子どもが示す現象（行動や言動）に着目し、それを時系列に追いかけることでどのように変化していくか、そのプロセスを示したところに彼の理論の特徴があります。
>
> 　人間の知能の誕生が思考というプロセスを通じてどのように獲得するか、その基盤を「シェマ」「同化」「調節」という3つの概念で示しました。シェマ（shema）とはその個人がもつ認知的な枠組みのことです。図式と呼んだりもしますが、概念形成に用いられるものです。つまり、過去の経験や記憶、そして知識によって脳のなかに集積されたものを示します。あるいは、自己が起こすことができる行動の型といった内部モデルを意味したりもします。このシェマを基盤に新たな経験をすれば、それを受け入れ、既知のシェマに取り込むことができるか思考を始めます。取り込むことができれば同化（assimilation）ということになります。これによってシェマの枠組みが広がっていきます。一方、既知のシェマに同化しない場合、それに対して修正を試みようとします。この修正は問題が発生することで生まれるものですが、その問題に直面した際、環境に自己を合わせるようにしてシェマを変化させる手続きを調節（accommodation）と呼びます。
>
> 　幼児期にはこの同化と調節を繰り返すことで均衡化（equilibration）をはかっていきます。均衡化とは同化した行動に対して調節で対応し、新しい同化を起こしていく手続きのことです。ピアジェはこの発達プロセスが、2歳頃までは自己の身体を介した感覚運動体験によって、そして2歳を過ぎると自己の身体を介さずとも記憶から引き出される思考やイメージによって起こすことができるとし、発達プロセスは、大きく感覚運動期と表象的思考期に分けることができることを示しました。感覚運動期はさらに6つの段階に、表象的思考期は前操作期と操作期に分かれ、操作期はさらに具体的操作期と形式的操作期に分かれることを示しました。これに関しては第2部の知能の発達の項目で詳しく説明しています。

行為となり、乳児の目標志向的な行為の発達にとって、こうした道具と自己の身体を関連づけるプロセスは重要な役割を担っています。意図的に外界を操作し始め、目的と手段が分化し始めます。

　第4期は8～12ヵ月であり、共同注意に基づきさまざまな能力を獲得していく時期です。手の機能の発達に伴い「もの」の操作能力が向上する時期ですが、それによって外界を盛んに探索するようになります。手のレパートリーが増えることで目的と手段を分化させるきっかけをつくります。また、これまで獲得した動作シェマを関連づけて行為ができるようになります。右手と左手で道具を持ち替えたりすることができたり、空間知覚の発達でも示したぬいぐるみに布をかぶせて、その顔を隠し、その後布をとったりしながら遊ぶなど、ぬいぐるみを目的とし布を手段として使用するといった遊びが可能になります。これは、ぬいぐるみは存在し続けるという概念が形成されていることからこそ可能な遊びであり、物の永続性が形成されていることがわかります。また、「いないいないばあ」の遊びも盛んに行う時期であり、これも永続性の概念形成によるものです。

　その後、12～18ヵ月になると第三次循環反応（tertiary circular response）が出現してきます。この時期は第5期に分類され、新しい手段を試行錯誤のなかから獲得してきます。たとえば、ボールを椅子の上から落とす場合と普通に立って落とす場合の違いや、容器によって蓋の開け閉めが異なる場合への挑戦、開き戸と引き戸の違いなど、外界の対象物に対して既知のシェマを利用しつつ、その結果、エラーが出た場合に修正していくといった運動学習のプロセスに則った学習をこの時期に行います。こうしたプロセスは知能の発達にとって因果関係の理解の促進や、空間や時間の理解の促進、そしてボディーイメージの発達につながっていきます。

　感覚運動期の最終が第6期です。18～24ヵ月を指していますが、すでに表象的思考を始める時期です。この時期は、新しい手段の発見の時期と称されますが、第5期では試行錯誤にとりあえず身体を使って学習したのが、この時期になると、まずは頭のなかでイメージしてみて実行するようになります。ピアジェはこのように物事がどのように変化するかイメージすることを洞察、あるいはシェマの内面化と呼んでいます。これらは同義なことばです。この時期はいわゆる「寝るふり」「食べるふり」などのふり遊びが目立つようになります。これまでは目の前に起こっていることしか扱うことができなかったのですが、徐々に今起こっていることと過去に経験したことを同時に調整することができるようになります。小石をご飯にみたてて「おいしい」と食べるふりをするのは、目の前の小石を記憶のなかにあるご飯（イメージ）に置き換えており、目の前に見えている知覚に左右されないで言語とイメージで遊ぶことができるようになります。この時期は小石をご飯にみたてたり、積み木を自動車にみたてたりと、積極的に象徴的な遊びをするようになります。

3 表象的思考期（前操作期）を通じて発達する知能

　表象的思考期は前操作期と操作期に分かれ、さらに前操作期は前概念的思考期と直感的思考期に、操作期は具体的操作期と形式的操作期に分かれます
　先に示したように、感覚運動期の最終段階でシェマの内面化がはかられるようになります。このシェマの内面化は脳内の表象（representation）ということができます。共同注意の研究で有名なブルーナーはこの表象を3つの側面に分類しました。それらは、自己の身体運動を介して脳内に表象されて行く行為的表象（enactive representation）、外界における対象物を見ることによって脳内に表象されていく映像的表象（iconic representation）、言語を操作することができ始め、物事に関して言語を使用しながらイメージをつくる象徴的表象（symbolic representation）です（図18）。行為的表象は感覚運動期の第5～6期から形成され始め、映像的表象、象徴的表象と順に発達プロセスに応じて形成されていきます。いずれにしても、それらの表象は最終的に統合されます。「リンゴ」を言語からイメージしつつ、その映像が脳内に映し出され、そしてそれを持ったり、あるいはかじったりしている自己の身体の知覚が脳内に惹起されるのも、こうしたそれぞれの表象が統合されているおかげです。ゆえに、概念化といってもよいでしょう。いずれにしても、リンゴについてどの側面からも語れるといった知能の発達にとって、五感を介したこうした表象化プロセスの獲得は重要です。表象的思考期はそうしたプロセスを示します。

　前操作期は2～7歳ですが、そのうち前半の2～4歳を前概念思考期、後半の4～7歳を直感的思考期と呼びます。前概念思考期は言語機能の発達に伴い目の前の事象を言語によって分類し始めます。すなわち、形の識別や作成を通じてカテゴライズしていくわけです。対象の永続性をすでに理解していますから、形の識別を通じて再認記憶が確立していきます。しかしながら、記憶を自ら再生する再生記憶は未発達です。丸、三角、四角などといった形の識別はこの時期に完成されるため、象徴的な思考ができるようになります。これによって、なぐり書きから、顔を丸く描くなど、描画を通じた表出する能力が発達してきます。このように形の概念は形成されつつありますが、ボディーイメージの発達で述べた

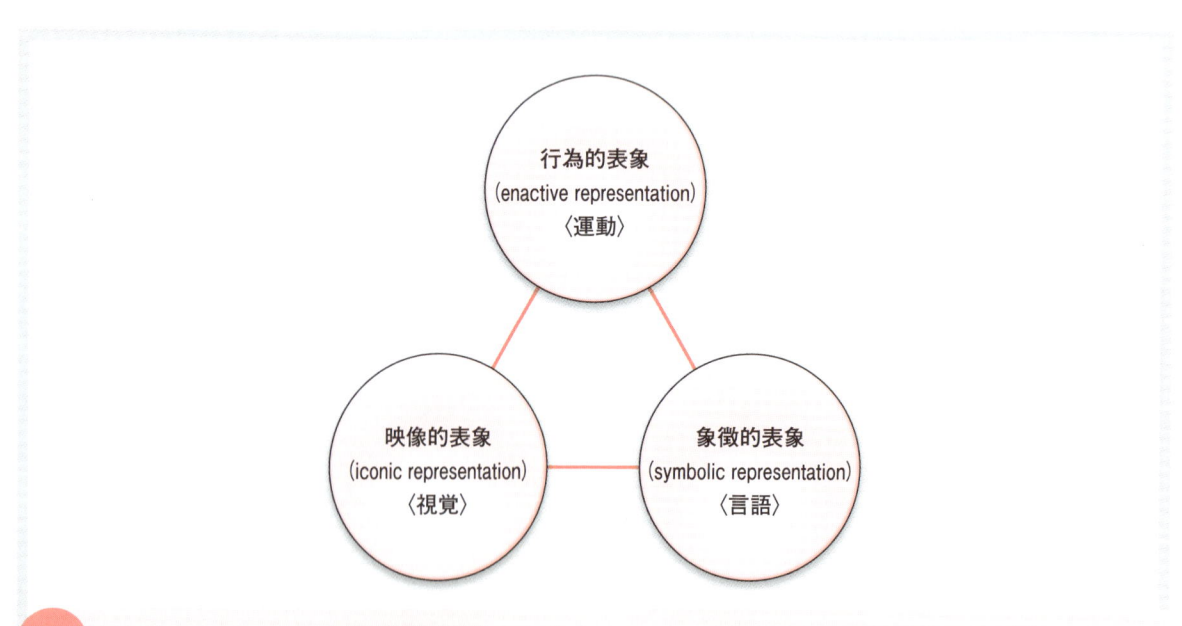

図18 ● ブルーナーによる3つの表象手段

ブルーナーは何かを知るための手段には、1）自己の身体に基づく行為によって脳内に記憶を形成していく行為的表象、2）外界を視覚から捉えてそれを時間も含めて映像化していく映像的表象、3）言語（内言を含む）を通じて文脈をシミュレーションしていく象徴的表象の3つの手続きがあることを示しました。

表3 ● 前操作期における因果関係の理解

目的論的因果関係
① Q. なぜ船は浮くのですか？ 　 A. 浮かないと、人が乗れないからです
② Q. なぜ夜になるのですか？ 　 A. 夜にならないと、人が眠れないからです

アニミズム観的因果関係
③ Q. 雲はなぜ動くのですか？ 　 A. 誰かが息を吹きかけているからです
④ Q. 卵は塩水の中でなぜ浮くのですか？ 　 A. しょっぱくて、卵が驚くからです

道徳論的因果関係
⑤ Q. あそこに蛇がいますね 　 A. 悪いことをしたから、神様に蛇にさせられたんだ
⑥ Q. なぜ船は浮くのですか？ 　 A. 船はお利口だからです

印象論的因果関係
⑦ Q. カラスは泳げますか？ 　 A. 黒いから、水に沈んじゃうよ
⑧ Q. キリンはどうやって寝るの？ 　 A. キリンは立って寝るんだよ

マジック論的因果関係
⑨ Q. どうして葉っぱが落ちるの？ 　 A. 僕が両手を上げたからだよ

(波多野完治・編：ピアジェの児童心理学. pp.172-198, 国土社, 1966より改変)

ように、描画した人物の右手を聞かれると自分の右手側を指し示し、脳内で心的に回転することがまだできません。すなわち、自己の視点からの観察手段しかもち得ていません。また、目の前にいるイヌと絵本に出てくるイヌが色や形が異なると、それらが同じ種類の動物であると理解できないため、個々の概念がつくられつつも、その概念を一般化することができないため、前概念思考期と呼ばれています。

また前操作期になると言語発達にとって重要な質問期に入っており、「どうして？」「どうやって？」と原因、手続きに興味をもつようになります。しかし、論理的思考には至っておらず、大人からの不合理な説明でもあっても受け入れます。ゆえに真の因果関係を理解しているとはいえませんが、外界の成り行きに対して好奇心をもつ時期であるといえます。この時期の因果関係の理解としては表3のようにまとめられ、目的論的、アニミズム観的、道徳論的、印象論的、マジック論的に分けられています。なお、アニミズムとは生物、無生物を問わず霊魂や精霊など霊的なものが存在しているとする考えのことです。

図19 ● ピアジェの「3つの山課題」

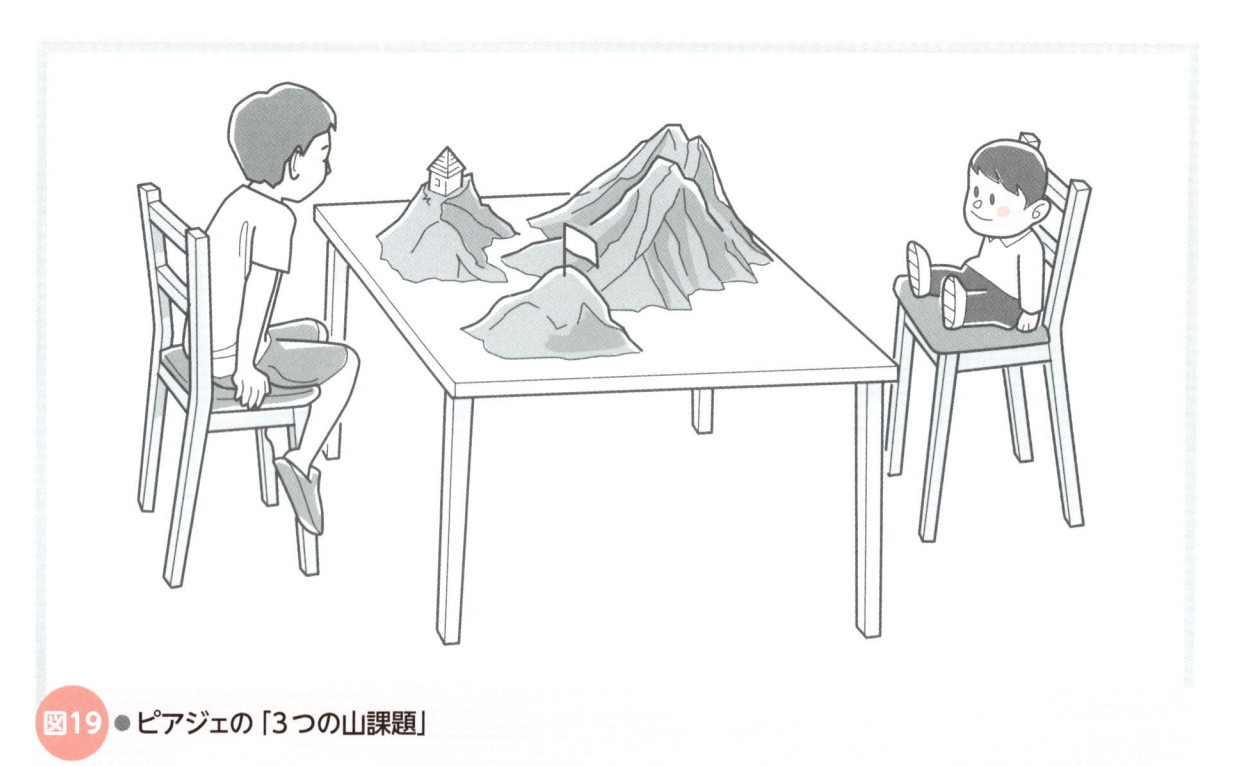

向こう側の人形から観察した3つの山の形（見え方）は、自己から観察した形（見え方）とは異なるかを想像させる課題。

4〜7歳になると直感的思考期に入ります。この時期の特徴はごっこ遊びや空想遊びなどを盛んに行うことから、行為に対してイメージを積極的に利用していることがわかります。ゆえに、ある程度の表象的思考能力はもちますが、その思考は自己の知覚を優先したものであり、他者から見た視点をイメージすることはまだできません。たとえば、個体の量や重さが同じであるにもかかわらず、それが変化したら同一であると判断することができず、見た目の知覚に惑わされてしまいます。また、この時期は自己中心的であり、他者が自分とは異なる視点をもつことがよく認識できません。これを調べる方法としてよく用いられるのがピアジェの「3つの山課題」です（図19）。前概念期の4歳以下では単純に質問の意味が理解できないのですが、直感的思考期に入ると理解できるようになります。しかし、4〜6歳では幼児は自分の見え方と人形の見え方が異なることが理解できません。7歳頃になるにつれて視点の区別ができますが、どのように見え方が異なるかその違いを明確に述べることはできません。こうした課題からも、この時期はあくまでも自己中心性に基づいた思考段階になります。こうした自己中心的な視点に関しては、第3部の社会性の発達における誤信念の理解の部分で詳しく説明します。

4 表象的思考期（操作期）を通じて発達する知能

　操作期は7〜12歳の具体的操作期と12歳以降の形式的操作期に分かれます。具体的操作期は幼児期が終了し学童期に入ってからの発達プロセスになります。ゆえに具体的操作期以降の知能の発達は教育や学習によって促されていきます。

　具体的操作期には多くの概念の発達が起こっていきます。ピアジェの考え方によると、それは保存の概念化、クラス化、系列化、三段論法に集約されます。この時期は知覚されるものに対して論理的に考えることが可能になると同時に、推論することが可能になってきます。7〜8歳頃には「長さ」「質量」「数」などの保存の概念が成立します（図20）。それまでの時期では異なる容器に移し替えたりすると、見た目の印象、すなわち直感的な判断であったのですが、新しく何かを加えたり、引いたりしなければ普遍的であるという判断ができるようになります。その思考を利用して、9〜11歳頃には「面積」「重さ」などの保存の概念が成立します。このように何かが何かに変化するといったイメージも可能になり、見え方に左右されない概念が形成されていきます。

　また、この時期から何かを分類していく作業にクラス化という概念を使います。たとえば、イヌとネコはペットであるが、科目ではイヌ科とネコ科に分かれるであったり、チワワとセントバーナードは大きさが違うがイヌ科に属し、互いにペットとして飼うことができ、それらは哺乳類であるなどと、層化分類が可能になってきます。さらに、系列化もこの時期から獲得されていきます。たとえば、物体の長さ、大きさ、色の違いなどから順序を設定し、並べ替えることができるといった能力は系列化によるものです。そして、この時期の後半から三段論法が可能になります。たとえば「すべての人間は死ぬ」「私は人間である」「だから私は死ぬ」という論理がそれであり、「大前提」および「小前提」から「結論」を導き出すものです。これは3つの命題からなりますが、こうした論理は、学校教科にとどまらず社会の成り立ちの理解にも用いられていきます。

　さらにこの時期において、先のピアジェの「3つの山課題」において他者の視点から観察することが可能になります。おおよそ8〜9歳には、すべての視点の変化に対処できる包括的な操作システムが現れ

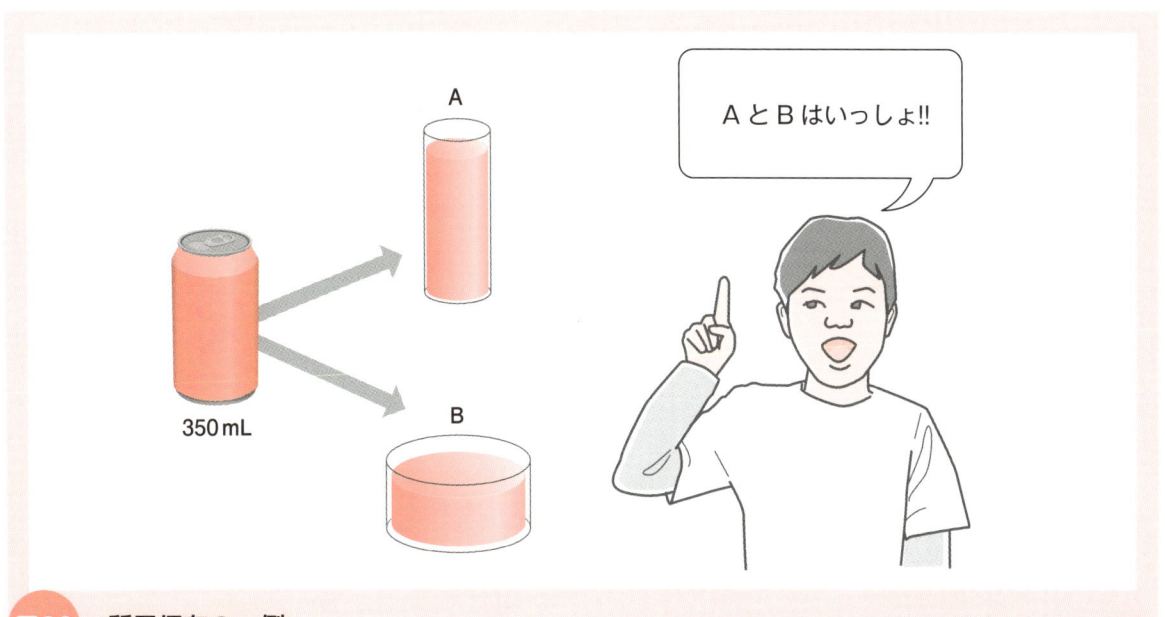

図20 ● 質量保存の一例
大きさが異なる容器に水を移し替えた場合、その質量が同じか異なるかを問う課題。すなわち見かけに影響を受けるかを調べる課題。

始め、自己中心的な思考から他者から見た視点を推測することができ始めます。これを「脱中心化」と呼びます。

12歳以降になると、自らの経験や具体的な操作から離れて、言語や記号の形式上だけで論理を組み立てることができ始めます。また、抽象的な概念を取り扱うことが可能になり、自らが直接経験したことではないことも多く推測することができることから、歴史などの過去の想像や、地理などのまだ見ぬ世界の想像、そして、実験などを通じた形のないものの未来のイメージなどが可能になり始めます。この際、利用する思考スタイルとして、帰納的思考と仮説演繹的思考の両方を使えることができ始めます。帰納的思考は個々の情報が複数になり確率や精度が高まることから一般事象を導き出すことです。狭義の帰納的思考では「＊1はAである」「＊2もAである」、だから「＊はAである」になりますが、アナロジー（類推）になると、「＊はAである」「@は＊に似ている」、たぶん「@はAである」といった思考も形成されていきます。このアナロジーとは人間に特有の機能であり、ある特定の事象を他の特定の事象・事物へ変換していく、それらの間の何らかの類似性に基づいて適用する認知プロセスのことです。こうした機能は人間がもつ社会的な意識であるメタ意識や言語の発達におけるメタファーの発達にも利用されていきます。一方、仮説演繹的思考は仮説的命題からいくつもの可能な事象を想定して思考することであり、この思考は先の三段論法から発展させたものです。「すべての人間は死ぬ」「私は人間である」「だから私は死ぬ」から発展させて、だから「あなたも死ぬ」という仮説もつくることができます。こうしたように演繹的に仮説を立てて推論を行い、その結果を事実と照合しながら実証する思考が可能になります。このような命題論理の獲得は命題という形で表現することから、形式的操作と呼ばれます。

こうした思考は自己の人生の選択にも役立ちます。思考方法が形式的になることで、個人の人生はすでに決まっているのではなく、あらゆる可能性のなかから仮説立てそれを選択し、行動を起こし、そして比較照合しながらつくりあげていくといったプロセスを築いてくれます。

知能は年齢とともに発達していきますが、その一方で加齢の影響も受けていきます。知能を「流動性知能」と「結晶性知能」に分類する場合があります（図21）が、前者は新しい問題に対処するために柔軟に思考する能力であり、いわゆる問題解決能力の基盤です。一方、後者は経験と知識の豊かさに結びついた能力であり、知恵ともいうべきものです。流動性知能は加齢の影響を受け、徐々に低下していくように生物学的な様相を示しますが、結晶性知能は比較的保たれており、老年期になっても維持できる社会的な要因の知能として考えられています。

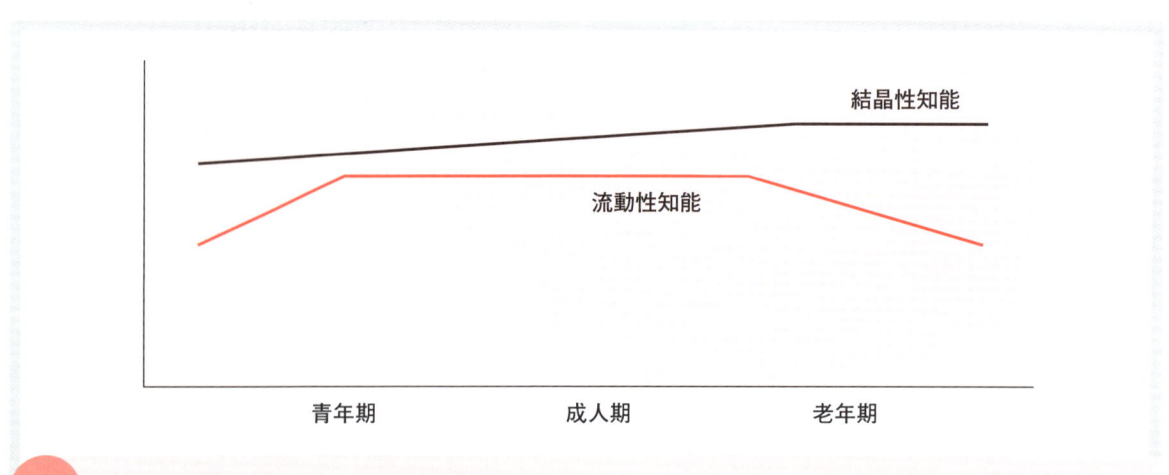

図21 ● 流動性知能と結晶性知能の発達変遷

知能は流動性と結晶性に分けられますが、流動性は柔軟な思考を示します。これは成人期を超えて老年期に向けて低下していきます。一方、経験に基づいた知能は結晶性と呼ばれ、この知能は高齢になっても保たれたり、むしろ向上したりします。

5 知能に関係する神経基盤

　知能に関する神経基盤はどこかが局在として担当しているのではなく、神経ネットワークとして対応しています。人間がもつ知性の脳内機構は未だ不明ですが、知能を個々に分解するとある程度担当する脳領域ならびにそのネットワークが明らかになってきました。ここでは記憶、表象・概念化、認知プロセス・情報処理、ならびに社会的知能に関して説明します。

　記憶は短期記憶と長期記憶に大きく分けられますが、そのうち記憶の固定化に関係するのが大脳辺縁系に属する海馬体です。海馬はパーペッツ回路（図22）に基づき記憶の定着化に関与していきます。一方、長期にわたって保持する際には海馬傍回や側頭葉が関わります。ここには物の形や顔に反応するニューロンが存在しています。一方、動作性の知能については、身体イメージに関連する頭頂葉が関わります。ここには自己の身体運動に関連するニューロンや道具操作に関与するニューロンが存在しています。

　頭頂葉は動作性の知能だけでなく概念形成にとっても重要です。先に示したブルーナーの行為的表象、映像的表象、象徴的表象はそれぞれ体性感覚、視覚、言語といったモダリティに基づきます。これらが統合される領域が頭頂葉の下部の下頭頂小葉という場所です。ここはウェルニッケ野と隣り合わせであり、両者は双方向のネットワークを形成しています。この領域一帯は「脳のなかの辞書」と称されています。比喩言語やアナロジーに基づいた抽象的なものに対する解釈の中枢でもあります。

　一方、認知プロセスに基づいた脳内情報処理には大脳皮質全体の神経ネットワークが関わります。たとえば、誰かに対して自分の思考内容を話しかけている際、自らの脳内にある表象から再生し、そしてその再生した事柄を文脈に合わせて選択し、そして、文法上整合性のある言語に変換しながら、相手にその内容を伝えていきます（図23）。この際、その内容、つまり脳内の情報を引き出しながら、出力に変換する情報処理にとって重要な場所が背外側前頭前野です。なかでもブロードマンの46野という場所はワーキングメモリ（作業記憶）の役割を担っています（図24）。ワーキングメモリは、短い時間に脳のなかで情報を保持し、同時に処理する能力のことを指します。このワーキングメモリは視空間性のものと言語性のものに分けられています。前者は

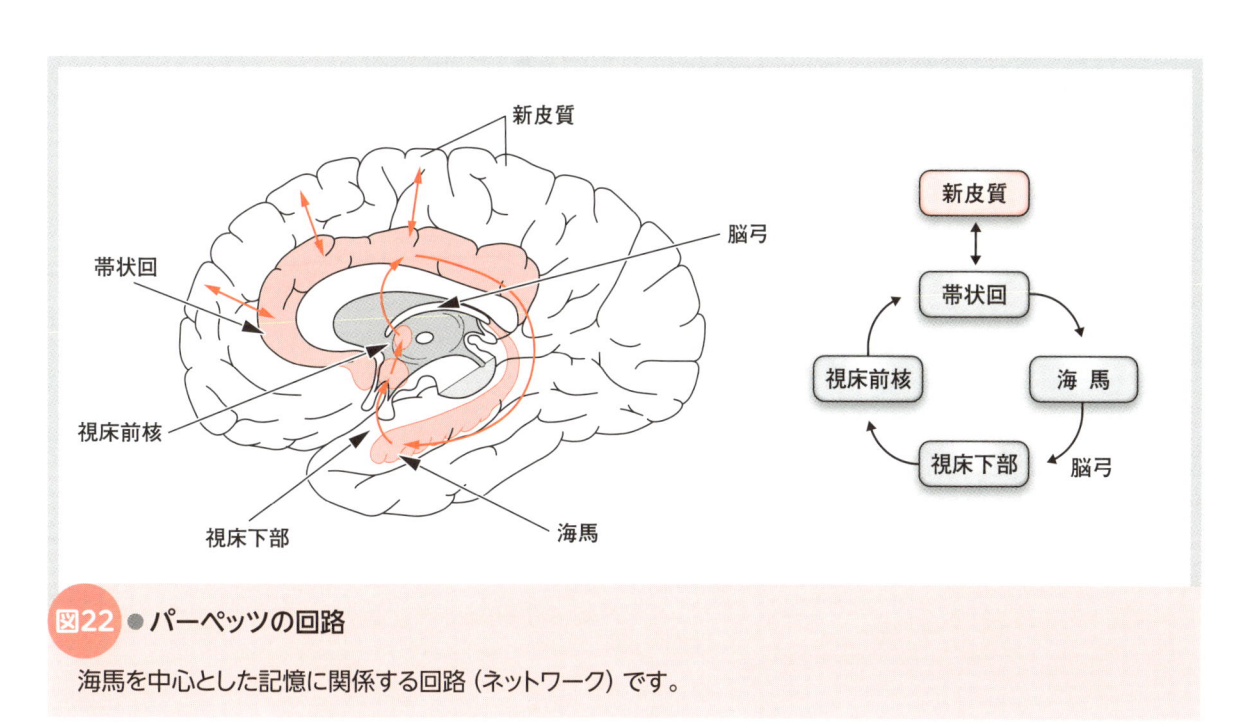

図22　パーペッツの回路
海馬を中心とした記憶に関係する回路（ネットワーク）です。

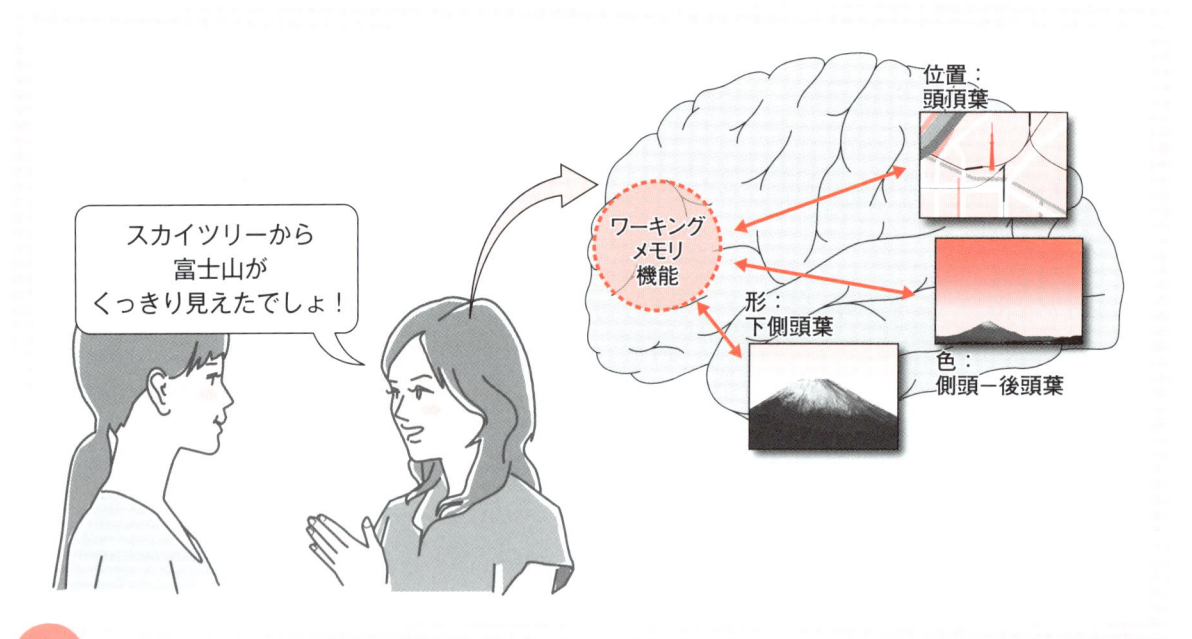

「スカイツリーから富士山がくっきり見えたでしょ！」

図23 ● ワーキングメモリ機能の一例

他者と対話している際の背外側前頭前野のワーキングメモリ機能が、その対象の空間関係（位置）、形や色をそれぞれ頭頂葉や側頭葉から引き出している模式図。

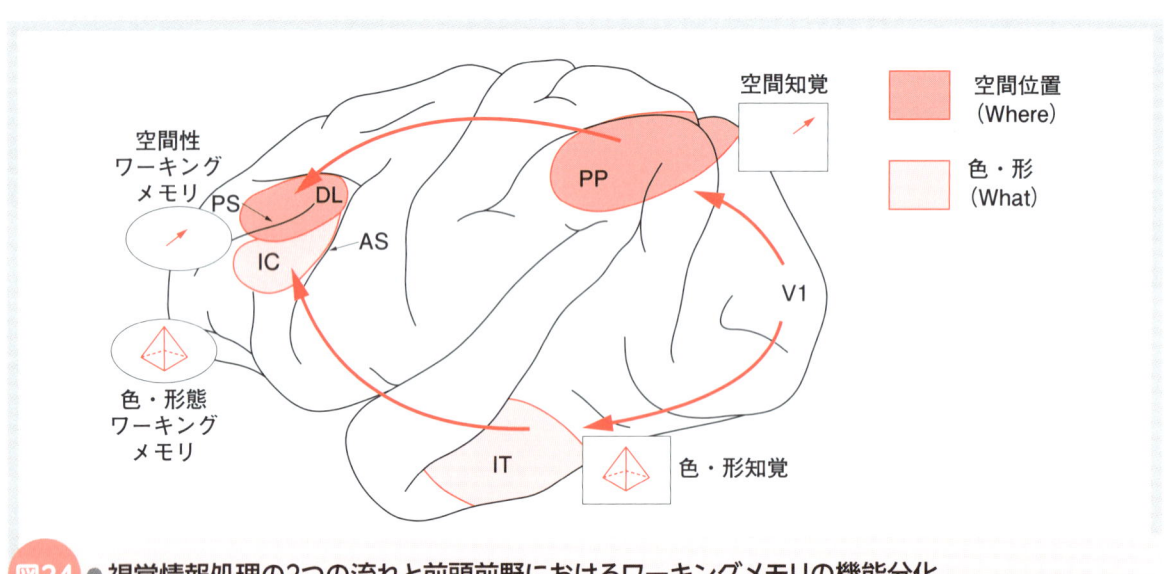

図24 ● 視覚情報処理の2つの流れと前頭前野におけるワーキングメモリの機能分化

V1：一次視覚野　IT：下側頭葉　PP：頭頂連合野　DL：背外側前頭前野　IC：腹外側前頭前野
PS：主溝　AS：弓状溝

脳内の映像的表象を引き出しながら情報処理するプロセス、後者は脳内の象徴的表象を引き出しながら情報処理するプロセスです。

他者と対話している際、人間は他者から発せられるすべての言語を記憶していません。自己の脳内にある表象と照らし合わせながら、その情報をピックアップしながら情報化します。その情報化のプロセスは後に必要となる出力、すなわち言語化に必要なものを選択しながら行います。こうした機能をワーキングメモリと呼び、人間が効率的に生きていくための大事な能力です。ゆえに、これは会話や読み書き、計算などの知能の基礎となる、私たちの日常生活や学習を支える重要な能力ということができます。

第3部

自己形成と社会性の獲得のプロセス

………………………………

から観察する方法
―ライフサイクル論―

1 感情の獲得プロセスから観察する社会性の発達

　人間はいかにして社会的存在となるのか？　この発達社会心理学的な問いは、急激な少子化、学級崩壊、引きこもりの多発などから、大きな社会的関心を集めています。一般にいわれる社会的能力とは、他人の性質や意図を正確に認知するための情報処理過程に基づいたものとされ、その発達は他者との関係において（子どもが）示す行動パターン、感情、態度ならびに概念とそれらの経時的な変化として観察されます。

　社会的コミュニケーションの獲得のなかでも、非言語的コミュニケーションは、生後間もなくから他者と相互作用することで発達し始めます。他者の心の読み取りは、生後間もなくから使う非言語的な情報処理から発達、獲得していくものです。なかでも、他者の心を読み取る際、相手の感情を自らに移入させることはとても大切なのですが、感情豊かな人間のほうがコミュニケーションスキルにおいて共感する能力に優れていることが指摘されています。ここでは、社会性を発達させるうえでの人間の感情の発達の重要性について示していきます。

1 情動と共感から観察する社会性の発達

　自己の形成にとって、情動の発達は重要な要素の1つです。情動（emotion）とは怒り、恐れ、悲しみなどの自己に起こる激しく一過性の心的作用を指します。情動の生起は新生児にとってはかけがえのないコミュニケーション手段であり、自らの欲求を他者に伝える道具となります。たとえば、新生児にみられる「泣く」といった情動表出は、生理的欲求を他者に伝える手段でもあります。このように生後間もない新生児の泣くという情動行動は、悲しさの感情を表現しているのではなく、不快（多くは空腹感）の伝達手段となります（図1-A）。一方、生後6ヵ月以降では、自我と個性が発達し始めてきますが、これにより、基本的要求に両親らが応えてくれなかったりすると不満が起こり、「泣く」という行動を起こします。この時期になると、欲求が満たされない不満であったり、見知らぬ人に恐怖を感じたり、兄弟における嫉妬であったりと、さまざまな要因が引き金となって情動行動を引き起こします（図1-B）。1歳を過ぎ言語の発達が促進されてくると、情動表出によって意図を伝搬することは徐々に少なくなってきます。

　情動は大きく3つの階層性からなります（図2）。一番下の層が「接近・回避」であり、快・不快情動に基づく情動行動を示します。主に脳幹の働きによるもので、脳幹は胎児期に機能的発達を起こすことから、新生児にもみられる情動です。その上の層が「幸福」「恐怖」「怒り」「嫌悪」「悲しみ」「驚き」の6つの情動であり、大脳辺縁系を中心とした働きによるものです。これら6つの情動は文化・言語を超えて、万国共通の情動として認識されており、生物学的な人間としての発達として重要な要素となります。一番上の層は「誇り」「困惑」「罪」「敬服」「嫉妬」などであり、これらは社会的な情動とも呼ばれ、分類によっては先の基本的情動を情動、社会的

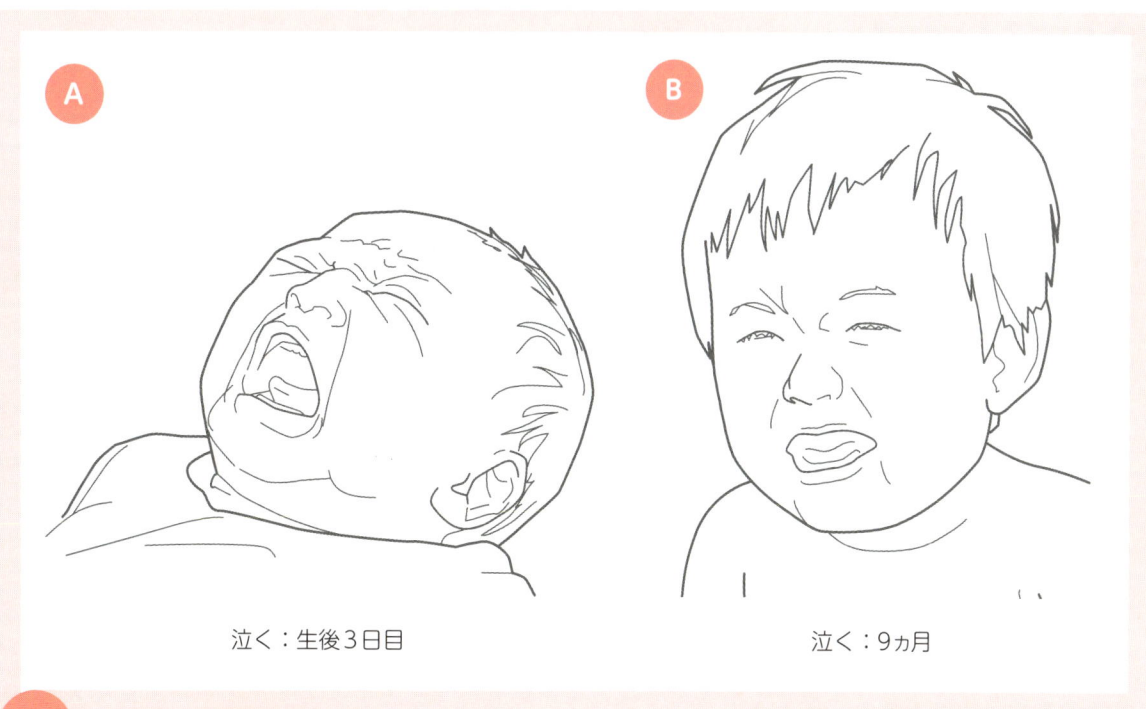

泣く：生後3日目

泣く：9ヵ月

図1 ● "不快"の感情表現

新生児における"泣く"という行為は、悲しさというよりは、不快感（多くは空腹感）の伝達手段です **A**。
生後半年以降、自我と個性が発達すると、基本的要求に応えてもらえないことや、新たにできるようになったこと（たとえばお座りなど）をさせてもらえないことに対する不満が、泣くという形で表現されます **B**。

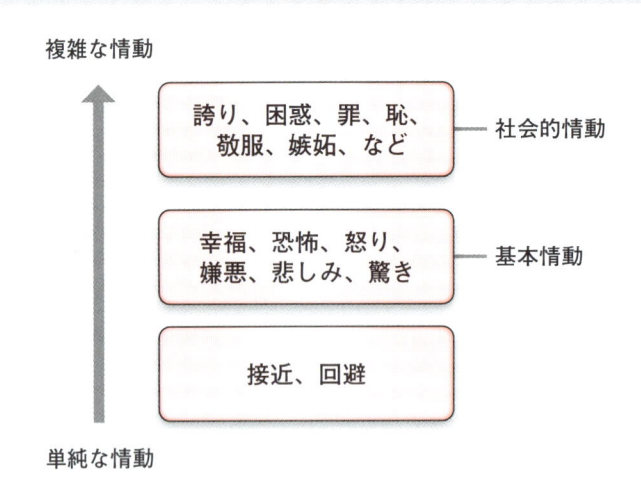

図2 ● 単純な情動から複雑な情動へ

一番下層には脳幹レベルの接近、回避といった反射的行動が示され、その上には主に大脳辺縁系レベルの幸福、恐怖など万国共通の情動（基本的情動）が示されています。この2つの層は文化・言語が異なっても同じですが、最高位の層の誇り、困惑など大脳皮質が関与する社会的情動は、文化的背景が違えば異なります。

Column　リビドー発達論

　リビドーとは精神分析学の視点からの性愛を意味し、その葛藤によって人間は心理的に発達するとしたのがリビドー発達論です（表）。これは精神心理学者のフロイトによって提唱された理論です。人間の精神構造はイド（またはエス）といった無意識を源泉としますが、このイドによって働く力がリビドーと呼ばれ、本能的な性的衝動や攻撃的衝動に動かされて行動することを示します。最近ではこうしたリビドーは性に関連するものだけでなく、現代社会に応じてその意識を他のものに向ける本質的な力として考えられています。

　リビドーの対極に位置するのがスーパーエゴ（超自我）です。これは経験によって内面化された道徳心や社会的倫理に従う良心的な精神を示します。いわば、自己犠牲を伴う精神でもあり、マズローの欲求階層でいえば自己超越に相当します。

　イドとスーパーエゴの間に位置するのがエゴ（自我）です。緊張と葛藤を調節して社会に適応させようとする意識を示しますが、リビドーが自我によって防衛・中和化されることで、たとえば、表に示した幼児期に含まれる男根期の露出癖が、大人になると名誉欲に変わるなどのような社会適応性を獲得するのは、そうしたエゴの意識の発達であると考えられています。このような葛藤を通じて防衛機制を発達させていきます。防衛機制とは強い葛藤を生じたり、心身的にストレスを感じた際にエゴが揺らいだ時、そうした精神的苦痛から自己を解放させようとする調節機構です。また、他者に対する支配欲が自己に向かうと、自己の内面に向かってスーパーエゴを形成し、強い倫理観が獲得されると考えられています。

口唇期	〜生後1年半頃	・唇や口腔の粘膜に本能的な快楽を感じる段階 ・母親の乳房を吸う快楽と、歯が生えてからの噛む快楽が中心
肛門期	生後1年前後〜 3歳前後	・肛門の粘膜が快感の部位 ・排泄をコントロールする体験を基礎にして自立性の芽生え
男根期	3歳前後〜5歳前後	・男女ともに男根に興味 ・異性の親を愛し、同性の親を排除したいという近親相姦的願望、すなわちエディプスコンプレックスの抱き
潜伏期	5歳前後〜 思春期初めの児童期	・性的本能が一時的に不活発
性器期	12歳前後〜	・身体の成熟に伴い、それまでの性的本能の部分欲動が生殖活動という目標のもとに、器性欲として統合

| 図3 | ● 発達初期における幼児の情緒の分化 |

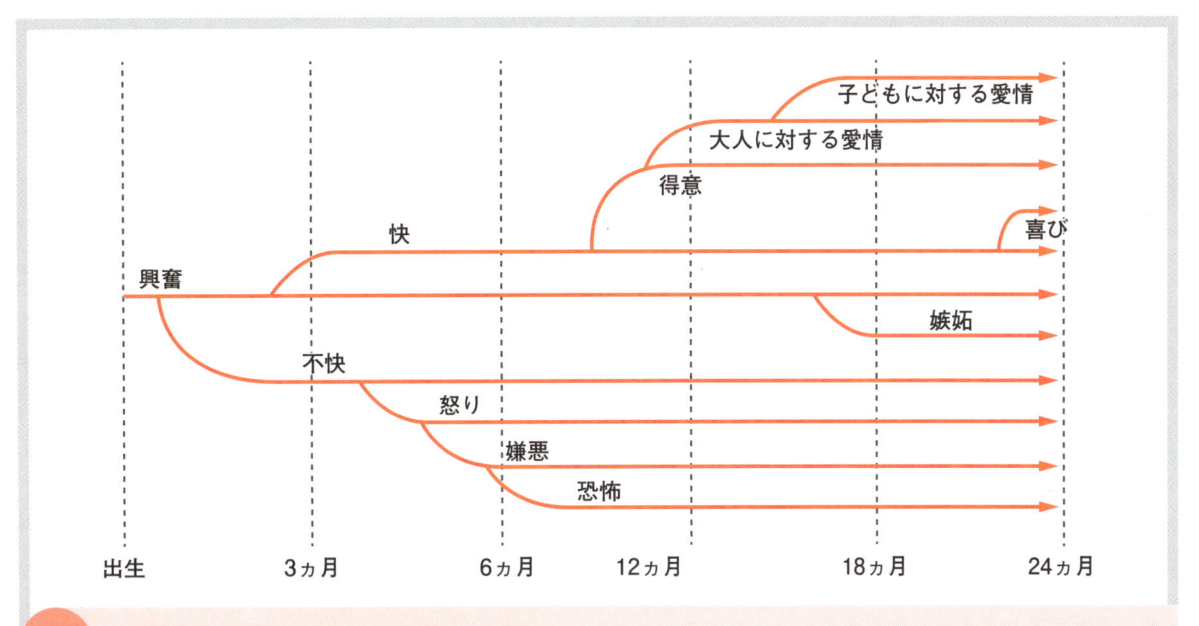

出生から24ヵ月までの初期の情動の変遷を示しています。基本的に情動は興奮の後、快と不快の2種の情動から枝分かれしながら発達していきます。したがって、もっともシンプルな情動が快・不快になります。

(福田恵美子・編：人間発達学 第2版. 中外医学社, 2009より)

情動を感情（feeling）とする場合があります。社会的情動は文化や言語といったものが変わると、その性質も異なることが明らかにされており、認知機能の発達とともに発達する情動といえるでしょう。したがって、大脳辺縁系のみならず大脳皮質の機能発達も必要になってくることから、生後、環境と自らが相互作用することで発達する機能であるといえ、「私らしさ」の形成に大きく関与していきます。

発達初期における新生児から幼児にかけての情動の発達的変遷を図3に示します。心地よい（快）、心地よくない（不快）といった2つの情動からさまざまな情動が発達してくることがわかります。外部の世界や自分自身の内部の世界の両者において、快と不快の区別は人間らしさを形成していく情動の発達にとって重要な発達プロセスとなります。

こうした自己の情動の発達に伴い他者の情動に対して共感する能力も発達していきます。共感は社会性の発達にとって欠かせない機能の1つです。共感（empathy）とは他者の喜怒哀楽などの基本的情動を共有する働きのことであり、他者への向社会的な理解や態度を表すことばです。共感の発達は後述する道徳や社会性の発達にとっては欠かせないもので

あり、他者への共感的態度の萌芽は2歳頃の幼児でみられ始めてきます。そもそもの生物的な起源としては共鳴現象が考えられています。たとえば、新生児においても他の新生児の泣き声を聞くと、泣き出す現象がいくつか報告されています。私たち生物には無意識に共鳴してしまう神経システムの存在が確認されており、こうした生得的にもっている神経システムが共感的態度の前駆現象を引き起こし、このようなシステムを生後積極的に使うことで共感的態度が発達すると考えられています。この際、基本的情動に共鳴する脳の領域の一つに扁桃体という場所がありますが、この扁桃体は自己の喜怒哀楽の情動を引き起こす際の発火点になるところです。その一方で、扁桃体損傷患者において自己の情動が乏しくなるだけでなく、他者の情動の読み取りにも障害を起こすことが確認されています。その代表的な症状にウルバッハビーテ病というものがあります。これは先に示した基本的情動を他者が示す際、その読み取りに障害を起こすというものです。いずれにしても、扁桃体の髄鞘化（ミエリン化）は生後1歳頃までが盛んであり、言語の発達前、つまり前言語期において基本的情動の発達は特に重要となります。

2 情動と共感に関係する神経基盤

　情動の起源には末梢起源説である「ジェームズ・ランゲ説」、中枢起源説である「キャノン・バード説」という仮説が古くから存在しています。たとえば、目の前にクマが現れた時、前者が「逃げるから恐いという情動が生まれる」、後者が「恐いから逃げるという行動が起こる」というようにそれらは説明されています。前者の説を発展させたものとして、ダマジオによって提唱されたソマティック・マーカー仮説があります。これは私たちの行動は意識が顕在化されることで起こるのではなく、潜在的な意識のもと行動が決定されていくというものです。その際、行動のシグナルに潜在的な情動が欠かせないというものです。たとえば、意識していないけれども、発汗などが起こり自律神経系の興奮が起こると、無意識ながら行動を抑制したりします。自律神経系は通常は自動的に身体機能を調整していますが、恐怖反応時には生理的な変化を身体に引き起こす役割をもっています。近年の科学からはどちらかといえば身体起源の情動発現として前者の説が有力です。

　いずれにしても、身体の形成は胎児期に起こっており、情動を起こす基盤は生まれながらにしてもっていることがわかります。とりわけ、脳幹は胎児期に発達することから、生後すぐに起こる「泣く」という行動は、不快情動を他者に示すきっかけを与えてくれます。この行動によって両親らが相互作用することで、愛情などの高次な情動が生まれてくるのです。先に述べたように万国共通の情動、すなわち基本的情動に大きく関与しているのが大脳辺縁系です。扁桃体、海馬、視床、視床下部、乳頭体、嗅球、帯状回などがその主体ですが、これを統合する前頭前野も関わります（図4）。なかでも、扁桃体は喜怒哀楽の情動の発火点になり、動物的な基本的情動のほとんどに関係します。とりわけ、生物的に意味をもつ恐怖情動に対して強く反応します。扁桃体は視床を経由して前帯状回や前頭前野とループを形成します。このループをヤコブレフ回路と呼び、情動の発達にとって重要な回路となります。また扁桃体は脳幹との連絡を通じて、情動刺激に対して行動を発現させます。たとえば、目の前にヘビが現れると扁

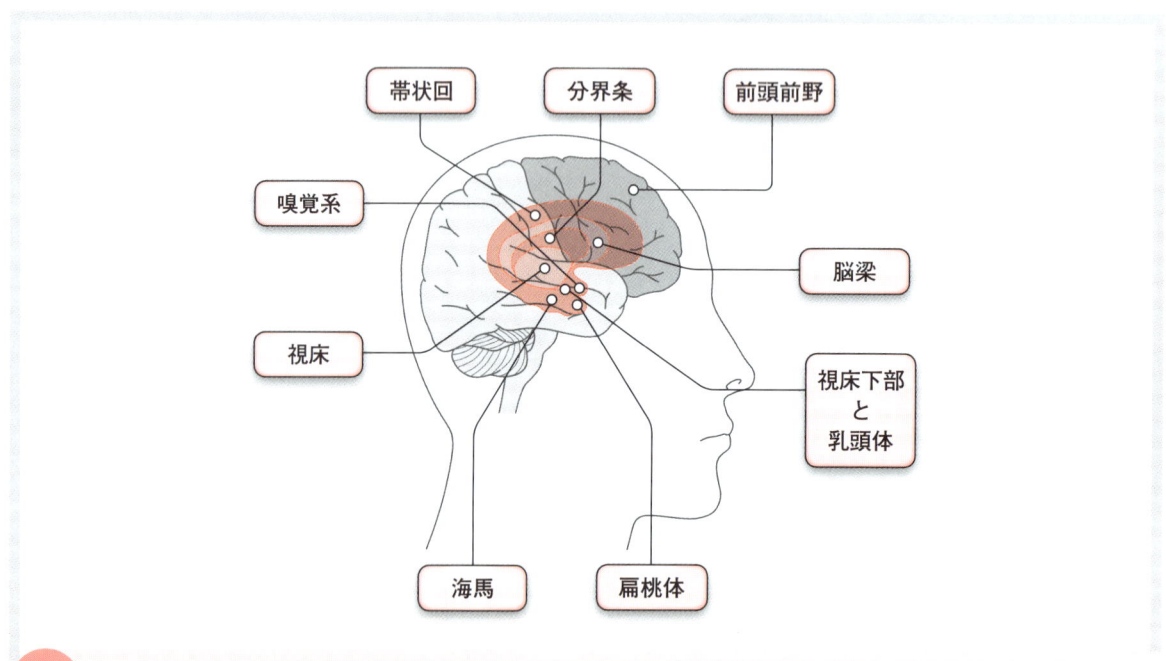

図4 ● 基本的情動に関わる脳領域

情動は扁桃体を発火点に、さまざまな脳領域の働きによって起こります。扁桃体は快・不快情動の源ですが、人間がもつさまざまな情動は、それに加えて大脳辺縁系を中心とした脳内ネットワークによって生じます。

桃体が興奮し、その興奮が最終的には脳幹の活動を起こし、逃げるといった行動や自律神経系を作動させたりします。こうした扁桃体の活動は生後すぐにこうした活動を起こすことで髄鞘化を促進させていきます。一方、社会的な情動には大脳辺縁系のみならず、大脳皮質の関与が求められますので、広範囲な神経ネットワークの構築が必要になります。文化的作品を観察して感動する背景には、その作品が意図するもの、比喩、あるいは作者の心情など、さまざまなものを統合した結果、意識が生まれます。したがって、理解力といった認知能力や比喩といった概念の形成、さらには著者・作者の意図を読み取るといった心の理論の形成など、後天的に発達させる人間としてのさまざまな能力の発達が不可欠になります。幼児期～学童期をかけて脳の広範囲なネットワークが形成されることで、こうした社会的情動は発達していきます。その際、他者やものとの関わりがとても重要になります。

　一方、生物学的な進化に伴い、情動伝染、共感、そして同情という機能を人間は身につけてきました。種を保存するといった遺伝子レベルでの情動伝染、たとえば無意識ながらも行動が同調するといったものはそれに相当します。たとえば、人間であくびが伝染することが知られていますが、これに関与する脳領域は後帯状回、楔前部、視床、海馬傍回であり、これらは他者理解と覚醒に関わる領域であり、他者の情動を読むといった脳領域でなく、無意識に行動が同調してしまう領域といえるでしょう。このような無意識な行動の伝染は種を超えて起こります。たとえば、飼い主があくびをすることで飼い犬にあくびが伝染することがわかっています。これに対して、他者の情動を読む時には、内側前頭前野や前帯状回が活動します。これは後に示す「心の理論（theory of mind）」に関係する脳領域ですが、他者に共感する際にも働くことがわかっています。この際、他者が痛みを感じている時など、文脈非依存性のイベントでは、ミラーシステムが優位に働き、不安や幸福などの文脈依存性のイベントではメンタライジングシステムが働くことが示されています。メンタライジングシステムには先に示した内側前頭前野や前帯状回などが中心的に関わりますが、ミラーシステムには上側頭溝、下頭頂小葉、下前頭回が関与し、このネットワークをミラーニューロンシステムと呼びます（図5）。このシステムは他者の行動を模倣する際に活性化されることから、乳幼児が他者の言動や行動を模倣することによって、発達すると考えられています。自閉症スペクトラム児ではこうしたミラーシステムが適切に働かないことが多

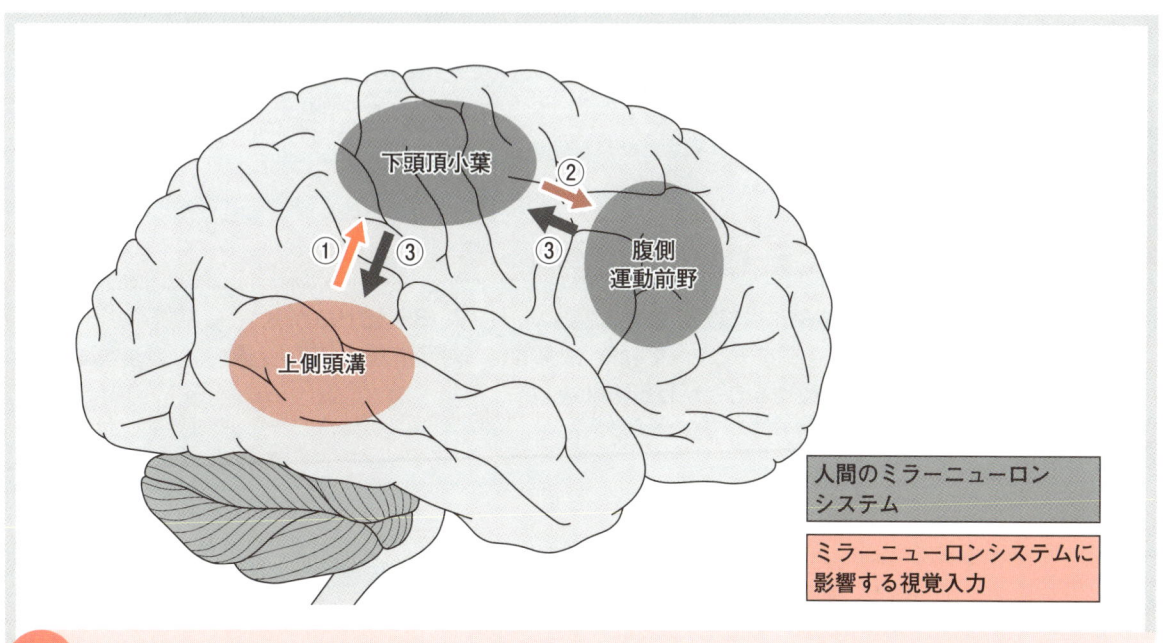

図5 ● ミラーニューロンシステム

ひとのミラーニューロンシステム（MNS）と主要視覚入力（色）の図式です。①の矢印：上側頭溝からのMNSへの視覚入力。②の矢印：頭頂葉のMNSから前頭葉のMNSへの情報の流れ。③の矢印：運動の遠心性コピー（予測される運動感覚と観察した運動の視覚情報間の適合、それをSTSへ情報として送ります）。

(Iacoboni M et al：The mirror neuron system and the consequences of its dysfunction. Nat Rev Neurosci 77：942-951, 2006)

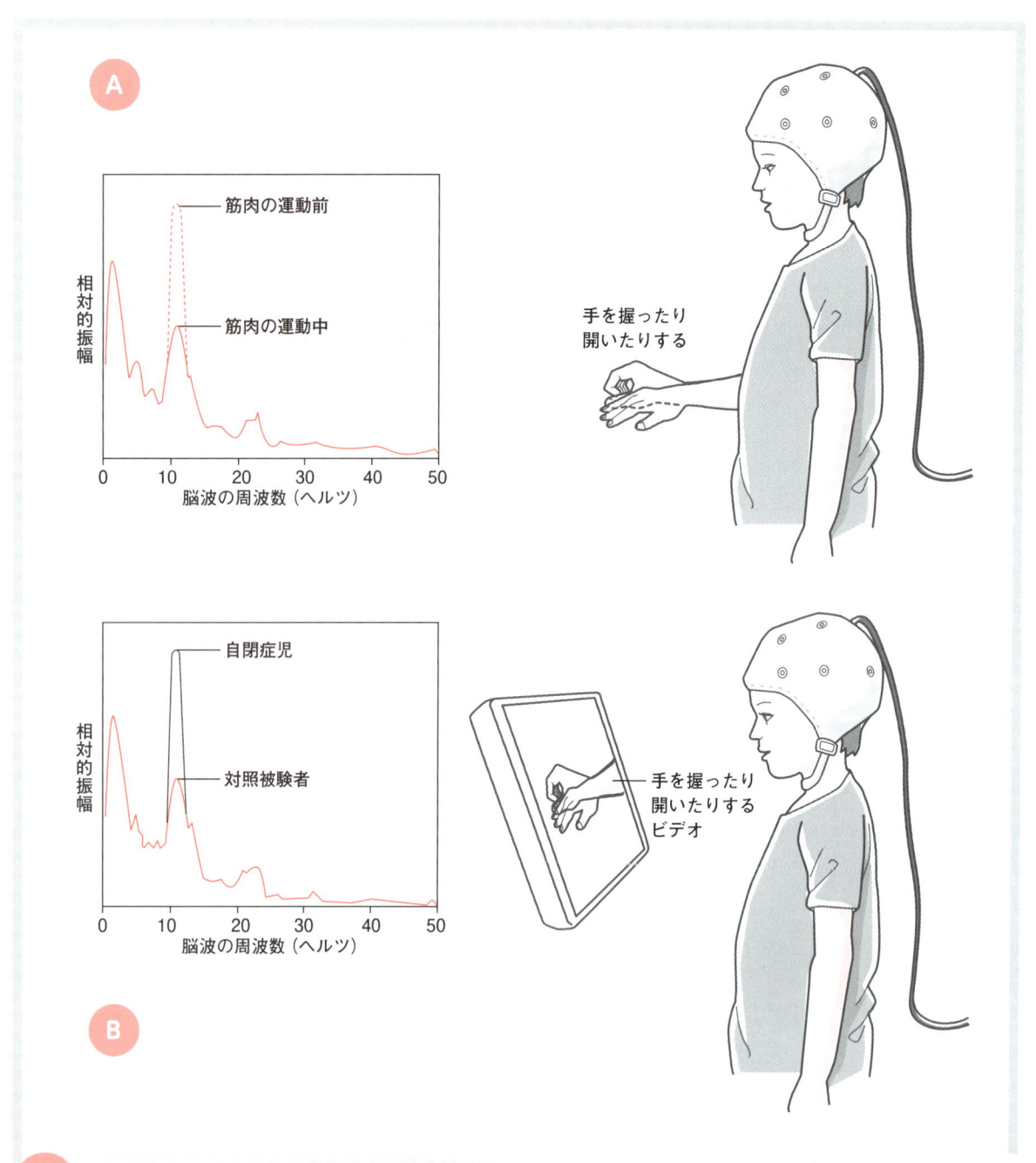

図6 ● 自閉症におけるミラーニューロンシステムの問題

自閉症児において、自己の運動時には感覚運動野の脳波Muリズム（8〜13Hz）が減衰し、感覚運動野が活性化します（上段）が、他者の運動をモニターで観察した際には、対照被験者（定型発達）では減衰するにもかかわらず、自閉症児では減衰しないことがわかりました。
(Ramachandran VS et al：自閉症の原因に迫る．日経サイエンス　2月号，2007より)

くの研究で指摘されています。たとえば、自分自身が行動を起こす際には適切な脳領域が活性化しますが、他者の行動を観察している際には適切な脳活動が得られないことが確認されています（図6）。いずれにしても、発達プロセスにおいて、無意識に共鳴するシステム、文脈非依存性の共感システム、文脈依存性の共感システム、模倣行動に関連するシステムを他者との関係性から積極的に使うことで、社会性の基盤となる共感能力が成長すると考えられています。

3 情動の発達手続き

　古い行動心理学の実験で恐怖情動の条件づけという現象が明らかになっています（図7）。この実験の対象は9ヵ月の乳児（アルバート）です。この男児に対して白ネズミやウサギをまず見せますが、その時は恐怖を示しませんでした。その後、11ヵ月になったアルバートに白ネズミを見せて、手が白ネズミに

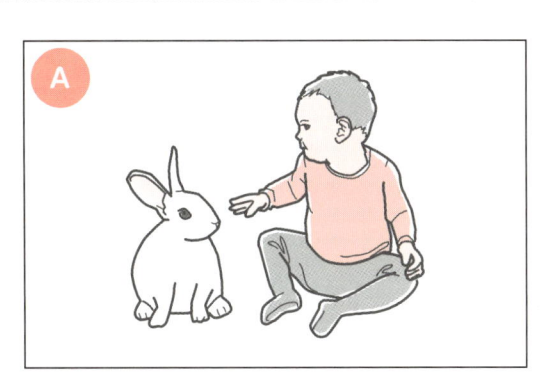

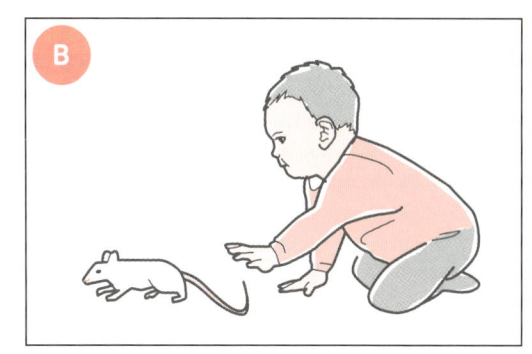

A ウサギとアルバート	**B** 白ネズミとアルバート
C 恐れの刺激－急大音	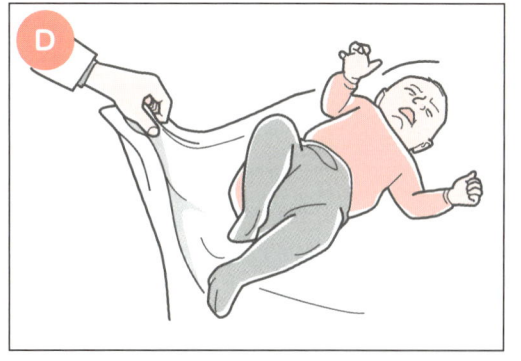 **D** 恐れの刺激－支えを失うこと
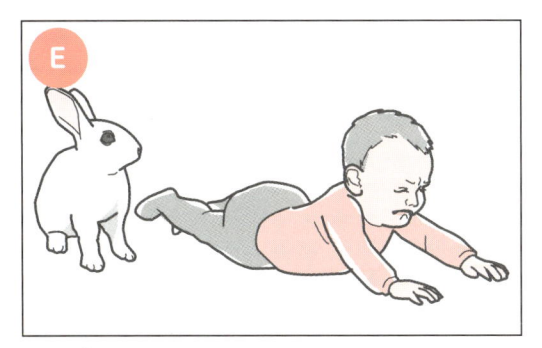 **E** 条件づける ウサギをこわがるアルバート	**F** 条件づけでサンタクロースのヒゲもこわがるアルバート

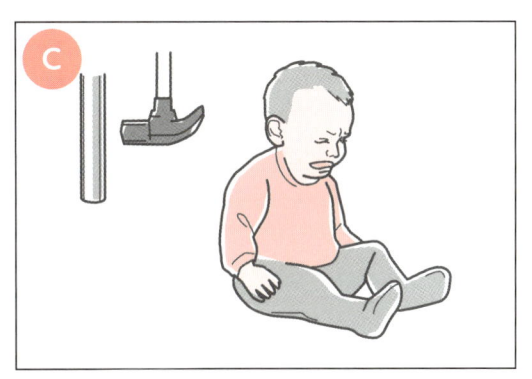

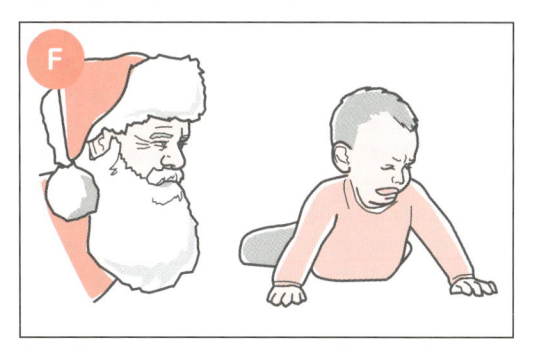

図7 ● 恐怖の条件づけ

ワトソンによって行われた有名な恐怖条件づけ実験。この実験では、ウサギや白ネズミに対して恐怖を抱いていなかった男児が、それらを触れようとした時、同時に刺激を受けることによって、驚かせることで恐怖情動を生じた後、ウサギを見るだけで恐怖情動が起こったり、関連する白いヒゲを見るだけでも怖がることが確認されました。

(Watson JB：Psychological care of infant and child. Norton, 1928より)

触れた時に、頭の後ろで鉄棒を叩いて大きな音をたてました。アルバートはこの音に驚き倒れます。このようなことを繰り返した後、白ネズミを見せただけでも非常に驚き、恐れ、泣き出し、後ずさりする行動がみられるようになりました。このような条件づけは、乳幼児の日常生活においても観察できます。たとえば、お風呂に入ることは少しも恐れない乳児が、母親の手を離れ、お風呂で支えを失い溺れそうになる経験をすると、その後、その乳児はお風呂を嫌がるといったことがそれに相当します。このように生物学的要因と環境的要因が相互作用し、情動行動は経験として発達していきます。

こうした恐怖情動条件づけに関連する脳領域は扁桃体です（図8）。そのメカニズムが動物実験で明らかにされています（図9）。まず、第1段階ではラットは音だけを聞かされます。この際、ラットは音の方向に反応しますが、数回繰り返すうちに無視するようになります（左）。次の音を同時に床に電気刺激を与えます。するとラットの心拍数や血圧、呼吸数は増加し驚愕反応を示します。これを何度か繰り返します（中）。そして、再度、音だけ聞かせます。すると電気刺激はないにもかかわらず、ラットの心拍数や血圧、呼吸数は増加し、驚愕反応を示します（右）。これは情動研究で有名なルドゥによるもので、「条件情動反応」と名づけられています。音電気によるショック、そして記憶も扁桃体外側核に送られ、そこでシナプス結合し、最終的に中心核が興奮伝達し、中脳や視床下部へ渡り自律神経反応を引き起こします。こうしたプロセスにより、恐怖や不安などの負の状態が継続すると扁桃体の感受性が高まり、視床下部のストレス中枢を活性化し、前頭前野や前帯状回など高次脳領域が機能不全を起こします。すなわち、負の情動を消去する機能を失います。これがトラウマ形成に関わり、乳幼児から学童児における虐待やネグレクトが継続することは脳の機能不全を引き起こすきっかけになってしまいます。前頭前野は扁桃体の過剰な反応を抑制する機能をもちますが、この際、ポジティブな思考や予期によって起こるため、扁桃体と前頭前野の機能を健全に育むためには他者コミュニケーションにおけるポジティブな関係性の構築が、特に前頭前野の発達が未熟な時期（幼児期）には重要です。

ラットの実験で虐待・ネグレクトを受けたものは新生するニューロンが少ないことがわかっていますが、面白いことに人間の手で15分ほどハンドリングして親ラットに戻すと積極的にそのラットに対して子育てするようになります。この際、この子ラットのニューロンは新生します。人間の未熟児のケアであるタクティールケアは体重増加や身体機能の側面だけでなく、視覚が未分化な未熟児に対して触覚コミュニケーションとしての役割をもつと考えられています。五感のなかで触覚の発達は胎児期からの形成で最も早いこともその理由としてあげられるでしょう。

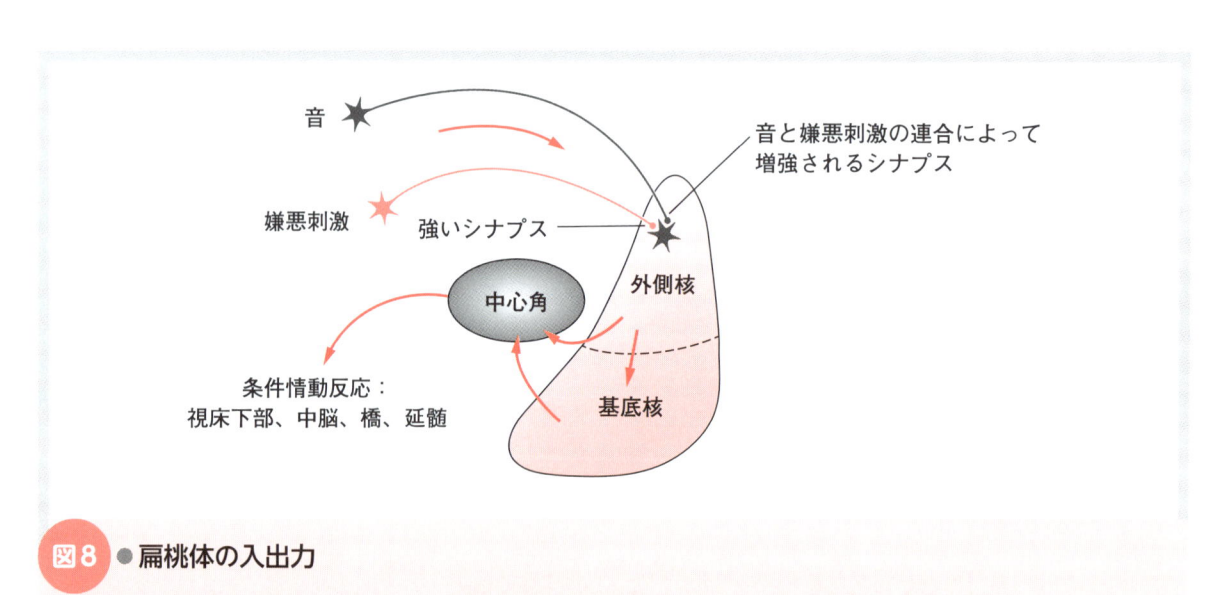

図8 ● 扁桃体の入出力

外側核は腹内側前頭前野を含むすべての大脳皮質、視床、海馬からの情報を受け取り、情報を大脳基底核や腹側線条体、前頭前野に投射する視床背内側核などに送ります。外側核と基底核は情報を腹内側前頭前野と中心核に送ります。中心核は視床下部、中脳、橋、延髄など情動表出に重要な脳領域に投射します。こうして中心核は種々の情動反応（行動反応、自律神経反応、ホルモン反応）を引き起こします。

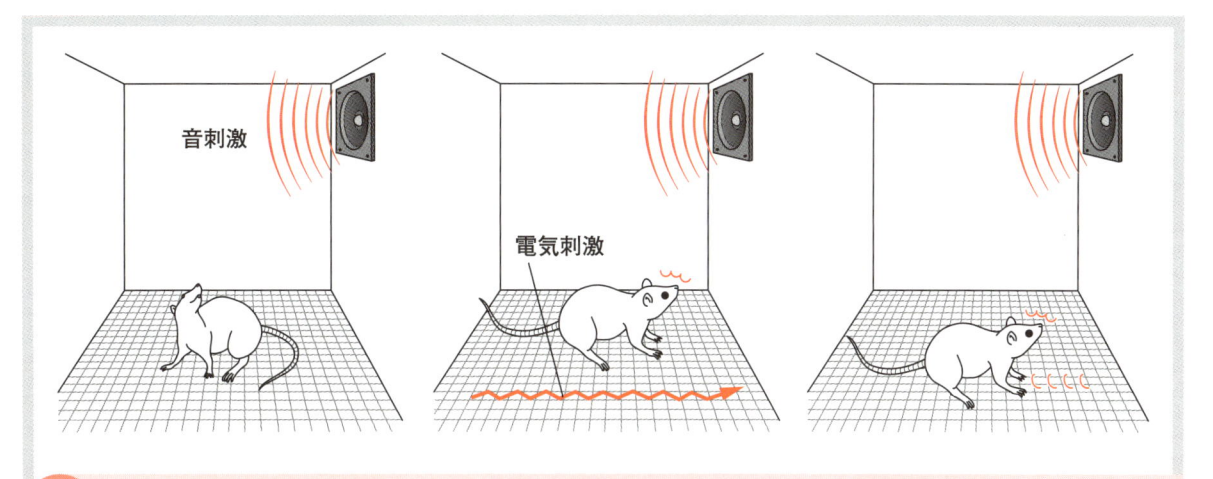

図9 ●条件情動反応の実験図

第1段階：ラットは音だけを聞かされます。ラットは音の方向に反応するが、数回繰り返すうちに無視するようになります。

第2段階：音と同時に床に電気刺激を与えます。するとラットの心拍数や血圧、呼吸数は増加し、驚愕反応を示します。これを何度か繰り返します。

第3段階：再度、音だけ聞かせます。すると電気刺激はないにもかかわらず、ラットの心拍数や血圧、呼吸数は増加し、驚愕反応を示します。すなわち条件情動反応が成立します。

(LeDoux JE : Emotion, memory and the brain. Sci Am 270:50-57, 1994より)

Column S-R理論

　S-R理論とは外界の刺激（stimulus）に対する反応（response）として行動を理解する理論で行動主義とも呼ばれています。行動主義に理論的基盤を与えたのはパブロフです。イヌの唾液反射を対象に「条件反射（conditioned response）」の行動原理を発見しました。この行動原理は、無条件刺激である「エサ」の後に、何度も繰り返し中性刺激である「ベルの音」をイヌに聞かせ、ベルの音だけで唾液を分泌するように条件づけたものです。この生理学的反応を「古典的条件づけ（レスポンデント条件づけ）」と呼びます。こうした古典的条件づけは、その後、行動主義の父と称されるワトソンや情動研究で有名なルドゥに引き継がれ、恐怖情動の条件づけが発見されるようになり、トラウマのメカニズムの説明などに利用されています。

　一方で、行動原理を徹底的行動主義（radical behaviourism）として展開したのがスキナーです。スキナーはスキナー箱（図）と呼ばれる実験手続きを開発し、オペラント条件づけ（道具的条件づけ）を発見しました。この実験ではスキナー箱のなかにネズミを入れ、そしてエサを取るための仕掛け（レバー式の餌入れ）を箱のなかに設置し、そのレバーを用いてネズミ自身がエサの取り方を試行錯誤して学習すれば、レバーを押して自分から能動的に行動してエサを取れることを学習するようになります。このように何らかの自発的行動がもたらす結果から生じる学習をオペラント条件づけ（道具的条件づけ）と称し、人間や動物の自発的行動の原理であると想定されました。今日では強化学習（報酬学習）と呼ばれるものがこれに相当します。よって、報酬としての快の刺激を与える「正の強化子」と罰としての不快な刺激を与える「負の強化子」を用いて行動の発現を条件づけるものです。俗にいう「飴と鞭効果」とも呼ばれています。

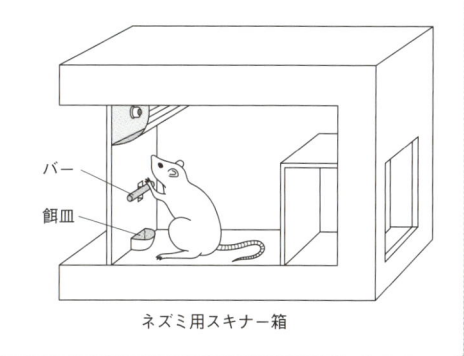

ネズミ用スキナー箱

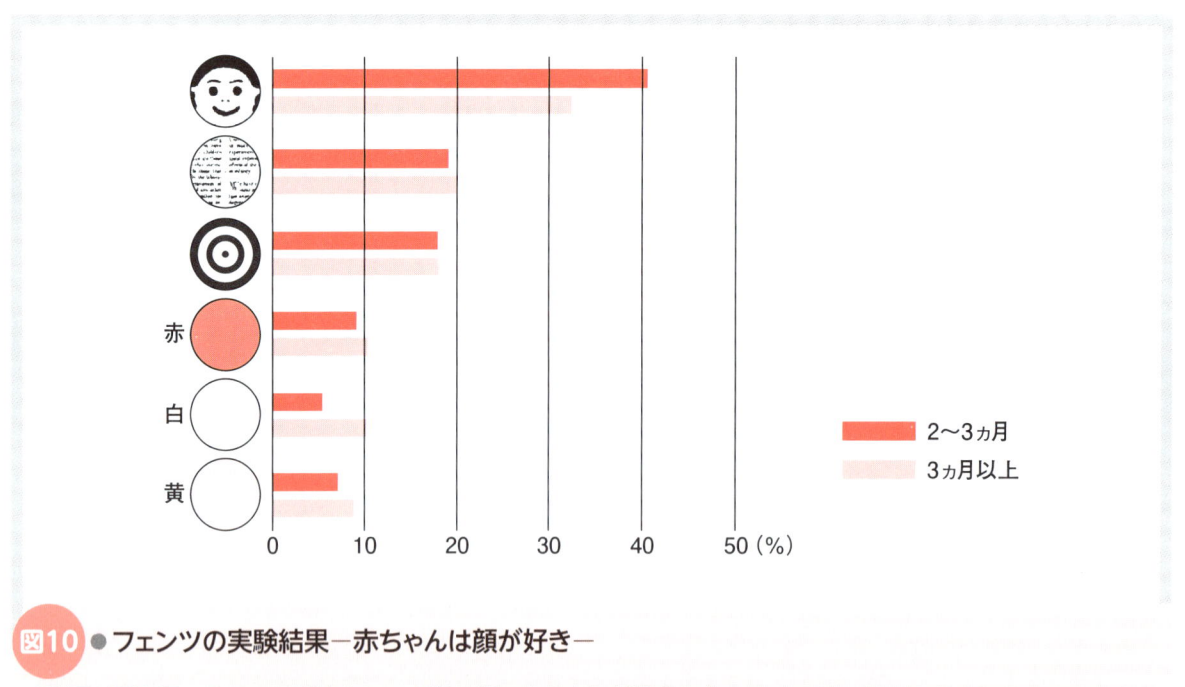

図10 ● フェンツの実験結果―赤ちゃんは顔が好き―

乳児が最も見つめるのは割合として人間の顔であることが示された．
（子安増生：心の理論．心を読む心の科学．岩波書店，2000より）

　その一方、生後の視覚コミュニケーションも神経機能を発達させるために重要な役割をもっています。社会性の発達にとって、新生児における社会的知覚の発達はその基盤としての役割をもちます。新生児は生物学的基盤として、顔偏好（図10）と新生児模倣（図11）を起こします。これらの基盤は後の生後4ヵ月頃よりみられる二項関係および社会的随伴性の構築に役立ちます。すなわち、生まれながらにして、人間は人間の顔に注目し、それを真似る特性をもっているのです。なかでも顔の表情は情動を発達させるうえで重要です。サルを実験対象とした研究では、怒りの表情よりも笑顔の表情を観察したほうが扁桃体の活動が増加することがわかっています。笑顔のなかでも口が開いた表情よりも、口を閉じて目尻が下がった表情、いわゆる微笑みの表情を観察した際、強く神経活動が起こることがわかっています。さらに、見知らぬ人間よりも飼育者に強く反応することがわかっており、新生児から積極的に親や兄弟など親近者と心地よい視覚コミュニケーションをとることが、情動機能にとって重要な扁桃体の機能を促進すると考えられています。近年、扁桃体は、他者の表情やジェスチャーなどの社会的シグナルからその者の心情や行動の理解を起こすうえで重要な神経基盤と考えられています。このような理由から、扁桃体は情動行動・反応の基盤となるだけでなく、世界の情報をキャッチアップし、社会的コミュニケーションの素地となる機能を有していると考えられています。また扁桃体損傷者は顔を観察している時に目を観察しないことも明らかにされていますが、自閉症スペクトラム児においても他者の表情を観察している際に、目でなく口を観察することも示されています。顔のなかでも目は相手の情動を読み取るうえで欠かせませんが、それはことばと心情との間にずれがないかを読み取る能力の礎にもなります。さらに最近になって、扁桃体の容積の大きさは、社会的ネットワークの大きさ、そして複雑さと正の相関関係があることがわかっています。つまり、face to faceによる他者コミュニケーションは情動機能を形成する扁桃体を発達させるための大事な手続きなわけです。もちろん、自己の豊かな情動が常に起こる環境が大切になります。乳幼児教育の基本は他者コミュニケーションを基盤とした豊かな情動喚起ということができるでしょう。いずれにして、自己の情動形成は他者の情動の読み取りにも関与します。発達プロセスに基づく扁桃体の機能形成は、生理的欲求、安全の欲求の保護といった発達だけでなく、非言語的コミュニケーションを促進させるために重要です。扁桃体の髄鞘化は早く、1歳頃までの発達することから、新生児期の非言語コミュニケーションは重要な発達手続きになります。

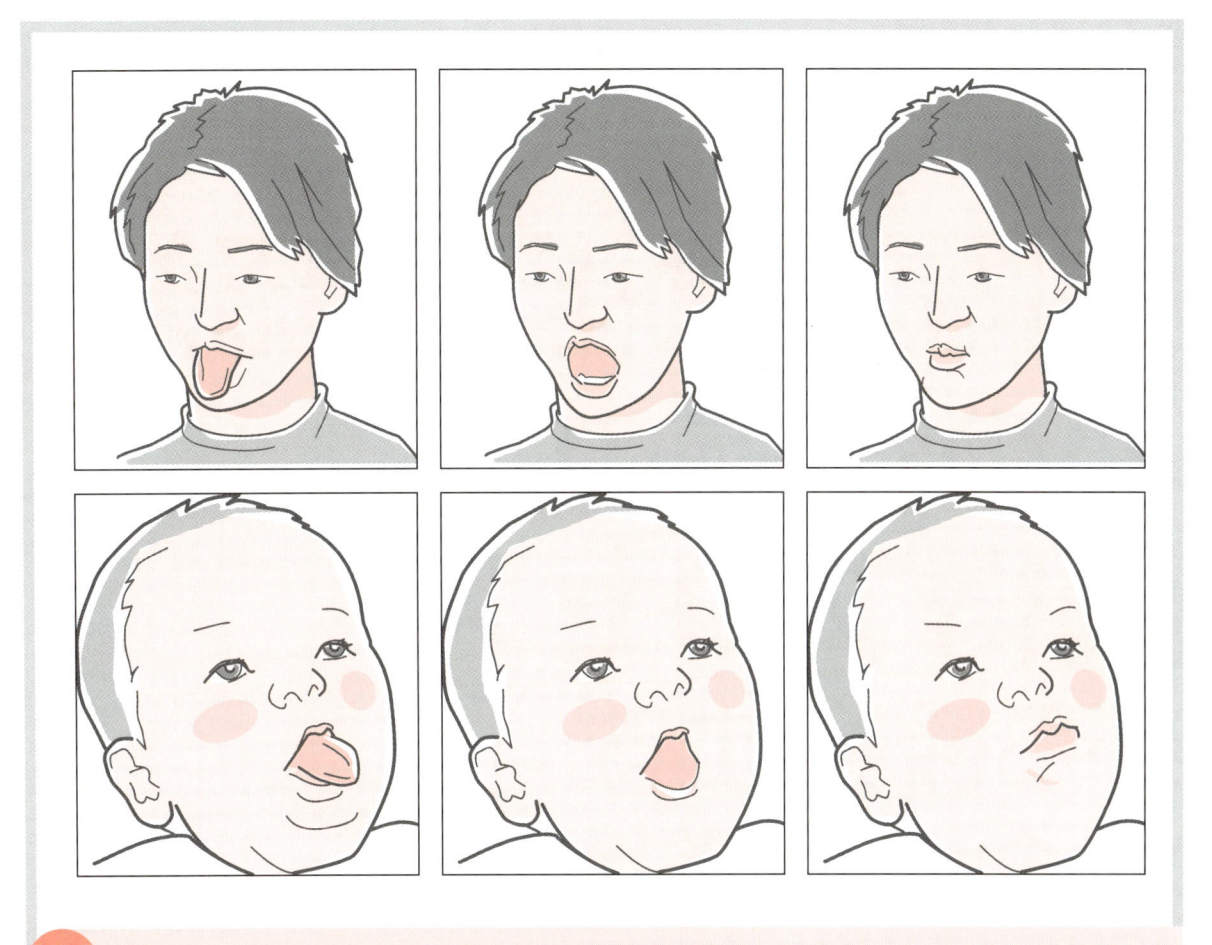

図11 ● 生後2〜3ヵ月の乳児が大人の顔の表情を模倣する様子

生後間もない乳児が大人の顔（表情）を模倣することがメルツオフらによって確認されました。

(Meltzoff AN et al：Imitation of facial and manual gestures by human neonates. Science 198:74-78, 1977.より)

2 共同注意・自己認知・心の理論の獲得プロセスから観察する社会性の発達

　自己の情動の発達だけでなく、他者の情動を読み取る能力の涵養は社会的コミュニケーションの形成にとって大切な発達プロセスです。それは他者の表情を観察し、その者の心の状態を推察するといった二項関係の構築だけでなく、相手の行動や視線に基づき、その者の意図を類推する、あるいは自己の意図を行動によって示し、それに対して共感的態度を得ようとする三項関係の構築も発達にとって重要です。この三項関係を共同注意（joint attention）と呼びます。また、他者理解には「私自身」の認識がまずもっては必要です。他者の心を理解するためには、自己を参照し、それとの違いについて気づくプロセスが必要になります。すなわち、社会的コミュニケーションにとって他者を理解することはとても大事なのですが、それは自己認知を基盤にして形成されていくわけです。これに加えて、他者の心を読み取る能力は心の理論（theory of mind：ToM）の形成が関わりますが、それは社会性の獲得にとってとても重要です。心の理論とは他者の心の動きを類推したり、他者が自分とは違う信念をもっているということを理解したりする能力のことであり、社会性の発達の基盤とされています。社会性とは対人行動、集団参加、社会的適応などの社会的行動が円滑に行われることを示す概念であり、人間関係の形成からもたらされる能力のことです。したがって、環境における対人関係を経て、こうした能力は発達していきます。この神経基盤から情緒の安定や道徳心の涵養がみられます。

1 共同注意から観察する社会性の発達

両親などの養育者と二項関係の構築がなされ、社会的なやりとりである「社会的随伴性」が2ヵ月頃より起こり、おおよそそれは3〜6ヵ月頃に獲得されます。この社会的随伴性とは、ただ対象を見るというのではなく、「見る⇄見られる」の相互関係性を示しています。これにはアイコンタクトが重要です（図12）。アイコンタクト効果は注意に大きく影響を与えています。たとえば、乳児期においてアイコンタクトがある場合とない場合を比べると、ある場合において視線追従行動が増加することがわかっています（図13）。こうした視線追従は3ヵ月頃よりみられるようになります。これが共同注意の芽生えであり、社会的随伴性の発達でもあります。

これに加えて9ヵ月頃になると、自己の意図に伴う共同注意の発達がみられてきます。共同注意によって三項関係がつくられていきます（図14）。共同注意は、「大人がある対象物を見てそれを乳児も見るといった視線追従」、「乳児がある対象に対する評価を大人の表情などを見ることで参考にするといった社会的参照」、そして9ヵ月頃より現れてくる「乳児が大人に対して見てほしいものを指さす指さし行動」から成り立ちます。すなわち、意図の共有といった現象です。

共同注意の発達は、他者と共感関係を形成するうえで重要です。また、第2部で示した認知発達でも重要な出来事であり、情動、認知の両方の機能の発達にとって重要なプロセスになります。この時期になると、他者の視線に対して視線追従するだけでなく、自ら意図をもって指さしするようになります。9〜12ヵ月頃は積極的に離れた場所の対象物に対して指さしし、相手に示したりします（図15）。共同注意は、目標志向的に他者に自己の意図を伝達させる手段の獲得になりますが、この際、指さしに他者が視線追従することで共感を学んでいきます。一方で、他者が視線追従しないことも重要であり、それによって自己の意図と他者の意図が必ずしも同じではないことを学び始め、これが後の「心の理論」の獲得にとって重要な自己と他者の信念の違いに発展していきます。

いずれにしても、乳児は生後3ヵ月頃より起こる

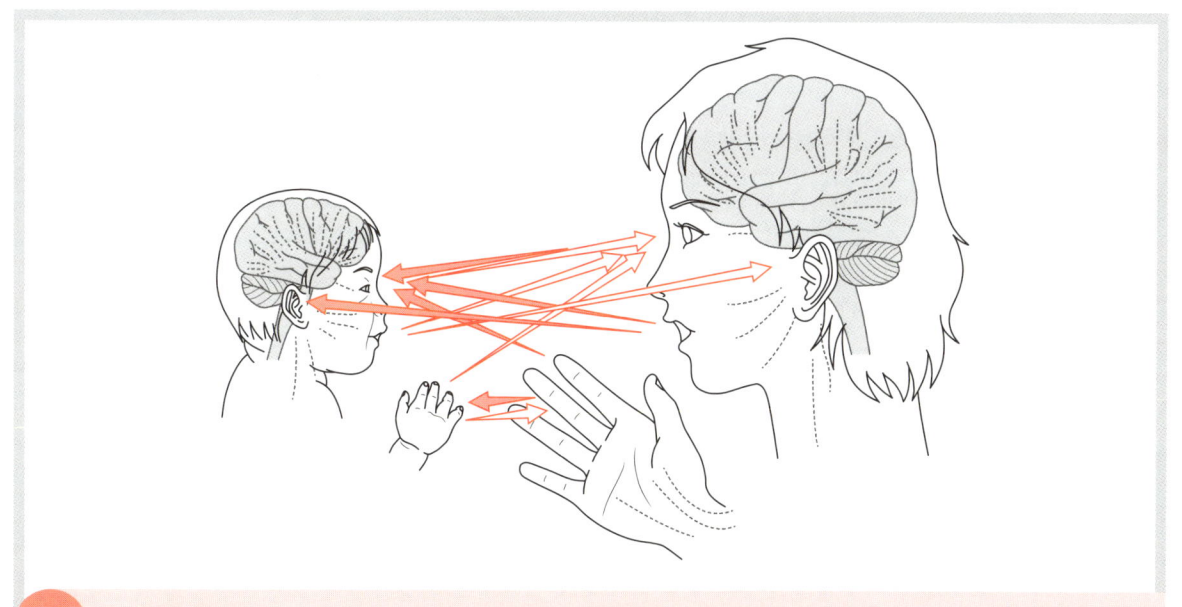

図12 ● 二項関係
乳児と母親とは五感や動きを通じて互いにやりとりがされます。この際、乳児は模倣することを通じて二項関係を築いていきますが、その際に最も多く用いられるのが「見られる」「見る」といったアイコンタクトによる関わりです。

ベースライン

顕示刺激 　　　　　非顕示刺激

実験1　アイ・コンタクト　　　アニメーション

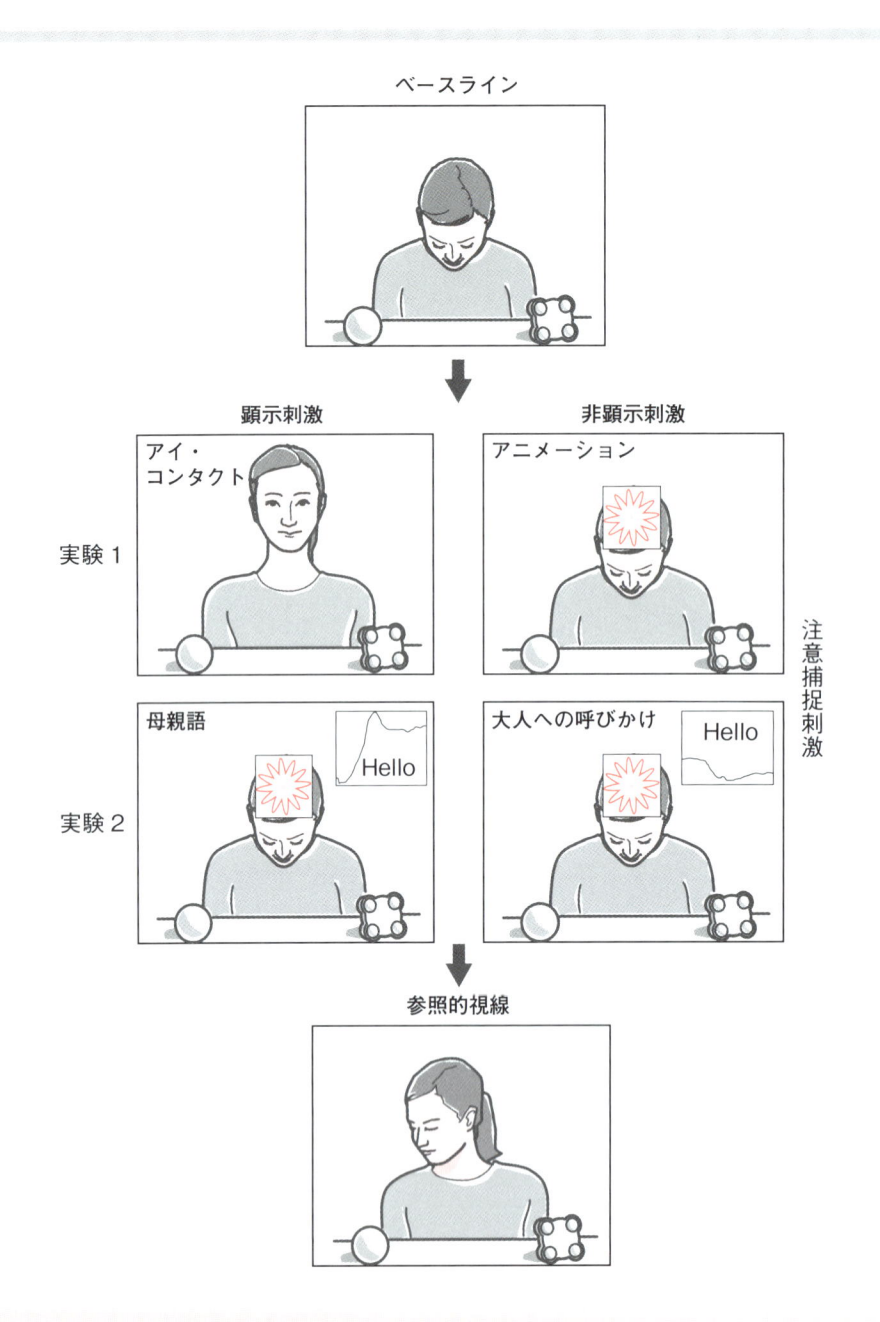

実験2　母親語 Hello　　　大人への呼びかけ Hello

注意捕捉刺激

参照的視線

図13 ● **顕示行為と乳児の視線追従行動を調べる実験**

向かって左側のようにアイコンタクトがあった後、大人が視線を動かした場合（顕示刺激がある場合）においては、乳児はその動かした先の物体に視線を追従しますが、向かって右側のようにアイコンタクトがない場合（顕示刺激がない場合）は視線追従が起こらず、注意が喚起されないことが確認されました。

(Senju A, Csibra G : Gaze following in human infants depends on communicative signals. Curr Biol, 18:668-671, 2008より)

　他者を生物的主体として理解し、他者と二項関係的に感情や行動を共有する段階（感情と行動の共有）、生後9ヵ月頃より起こる他者を目標志向的な主体として理解し、対象や知覚を共有し、他者―対象―自己の三項関係的に関わる段階（目標と知覚の共有）、そして、生後14ヵ月頃より起こる他者を意図的な主体として理解し、意図や注意を共有し、他者と協力的に関わる段階（意図と注意の共有）の3つの共有段階を経て完成されます。社会的コミュニケーションに困難性をもつ自閉症スペクトラム児では、共同注意にも問題が起こると指摘されています。しかしそれは全般的にみられる問題でもありません。あくまで個々の子どもを観察しないといけないわけですが、この共同注意は後の心の理論の基盤となるため、この問題がみられると社会的コミュニケーションの一端に問題が起こる可能性があります。

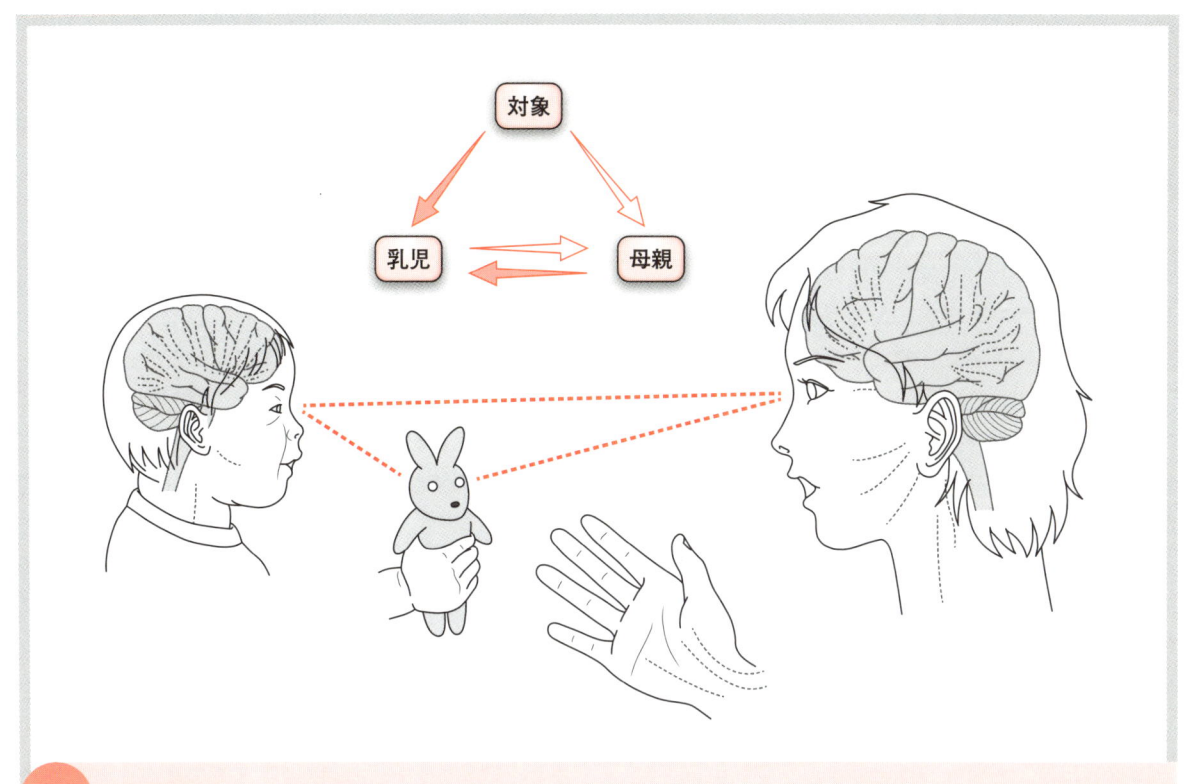

図14 ●三項関係

乳児と母親はアイコンタクトをしつつも、ともにぬいぐるみに対して共同注意を払うことで三項関係を形成しています。

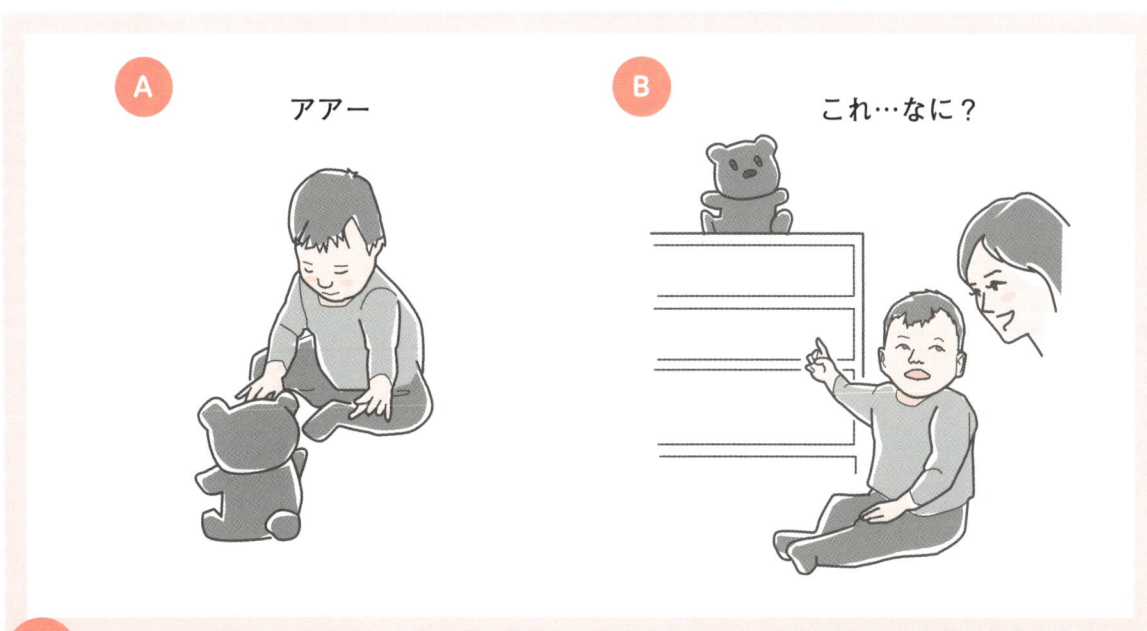

図15 ●手さしと指さし

左図はぬいぐるみに対して手をさしのべつつ、喃語を発声しています。一方、右図はぬいぐるみに対して指さしをしつつ、母親に対して視線追従を求め、その物が何であるかを問いかけています。

2 自己認知から観察する社会性の発達

自他の区別にとって欠かせない発達プロセスに自己認知の形成があります。人間以外の自己認知に関する実験として有名なものにギャラップのマークテストがあります。この実験は、麻酔をかけたチンパンジーの額に塗料を塗り、麻酔が覚めた後、鏡を見せたところ、チンパンジーがどのような行動を示すかを調べたものです。結果、チンパンジーは鏡に映る自己の額のマークに興味を示し、額を触る行動を示しました。この行動は鏡のなかの自己像を認知できたことを示したものです。この実験は、さらにチンパンジーを2つの群に分けて行われています。一つはマークをつける前に鏡を設置し、鏡の中の自己を確認した群、もう一つはそのようなプロセスを経ず、マークをつけた後に鏡を見せる群です。前者は先に示した身体につけられたマークを触る行動に出ましたが、後者はその行動がみられなかったことが示されました。これは自己像の認知だけにとどまらず、自分の身体に起こった変化に対して気づくことができたことを意味し、時系列に起こった外見上の変化を認識することが可能であることが示される結果になりました。

鏡をじっと観察し、いろんな動きを試してみながら自分の身体に興味を示し、その鏡に映っている自己の身体が自分自身であると認識する自己の身体認知は1歳半頃に起こるといわれています（図16）。このような現在進行形の自己認知は、おおよそ1歳半から2歳にかけて起こります。その後、4歳頃になると、2秒遅れた映像が自分自身の身体像であるこ

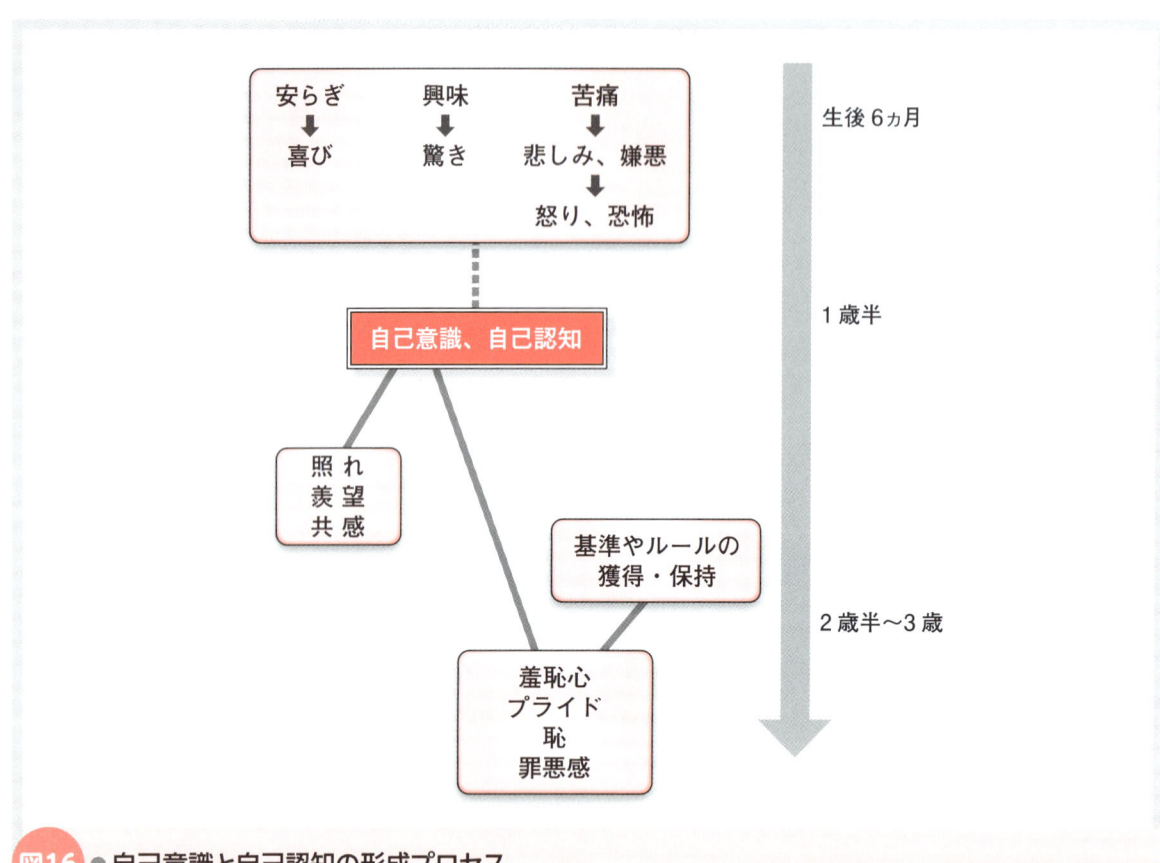

図16 ● 自己意識と自己認知の形成プロセス

生後6ヵ月頃の複数の情動の獲得を経て、1歳半頃には鏡に映る自己の身体像を自分であると認知できるようになります。こうしたプロセスを通じて、自己意識や自己認知が獲得されていきます。なお、この段階ではあくまでも現在の自己の認知であり、時制を伴う固有自己（過去-現在-未来）の形成ではありません。

とが認識できるようになります。しかし、2歳児では2秒の遅延が起きるとそれが自分自身であるとは理解できません。つまり、現在進行形の鏡に映った像が自分自身であることは2歳児でもわかるのですが、時間的にずれが生じるとそれが理解できないのです。このことから、自己像の認知は育つものであると同時に、2歳児では現在の自己しか理解することができず、これを現在自己（Present self）と呼びます。こうした現在の自己認知の発達は、生後6ヵ月頃に盛んに発達する情動機能をベースに自己認知の形成を経て高次な情動である社会的情動や後述するルールの遵守など、道徳の発達へと展開していきます。その後、4歳頃になると時系列の理解とともに時間を超えた自己の認識（固有自己：proper self）が可能になります。すなわち、記憶の発達がこれには関与しています。

乳幼児は模倣学習のプロセスから自己と他者の区別を行っていきます。身体運動・感覚は自己と他者の心の違いを区別するうえで重要な要素です。発達的に幼児が自己評価を行うようになるのは2歳頃からです。また自己の概念、すなわち自分自身を対象化して捉えることができ始めるのは4歳頃です。これはイメージの発達の始まりでもあります。また、4歳児では自己と他者の心的世界の区別が状況依存的にできますが、その出来事の背後（背景）の理解はできません。一方、5歳児頃より状況依存（現在）から独立して、事象の背景を意識化できるようになります。さらに、これは時制の発達とともに、予測（期待）と結果の矛盾の経験から、物事の因果関係や論理の理解が徐々にでき始めるようになり、自己の時間的プロセスと他者の時間的プロセスが必ずしも一致しないことを認識でき始めることで、自己と他者の築いてきた信念が必ずしも同じではないといったことが認識でき始めます。すなわち、この能力の発達を「心の理論」の発達といいます。

3 心の理論の形成から観察する社会性の発達

　相手の気持ちを察し、思いやり、共感するといった能力や相手の思惑からその行動を予測して、その裏をかくなど、このような働きは「心の理論」と呼ばれています。難しくいうと、「自分の心を相手に帰属させることによって相手の行動を説明し、予測する能力」ということになります。

　自分の心を相手に帰属させるとは、要するに相手の身になってみる、相手の気持ちになってみるということです。「〇〇君の気持ちになってごらんなさい」としつけられ、それを理解することができるのもこの心の理論の獲得によるものです。

　心の理論とはマインドリーディングと同義に表現されることが多いですが、他者の情動を読み取るといったものだけでなく心の状態である、目的、意図、知識、信念、志向、疑念、推測などを読み取る能力のことを指します。人間の他に類人猿にもある程度みられることがわかっています。古くはチンパンジーでみられるあざむき行動が観察されています（図17）。これは、チンパンジーAは今すぐにバナナをとってしまうとボスのTの横取りされるため、いったんTが過ぎ去るのを確認している場面です。つまり、AはTの心を読むことができることが確認されました。「Tもバナナが欲しいに違いない」「Tはおそらく自分からバナナを横取りするだろう」と情動の読み取りと、その後の行動の予測ができたわけです。ただし、人間のように複雑で以下に示す志向性や信念の違いに対して気づく能力は劣ると考えられており、限定的な心の理論であると考えられています。

　心の理論とは、他者への心の帰属、他者の心的状態の理解、そしてそれに基づいた他者に対する行動の予測を含んだ総合的な能力ですが、近年では、これに他者がその知識に基づいて、正しかったり間違っていたりする志向性や信念をもつことを理解する能力、すなわち「誤信念」を理解することを含みます。

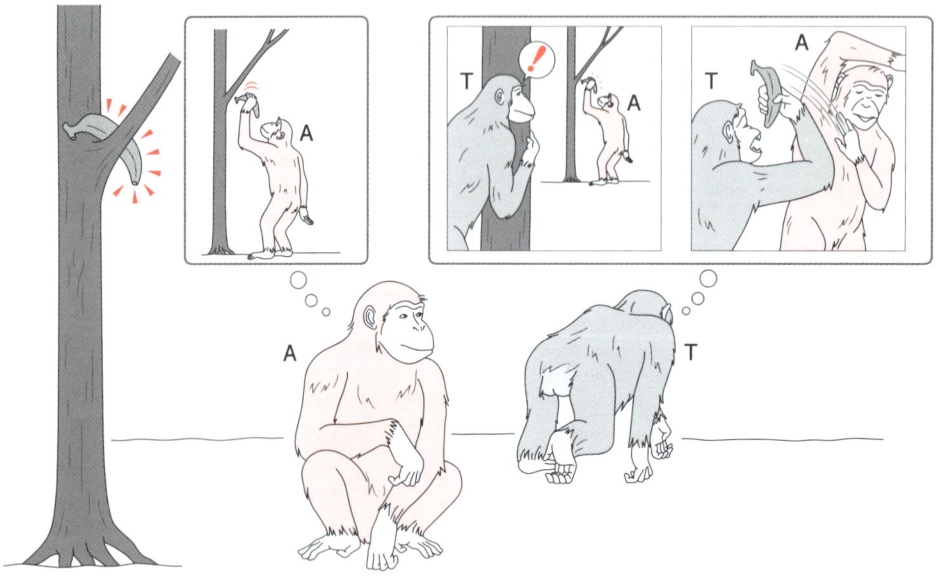

図17 ● チンパンジーには心があるか？

AのチンパンジーがボスのTの行動を確認している図。Aはバナナのありかを知っていて、すぐにでもバナナをとりたい気持ちですが、すぐにとってしまうとTに横取りされてしまうことを想像しています。つまり、AはTの行動の予測ができ、Tの心を読み取ることが可能というわけです。

(Byrne R：Thinking ape: Evolutionary origins of intelligence. Oxford University Press, 1995より)

誤信念の理解を調べるものとして、誤信念課題（False-belief task）があります。その発達を調べる課題としては「マクシ課題」「スマーティ課題」（図18）「サリーとアン課題」が代表的なものです（図19）。いずれにしても、5歳頃になると、こうした誤信念課題に正解できるようになりますが、心の理論の発達が遅れていると、他者が自分とは違う見解をもっていることを想像するのが難しいために、自分が知っている事実をそのまま答えてしまいます。すなわち、他者が自己とは違った信念をもっている、すなわち自己と他者の心の違いに気づくことができないといった問題が生じてきます。自閉症スペクトラム児では5～6歳であっても多くの者が正解できないといった結果も示されています。

　こうした他者の心を読むためのシステムには4つのプロセスがあるといわれています（図20）。1つめ

●マクシ課題
1. マクシは、母親が買い物袋をあける手伝いをしている。
2. 彼らはチョコレートを〈緑の棚〉に入れる。
3. マクシが遊びに行った後、母親はチョコレートを取り出して、今度は〈青の棚〉に戻す。
4. 母親が卵を買うために出て行ったあと、マクシが遊び場から戻ってくる。

「マクシはチョコレートがどこにあると思っているか？」

●スマーティ課題
1. 前もって被験者から見えない所で、お菓子の箱の中に鉛筆を入れておく。
2. お菓子の箱を被験者に見せ、何が入っているか質問する。
3. お菓子の箱を開けてみると、中には鉛筆が入っている。
4. お菓子の箱を閉じる。
5. 被験者に「この箱をAさん（この場にいない人）に見せたら、何が入っていると言うと思うか？」

図18 ●マクシ課題とスマーティー課題

両方とも心の理論の発達を調べる課題です。マクシ課題ではマクシは母親が青の棚に移したことを知らないことから、マクシは「緑の棚にチョコレートがある」と思っているのが正解です。スマーティー課題ではこの場にいない人であれば、お菓子の箱から予想して「お菓子が入っている」と答えることが正解です。自閉症児ではマクシ課題では青、スマーティー課題では鉛筆と答える場合が多いことが確認されています。

（図19は次ページ→）

意図検出器　　視線検出器
　　↓　　　　　↓
　　共同注意機構
　　　　↓
　　「心の理論」機構

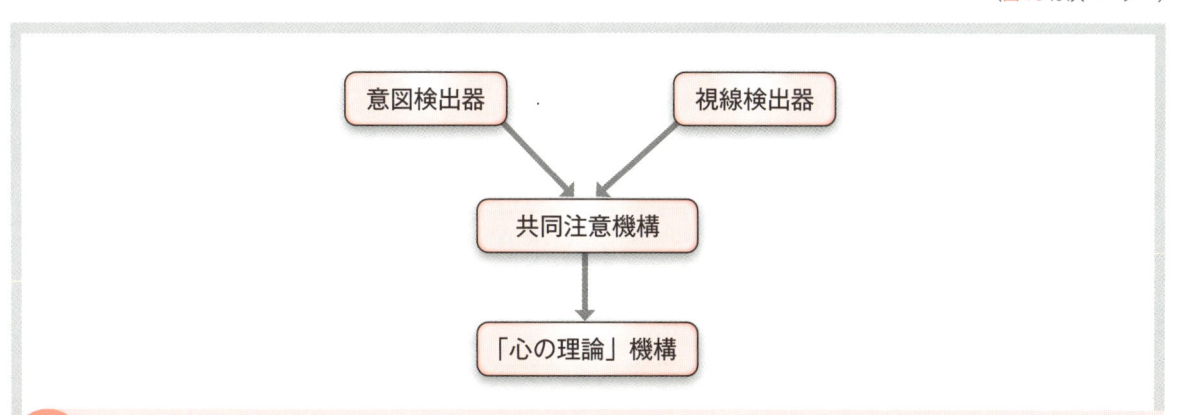

図20 ●心を読むための4つのシステム

他者の動きからその者の意図を検出、他者の視線からその者の興味を検出することができます。すなわち、他者の心を読むためにこれらの2つは基盤になります。加えて、共同注意が働くことで自己と他者が共感できているか、できていないかを感じ取ることができ、自己と他者の心の違いに気づくことができます。これらのプロセスを通じて心の理論が形成され、心を読むためのシステムがつくられます。

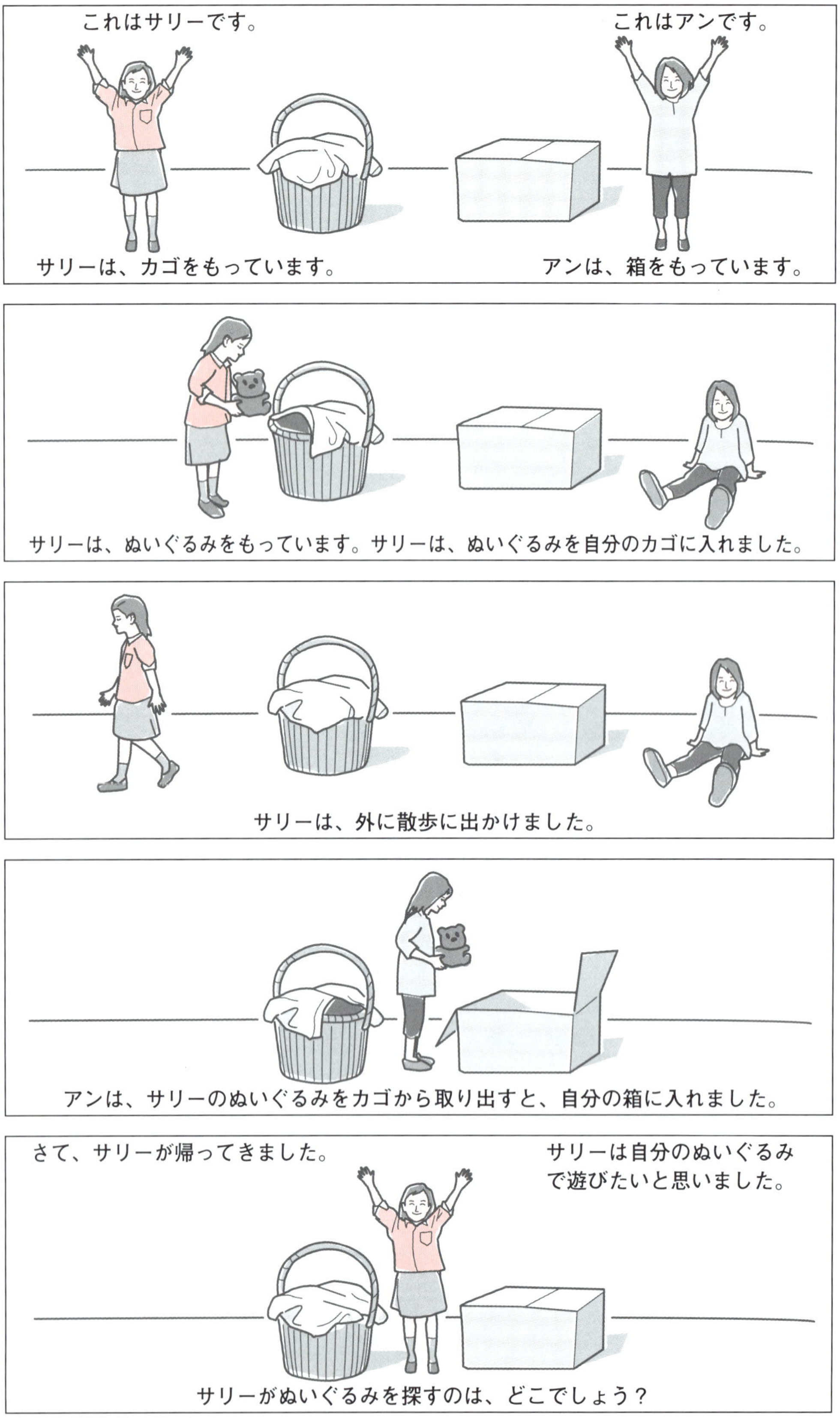

これはサリーです。 これはアンです。

サリーは、カゴをもっています。 アンは、箱をもっています。

サリーは、ぬいぐるみをもっています。サリーは、ぬいぐるみを自分のカゴに入れました。

サリーは、外に散歩に出かけました。

アンは、サリーのぬいぐるみをカゴから取り出すと、自分の箱に入れました。

さて、サリーが帰ってきました。 サリーは自分のぬいぐるみで遊びたいと思いました。

サリーがぬいぐるみを探すのは、どこでしょう？

図19 ● サリーとアンの課題

シナリオを読んでいくと、サリーはアンがクマのぬいぐるみをカゴから取り出し自分（アン）の箱に入れたことを知らないため、サリーは真っ先にカゴからぬいぐるみを取り出そうとすると予想することができますが、自閉症児の場合、真っ先に箱を開けると答える場合が多いことが確認されています。

```
 0歳    4ヵ月   9ヵ月  14ヵ月 1歳半    2歳      4歳半～5歳        学童期
```

0歳	社会的知覚（新生児模倣・顔偏好）
4ヵ月	二項関係・社会的随伴性
9ヵ月	三項関係・共同注意・目標指向性
14ヵ月～1歳半	自己認知→自己への関心
2歳	自己評価
4歳半～5歳	誤信念課題
学童期	●比喩の理解 ●皮肉の理解 ●二重の嘘の理解 ●道徳観 ●感情理解、共感 ●特性理解 ●向社会行動 ●自己制御学習 ●情動制御 ●自己評価

他者理解・他者からの評価 ／ 心の理論の形成

生物学的基盤 ─ Pre-ToM ─ ToM ─ Post-ToM

ToM: Theory of Mind（心の理論）

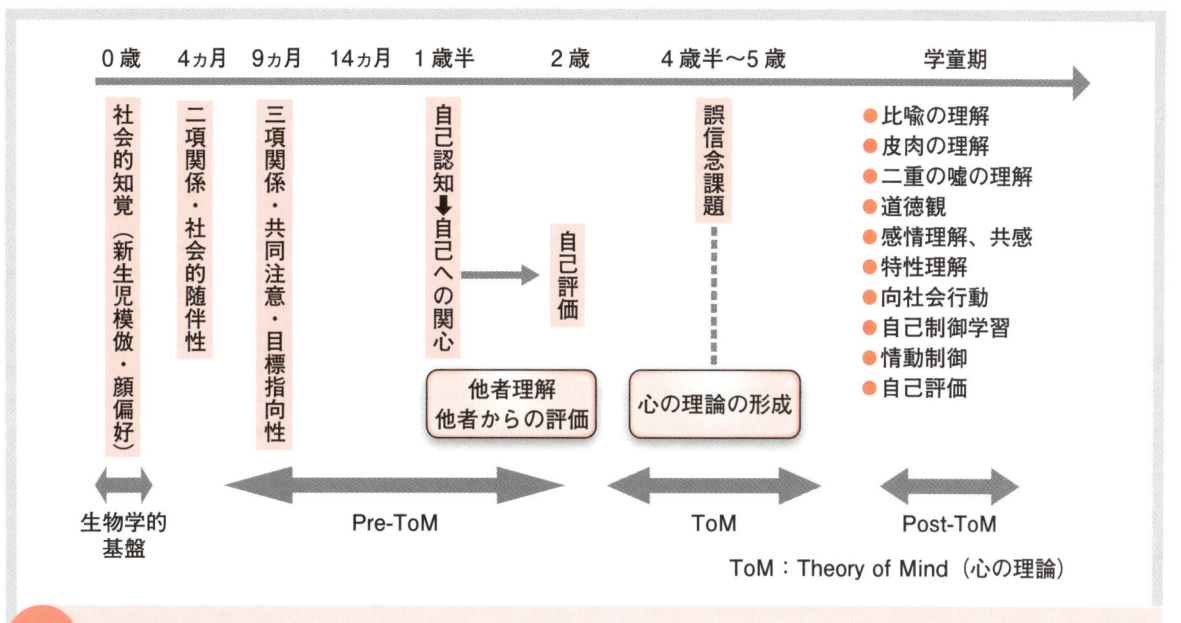

図21 ● 社会能力の発達

社会能力は生物学的基盤の時期、そして、心の理論（theory of mind：ToM）の形成を境に、それよりも前（Pre-ToM）と後（Post-ToM）の4つの時期を経て発達していきます。

(定藤規弘：社会能力の発達過程－脳機能画像法によるアプローチ. 脳と発達42, 185-190, 2010)

が意図検出器（Intentionality Detector：ID）、これは対象の動きからそのものの意図を読み取ろうとするシステムです。すなわち、動きから心を推察します。2つめが視線検出器（Eye-Direction Detector：EDD）、対象の視線からそのもの興味や意図を読み取ろうとするシステムです。これも動きから心を推察する機構です。これら意図・視線の検出の段階は生後すぐから起こり、9ヵ月頃までにそれを活かした二項関係を発達させていきます。

意図・視線検出を基盤にして、注意の共有機構（Shared-Attention Mechanism：SAM）が働きます。これは共同注意のことです。生後9ヵ月から18ヵ月頃にかけて発達し、三項関係の基盤を形成します。この共同注意を通じて共感できるものもあれば共感できないものもあることを学習し、自己と他者の心の違いの気づきの素地をつくります。そして心の理論の機構（Theory-of-Mind Mechanism：ToMM）の働きの段階といった、これら4つの構成要素を利用して他者の心の理解につなげます。心の理論は生後18ヵ月頃から5歳頃にかけて発達していきます。

こうした心の理論の形成に至るまでの社会性の発達はおおよそ小学校に進学する前につくられていきます（図21）。その後、言語などの認知機能の発達とともに、向社会行動が発達していきます。

4　共同注意・自己認知・心の理論に関係する神経基盤

　共同注意に至る意図検出や視線検出における注意の移動に関しては、側頭葉の右上側頭溝が関与するといわれています。また内側前頭前野は共同注意の相手の存在の知覚に関わります。さらに、右下・中前頭回と側頭-頭頂接合部（temporal parietal junction：TPJ）の神経連結である腹側の前頭-頭頂ネットワークが自己の反射的な注意の移動、そして、前頭眼野と頭頂間溝を含む背側の前頭-頭頂ネットワークは自己の目標志向的な注意の移動を担うとされています。なかでも、内側前頭前野と上側頭溝は、特に自己が他者とあるものに対して注意を共有している時に働くとされ、共同注意を担う中心領域であると考えられています。

　自己認知や他者理解に関わる脳領域は下頭頂小葉、前帯状回、前頭前野といわれています（図22）。このうち、下頭頂小葉は自他の区別に関与すると考えられています。右の下頭頂小葉は自己の行動が他者に模倣されるのを観察する時に活性化します。一方、左の下頭頂小葉は自己が他者の行動を模倣する時に活性化します。こうした理由から、これらの左右の下頭頂小葉は自他の区別に関わると考えられています。なかでも頭頂葉と側頭葉との境界部のTPJ

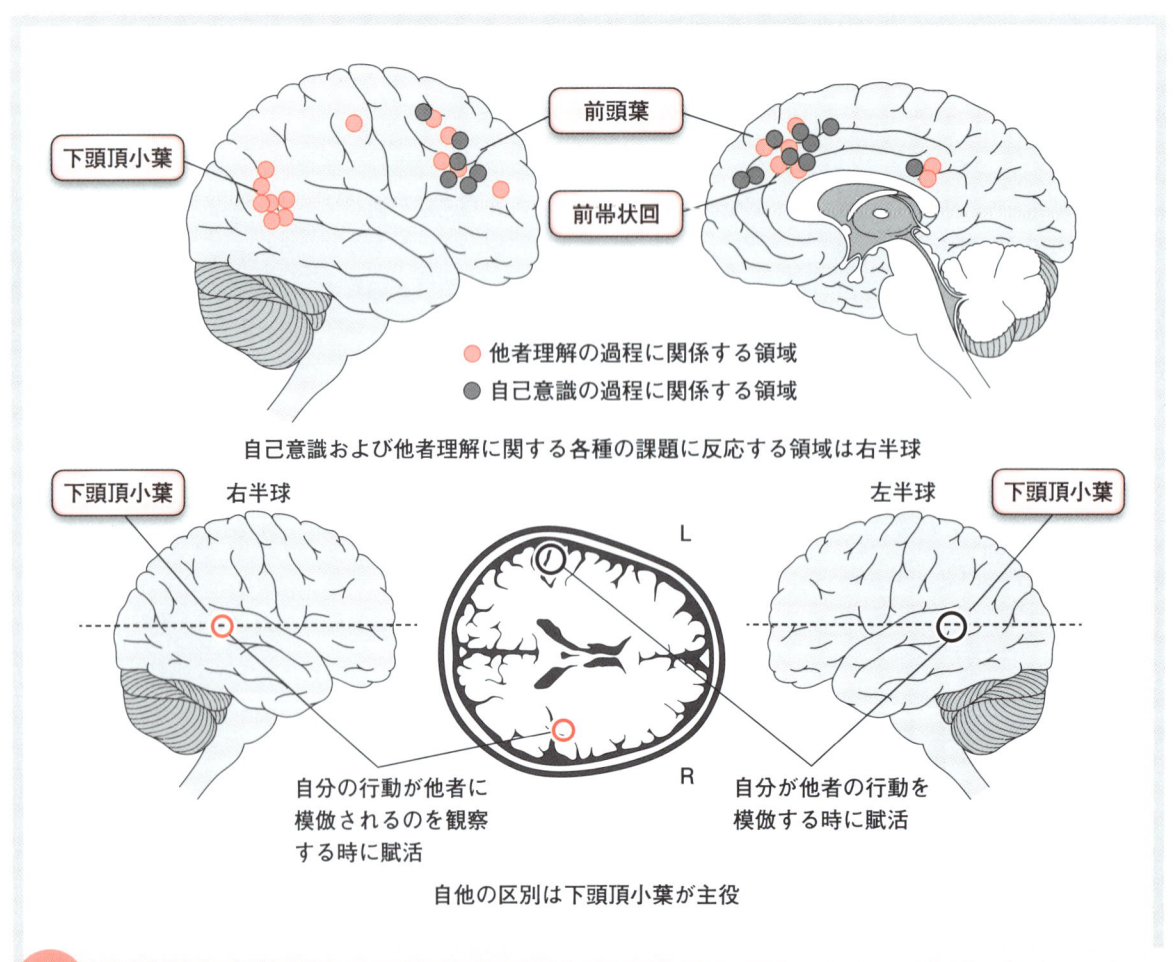

図22 ● 自己意識と他者理解に関係する脳領域

前頭葉、前帯状回、下頭頂小葉が責任領域ですが、自分の行動を他者に模倣される場合は右半球の下頭頂小葉が、他者の行動を自分が模倣する場合は左半球の下頭頂小葉が活性化することがわかり、これらのことから自他の区別には下頭頂小葉が関与することが示唆されています。

(Decety J et al: Shared representations between self and other: a social cognitive neuroscience view. Trend Cogn Sci 7: 527-533, 2003より)

は視線取得に関わります。視線取得は第2部でピアジェの「3つの山」から説明しましたが、自己から見ている視点だけでなく、他者からはどのように見えているかを推測する能力のことです。いわゆる自己中心化（egocentrism）から、脱中心化（decentralization）への発達プロセスです。TPJの容積が大きいほうが利他的行動をとることも示されており、他者の視点にたつという能力と密接に関わっていると考えられています。

　現在のところ、共感には扁桃体が、心の理論には眼窩前頭皮質が関与する（図23）といわれていますが、心の理論は脳の特定の局所部位の働きのみで成り立っているのではなく、広範な神経ネットワークで成り立っていると考えられています。心の理論を支える基盤となっている中心的部位は、眼窩前頭皮質だけでなく、内側前頭前野、前帯状回、上側頭溝、側頭極、扁桃体といわれています。相手の心を読み取るという機能は、相手の意図や視線を検出することから生まれます。意図の検出は相手の動きの知覚から生まれますが、バイオロジカルモーション（生物学的運動）の知覚に特異的に働く領域は上側頭溝です。この上側頭溝はミラーニューロンシステム（mirror neuron system）を構成する一領域でもあります。ミラーニューロンとは霊長類などの動物が自ら行動する時と、その行動と同じ行動を他の同種の個体が行っているのを観察している時の両方で類似した活動電位を発生させるニューロンのことです。他者の行動に対して、自己が同じ行動をしているかのように「鏡」のような活動を示すことから、このように名づけられました。ミラーニューロンシステムは他者に共感する脳内システムであると考えられています。

　自閉症スペクトラムは誤信念課題（サリーとアン課題など）の通過率が20％にすぎないともいわれていますが、一部では心の理論の障害として考えられています。現在のところ自閉症はいくつかの脳領域の機能不全と考えられています（図24）。

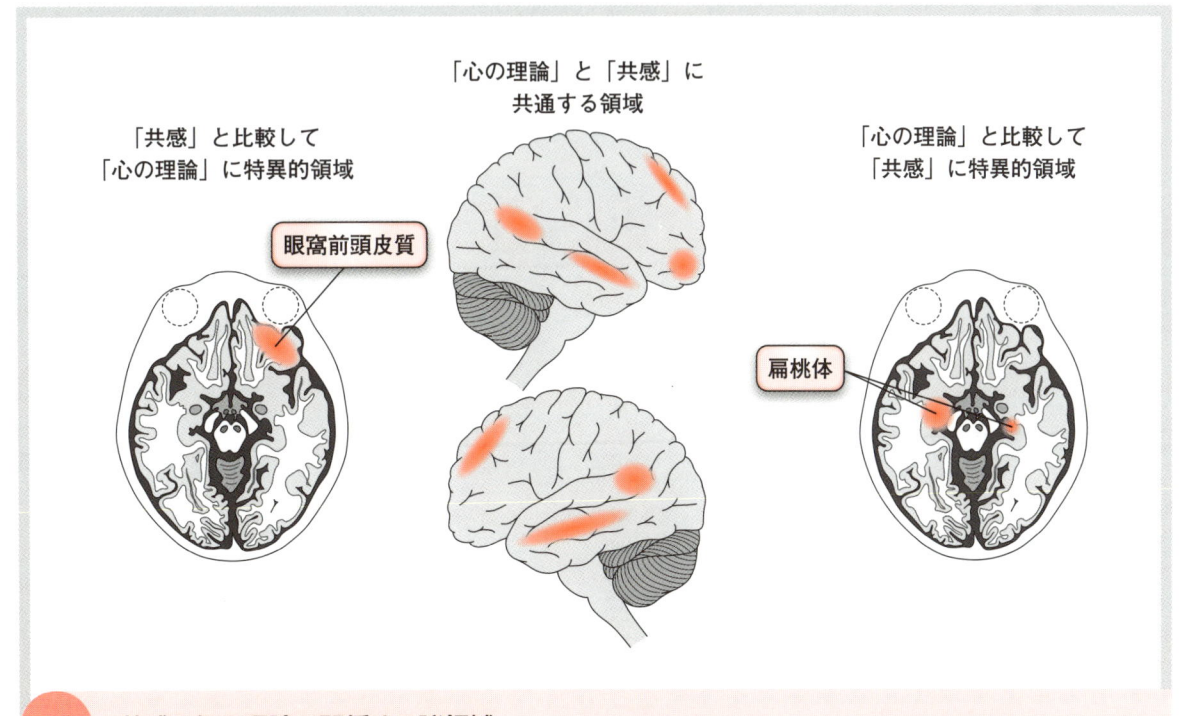

図23 ● 共感と心の理論に関係する脳領域

共感には主に扁桃体、心の理論には主に眼窩前頭皮質が関与します。

(Völlm BA et al: Neuronal correlates of theory of mind and empathy: a functional magnetic resonance imaging study in a nonverbal task. Neuroimage 29: 90-98, 2006より)

図24 ● 自閉症の脳機能の問題

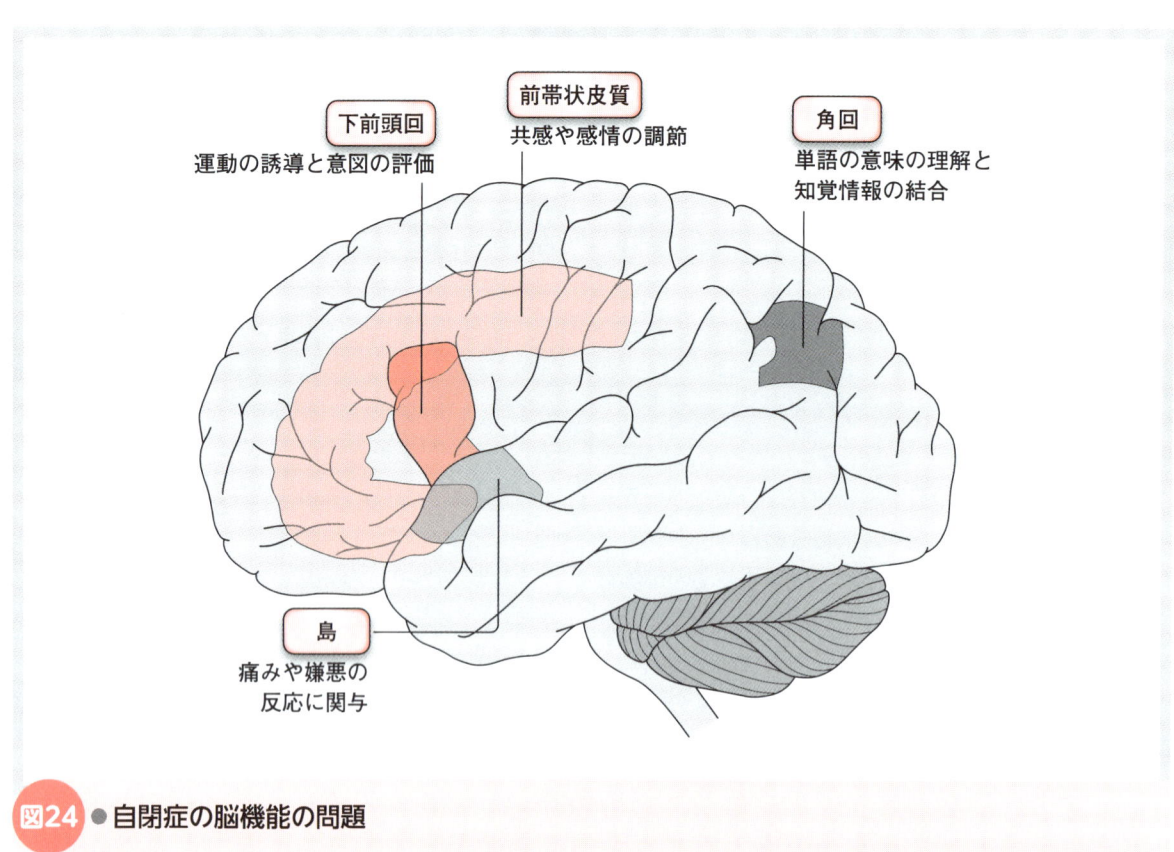

自閉症児では上記の脳領域が関わる種々の機能が低下していることが確認されています。
(Ramachandran VS et al：自閉症の原因に迫る．日経サイエンス　2月号，2007より)

5 共同注意・自己認知・心の理論の発達手続き

　胎児期に得た感覚に基づいて社会的知覚を身につけます。たとえば、生後間もない新生児であっても母親の声と見知らぬ女性の声を区別します。また、視覚においても生後4日の新生児が見知らぬ女性よりも母親を長く注視したりして、社会的な存在を区別していると考えられています。これらは、むしろ生物学的な生き残りの手段と考えることができます。こうした生物学的基盤を生後に積極的に使うことが発達手続きとしては重要であり、情動の発達と同じように積極的な環境との相互作用が必要です。

　生後3～6ヵ月になると、社会的随伴性の気づきが起こり始めます。この時期の乳児はモノに対する反応と人間に対する反応を区別するようになります。たとえば人間に対しては、笑いかけや発生の頻度が多くなったりします。また、バイオロジカルモーションとランダムな光の移動を区別できるようになり、視線に対しても敏感で、自分を見ている視線とどこか他のところを見ている視線を区別するといった社会的随伴性に気づくようになります。自己の運動制御の発達と同時に他者の運動観察を積極的に行い、生物学的運動を知覚的に学習することがこの時期大切になります。社会的随伴性においては、両親などからの積極的な話しかけも重要です。

　生後6～9ヵ月になれば、自己推進的な運動に着目し、そして9～12ヵ月には行為を起こす者が目標志向性をもつことを理解するようになり、この機能が将来的な他者の意図を推定する能力へと導かれます。また、12～18ヵ月には他者の注意の状態に応じて働きかけが変わり、他者が目を開けている時と閉じている時では視線追従の頻度が異なります。この時期は二項関係から三項関係に展開する時期ですが、三項関係における視線追従にはアイコンタクト効果が実証されていることから、アイコンタクトおよび目標志向的に意図や視線の変化の連続が発達を促す環境的役割になるでしょう。

　生後18ヵ月～3歳には他者理解がより進展します。たとえば、「ふり」の理解が可能になります。「ふり遊び」や「ごっこ遊び」などを通じて、他者の意図を読み取ったりしていきます。また、共同注意に関しては、自己の視野内にない対象に対しても他者の視線を追従するようになります。さらに自己の視野にないものであっても、そこにあるものを表象できるようになります。この表象能力は知能の発達に基づく先に示した視線取得の能力に基づいたものです。

　3歳にもなると「見る−知る」の関係に気づき始め、他者が見ているものと自分が見ているものが違っていることを指摘できます。この能力は後の誤信念課題の成功へと近づく段階です。同じようにこの時期、自分が見ている世界を必ずしも他者は見ていないことにも気づき始めます。自らが意図として指さしをしたにもかかわらず、両親はそれを視線追従しないこともあり、これにより自己と他者は必ずしも同じ視線にいないことに気づき始め、後の必ずしも自己と他者は同じ信念をもち得ないといったことに気づく素地ができ始めます。最終的には、5歳以降の子どもにおいて90％近くが、「サリーとアン課題」に代表される誤信念課題を通過できるようになり、心の理論が形成されていきます。これを基盤に、学童期に発達するより複雑で高次な嘘の理解（他者のためにつく嘘）、比喩や皮肉の理解などが発達していくのです。心の理論の発達のためには、何よりもface to faceでの他者とリアルなコミュニケーションが必要です。また、相手の心を推し量る能力に文学的フィクション（一般的なフィクションよりシリアスなものや学問的なもの）を読むことが影響するなど、文化的側面も心の理論を発達させるための道具になることがわかっています。したがって、幼児期における読み聞かせによる文脈性の学習は大事な手続きといえるでしょう。

3 道徳倫理的行動の発達から観察する社会性の発達

　生後すぐからもち得ている快・不快の中枢である扁桃体を中心とした大脳辺縁系の形成によって情動を発達させるとともに、環境および自己を認識する中枢である大脳皮質の機能的形成により、それらが相互に連関し合い、結合することで、状況に応じて自己の感情を制御できるようになります。大脳皮質のなかでも頭頂連合野は各種感覚の統合を行い、側頭連合野は文脈を理解するために必要な言語や記憶を司ります。こうした統合された感覚や記憶情報は最終的に前頭前野（前頭連合野）に送られます。

　5歳頃から始まる「心の理論」の形成には、大脳辺縁系における情動の発達とともに、大脳皮質における認知の発達が相互に関係し合うことが必要であり、これは幼児期から成年期に至るまで発達していきます。この発達には前頭前野の発達がきわめて重要です。思い通りにならない道徳的葛藤が感情操作、道徳的倫理、そして人格を発達させるプロセスとなります。

　心の理論の形成の後、学童期に入ると、言語・認知発達の影響も受けながら道徳観、向社会行動、自己・情動制御の発達が著しく進みます。そして、これらの発達を利用してメンタライジングならびに適切な社会的行動の発達がさらに進んでいきます。メンタライジングとは、自分自身について考えたり、他者の心について考えたりする心の機能のことですが、この能力によって、われわれは他者の行動を予測することができます。また、他者が何を考えているのかを推測することは日常生活において重要です。なぜなら、同じ社会を共有する成員が互いに学習し合ったり、協力し合ったりする能力をメンタライジングが支えているからです。この能力を獲得しながら、自己の行動を促進させたり抑制させたりと、環境や文脈に基づいて行動をコントロールすることを学習していきます。

1 嫌悪感の発生から観察する社会性の発達

　道徳的感情の発達の基盤には、嫌悪感の発達が関与しています。嫌悪感は食べ物を通じて学び、「食べてよいもの」「食べてはいけないもの」の区別が生まれることの延長線上で心的な善悪を判断しているとも考えられています。乳児では、目に入るものを何でも口に入れようとしますが、三項関係から、食べ物に対する共同注意ができ始めるとしつけが可能になり、食べてよいものとよくないものを学び始めます。しかしながら、1歳児の頃は何でも口に入れてしまう傾向があります。3〜4歳児にもなれば、食べてよいものとよくないものを自ら区別できるようになります。しかし、プロセスの理解ができないことから汚染の概念はまだありません。それが時制の獲得を通じて7〜8歳には汚染の概念ができ始めます。こうした認知プロセスを通じた汚染という概念の発達プロセスによって嫌悪感が成熟され、嫌悪を感じる者との関わりを絶つ（自ら汚染されないように行動する）という判断、あるいは嫌悪を感じない者を観察し、それを野蛮な人と認知するようになります。こうした嫌悪感の発達が、道徳規範に代表される社会的刺激に使われると考えられています。

2 感情操作と人格形成から観察する社会性の発達

　感情操作の発達に関しては、報酬を先延ばしにする行動から観察することができます。報酬を先延ばしする行動とは、現在の状況を一時的に我慢することです。マシュマロ実験はそれを説明するのによく使われます。1970年代に行われた最初の実験では、4歳児を小さな部屋に招き、目の前にマシュマロを置きました（図25）。その後、実験者が「いまマシュマロを食べてもいいけれど、15分間待つことができれば、もうひとつマシュマロをあげる」「途中で食べたくなったら、ベルを押せば食べられる。けれども、もうひとつのマシュマロはもらえなくなる」と子どもたちに教示をして、その後、実験者は部屋を出ました。この後、子どもは我慢することができたかを調べたものですが、結果として、子どもたちが待つことができた平均時間は約2分でした。この際、子どもたちは自制心を働かせるために、いくつかの精神・心理的戦略を生み出すこともわかりました。たとえば、「手で目を覆う」「部屋の隅に立ってマシュマロを見ないようにする」「机を蹴りだす」「お下げの髪をいじる」「マシュマロがぬいぐるみであるかのように見立てて遊ぶなどである」などです。こうした戦略を用いることにより、参加した4歳児のうち約25％が15分後まで我慢すること、いわゆる「満足（報酬）を遅延させること」に成功しました。4歳児は先にも述べたように三項関係を経て、相手に対する共感能力が高まる時です。さらにこの共感能力を活かして心の理論を完成に導くプロセスとなる時期ですが、子どもによって報酬を先延ばしする能力に差異が起こることがわかりました。

　この実験から12年後、マシュマロ実験に参加した被験者約600名の保護者や教師、学習指導者に対して、被験者たちの日常生活について尋ねるアンケートを送付しました。その結果、1分以内に先のベルを鳴らした子どもたち、すなわち我慢できなかった者は学校や家庭で行動上の問題を抱えている率が高いことがわかりました。その者の教室での問題行動は多く、かんしゃくを抑えることが難しい傾向でした。逆に、15分我慢できた子どもは、30秒しか待てなかった子どもよりも大学進学適性試験のスコアが平均して210点高いことがわかりました。つまり、幼児教育として葛藤を生じさせ欲求をコントロールすることは、その後の対人・認知能力に影響することがわかったのです。

　対人関係における葛藤とは個人の欲求、目標、期待を他者によって誘導あるいは、妨害されていると個人が知覚する時に生じる対人的プロセスであり、これには感情、認知、行動のすべてを含みます。対人関係における葛藤場面においては、自己と他者の双方の視点を自己が捉え、相互の欲求を調整し、協調的に解決する能力が求められます。規則を守ること、思い通りにならない状況に直面すること、簡単に答えの出ない問題に直面し、それを他者とともに解決しようとすることなどを通じて発達していきます。これには相互的互恵関係の学習が求められるわけです。

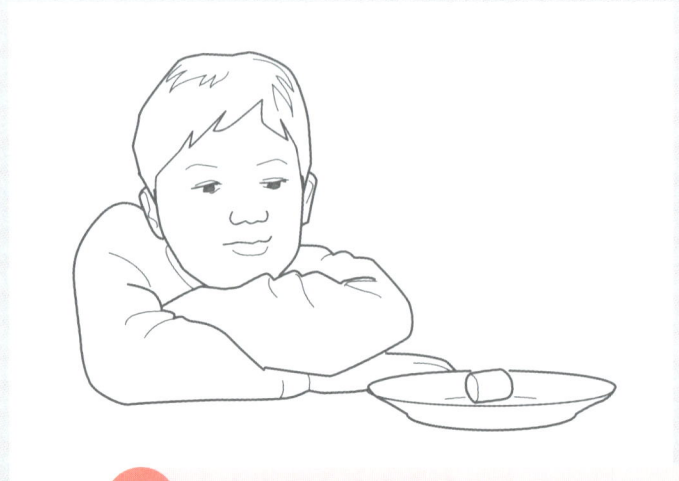

図25 ● マシュマロ課題の風景

目の前のマシュマロ1個を食べるのを我慢すれば、もう1個もらえるという課題に対して幼児が我慢できるか観察した実験。

感情操作ができる人をよく人格者といったりします。人格とは個人の心理的特性であり、俗っぽい言い方をすれば人柄となり、その個人の人間としての主体を示します。人格は成長過程で形成されると考えられていますが、平均より偏っていて反社会的行動をとりやすいものを人格障害といいます。まとめると、人格とは知・情・意の面を合わせた個人の全体的な特性とそれによる行動パターンであり、それが障害されているのが人格障害となります。思慮分別がなく、抑制を欠いて、本能的かつ衝動的であること、また、繊細な思いやりがなく、自己中心的で執拗に自己を主張・要求する状態のことを人格障害と称することもあります。

　幼少期における体験が、人間としての人格形成に大きく影響することはよく例にあげられます。たとえば、幼児期に親の愛情を受けずに育った子どもは、表情が少なくなったりする傾向があります。また、こういう環境で育った子どもは大脳皮質などの脳の機能の発達具合にまで違いがみられる場合があります。さらに、虐待（性的虐待が強い）を受けているのは自分ではない別の人物だと思い込み、自分自身の中に別の人格（正確には人格状態）を形成する解離性同一障害などのケースもみられます。

　一方、自閉症の羞恥心の未発達も指摘されています。高機能自閉症の子どもの多くが、社会性の発達に遅れがあり、羞恥心が育ちにくい特徴があることが確認されています。性的な羞恥心は自分を守るために必須です。その欠如は、年齢が上がるにつれて危険を伴います。他者の羞恥心を理解できないと嫌悪を抱かれ社会性の発達を阻害すると同時に、加害者になってしまう場合さえもあります。

　自己評価の結果として生じる「羞恥心」「罪悪感」「プライド」は3～4歳頃から出現し、他者との交流によってそれを使い、より洗練化していきます。この際、その基盤にあるのは人間のもつ嫌悪感であるとも考えられており、先に示した食の区別や排泄物への嫌悪、あるいはその行動の際の羞恥などの心を芽生えさせていくプロセスが重要であると考えられています。すなわち、食事動作や排泄動作の自立を通じて発達するとも考えられています。

3 嫌悪と感情操作に関係する神経基盤

　嫌悪に関わる脳領域は島皮質で、ここは自律神経のコントロールを行う場所でもあります。内臓感覚と密接に関わっており、自らの嫌悪感に関与するだけでなく、他者が嫌悪感を抱いている際にも活発に働きます。自己の嫌悪感の発達は他者の嫌悪感をキャッチする能力を身につけるために重要であり、相手が嫌悪を抱いていることに対する道徳的判断の獲得に関わっていきます。

　一方、先のマシュマロ実験には続きがあります。マシュマロ実験は1970年初頭のものですが、その時4歳児だった子どもたちが40年後に集められ、衝動を抑制する課題が行われました。その結果、4歳児の時に報酬を先延ばしした者のほうがより前頭葉の下前頭回が働き、報酬を先延ばしできなかった者のほうは、他者からの誘惑に対して反応を起こしてしまい、結果として腹側線条体（側坐核）の活性化が起こることがわかりました。下前頭回は衝動を制御し、望ましくない行動を抑制することに関与する脳の領域です。そして、腹側線条体はさまざまな報酬の処理に関与している領域であり、外からの誘惑により敏感に反応する場所です。こうした結果から、乳幼児期のしつけに基づいた衝動を抑制する他者との関わりが脳の機能を発達させる手続きになると考察されています。いずれにしても、現代の科学は現在進行形の報酬には腹側線条体が、それに対して未来の報酬へと価値判断を変える働きをするのが眼窩前頭皮質、そしてそれを達成されるための目標志向型の制御に背外側前頭前野が関わっていることを明らかにしています。よって、前頭前野が感情をコントロールし、そして行動を調整するのに作用するといえるでしょう。最終的には道徳的判断や人格には眼窩前頭前皮質を含んだ腹内側前頭前野が関係していることがわかっています。これらが損傷したりすると自己破滅的な思考になったり、反社会的行動を示すこともわかっています。一方で、社会性の発達における向社会的行動を形成する場所でもあります。発達障害における前頭前野の機能不全は、抑制の困難を引き起こすことになります。特に眼窩前頭皮質が恐怖感や攻撃性を引き起こす視床下部や扁桃体を抑制しますが、その機能不全が起こると行動の制御が困難になると考えられており、いわゆる「キレる」行動に出てしまうことが想定されています。

4 感情操作の発達手続き

感情を生み出すのは先に示したように大脳辺縁系であり、そのなかでも扁桃体はそのアクセル役になります。感情をコントロールするとは、とかくブレーキ役の前頭前野の役割に対して意識されがちですが、扁桃体の機能もきちんと発達させておく必要があります。扁桃体は他者との心地よい感情体験をつくると活発に働きますが、俗にいう「はしゃぐ」行動によっても活発に作動します。他者との積極的なスキンシップはその典型的な行動であり、初期は特定の他者（おおよそ母親）との間の情緒的絆を形成することが大事で、これをアタッチメント（愛着）と呼びます。これが幼児になると、親以外の他者とのアタッチメントが生まれます。そうした遊びを「じゃれつき遊び」といったりしますが、じゃれつき遊びを行うと衝動的な抑制能力が高まることがわかっています。一件矛盾するこの結果ですが、積極的なスキンシップによって扁桃体の興奮を高め、その後、ルールに従いその遊びを終了させることで前頭前野を働かせるトレーニング効果であると考えられています。他者との身体を介したコミュニケーションが前頭前野と扁桃体の適切なネットワークを築くというものです。

幼児同士の社会的な互恵性の発達を調べたものがあります。子どもBのCに対する親切（利他）行動をAが観察すると、後にAはBに対して親切に振る舞うことがわかっています（図26）。親切心・行動は回り回って自分に返ってくるというわけです。これは人間の発達・進化過程ではとても重要なことで、種を保存してきた証でもあると考えられています。さらに、こうした他者に親切に振る舞う利他的行動と親和的行動には密接な関わりがあると考えられています。幼児の場合の親和行動としては、「身体に

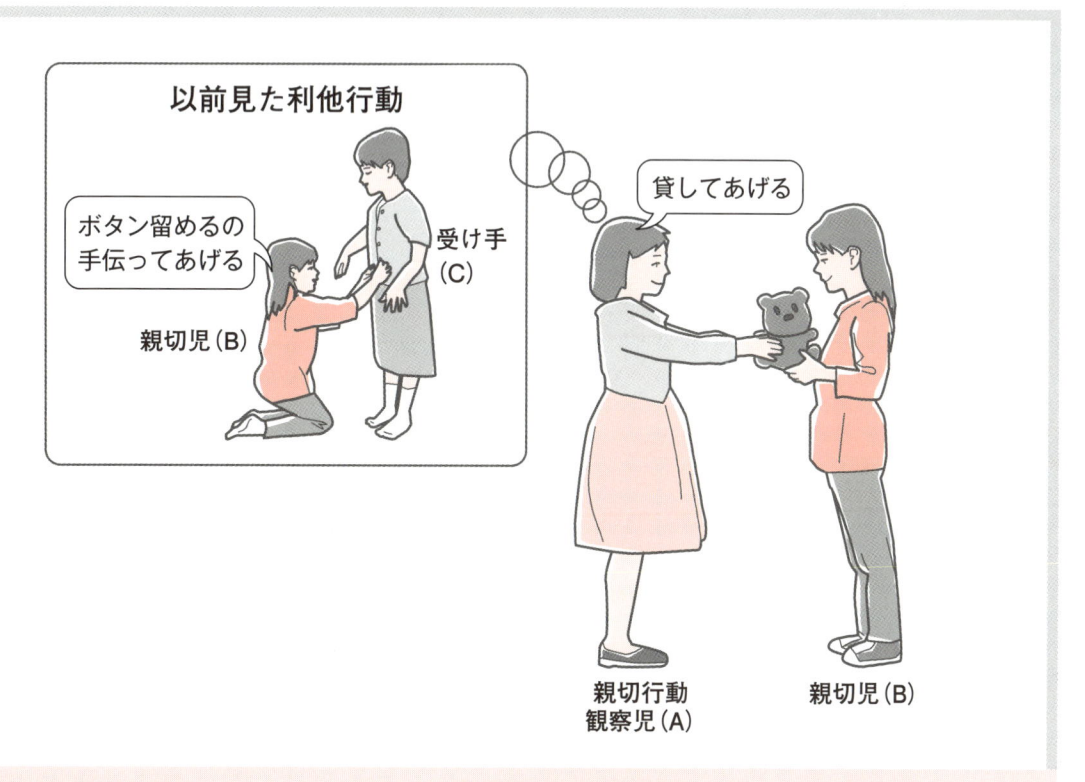

図26 ● 親切行動の伝染

親切行動を観察した幼児Aは、その行動を起こした幼児Bに対して、親切行動を行うことが観察されました。
(Kato-Shimizu M et al：Preschool children's behavioral tendency toward social indirect reciprocity. PLoSOre 8: e70915, 2013より)

触る」「肯定的な話しかけ」「自分の持ち物を見せる」などであり、相手と仲良くしたいといった感情を行動に変えるしぐさであると想定されています。先の親切行動を観察した後には、利他的行動や親和的行動が増加することがわかっており、親切行動を観察することは自らの親切心を惹起させ、利他性、親和性を発達させる手続きになると考えられています。親切は伝搬されていくわけで、これも人間がもつミラーニューロンシステムを作動させていると考えられます。

　時に他者との関わりは葛藤や不公平性を感じます。その際、白黒つかない問題であっても、最終的な解決・判断は道徳的な視点にたちます。感情を交えた道徳的な判断が必要な場面であっても、腹内側前頭前野を損傷している者は、自分にとって功利的な判断をすることがわかっています。そしてここの損傷者は、些細なことに目をつぶることができなくなり、不公正さに過剰に反応してしまうといわれています。よって、利他的かつ道徳的な最終的な決断には腹内側前頭前野が関わっていると考えられています。

　各感覚、記憶、感情などの情報が入り、それらを統合して今の自分をつくっているのが前頭前野です。前頭前野は統合機能だけでなく、それらの情報を選択する機能をもっています。ここは状況に応じて必要な情報を選択し、それに対する注意を強めたり弱めたりといった感度を調整し、瞬時に判断する機能をもっています。加えて、前頭前野はその情報に対してなんらかの行動を起こすか起こさないかといった決断を下す判断機能ももっています。人間生活における変化や不測の事態に対応し、問題解決してきたのはこの領域が進化・発達したおかげですが、これらの機能が発達しないと状況認知・判断ができず、時に「キレる」という行動に出てしまう特徴があります。

　いずれにしても、明確な答えが出ない社会的関係において、人間が倫理的に生活することができるのは、この白黒つかない問題をよき方向に導き出そうと協力体制をとってきたからと考えられており、功利主義一辺倒でなく、win-winな助け合いの姿勢を学ばせることや、答えの出ない物語をいろんな立場からみて視点取得能力を発達させていくことが必要です。さらに思い通りにならない経験をさせることも重要であり、リセットのきかない対人での遊びなどを積極的に経験させることが、感情操作やそれに関係する脳の発達につながると考えられています。

4 ライフサイクルとアイデンティティ

　新生児から行う他者とのやりとりにおいて、「私自身」の意識を獲得していきます。いわゆる「自己意識」といわれるものです。これは「自我」とも呼ばれるものであり、自分らしさの意識というべきものです。私と他者は異なる意識をもつこと、あるいは大人に依存している生活を不自由に感じること、服従しない意識をもち自立しようと思うことなど、成長期に起こる自己と他者の分離の意識を高めることがアイデンティティを芽生えさせるプロセスになると考えられています。

　「自分は何者であり、何をなすべきか」といった心のなかに生まれる概念は自己同一性（identity）と呼ばれ、発達プロセスによって生まれてくるものです。一方で、人間は自我同一性が上手く達成されないと同一性拡散（identity diffusion）を起こすことがあります。「自分が何者かわからない、何をしたいのかわからない」といった心のなかの意識です。こうしたプロセスが対人関係の構築、そしてそれに伴う発達に影響を及ぼすと考えられています。

　こうした概念をつくったのが、アメリカの発達心理学者エリク・H・エリクソンです。ここでは彼の提案したライフサイクル論に基づいて発達プロセスを概説します。

1 乳児期におけるライフサイクルとアイデンティティ

　新生児期には快か不快かといったシンプルな感情でしかなかったものが、乳児期の終盤には基本的な感情の原型が完成しています。怒り、不安、悲しみ、恐れ、驚き、喜び、満足、嫉妬などです。こうした感情の分化プロセスを通じて自我が少しずつ形成され始めます。エリクソンが示す乳児期は「基本的信頼」と「基本的不信」ですが、この時期は母親との一体感を通じて安心感や信頼感を獲得していきます（表1）。この時期を母子共生状態と呼び、母親との同調や母親の発見に対する喜びという感情を通じてアタッチメントを形成します。乳児期におけるお腹がすくと母親がお乳を与えてくれるといった欲求を満たしてくれる関係性などから基本的信頼の礎はつくられていきます。空腹のために乳児が泣き、授乳によって空腹が満たされ安心するという関係を自・他融合状態と呼びます。

　一方、適切なアタッチメントが得られないと基本的不信に陥ります。アタッチメントの形成は安全基地としての役割をもっており、恐怖や不安を感じたらそこに逃げ込む行動が現れてきます。むしろ、この安全基地の形成が好奇心を促進し、積極的な探索活動へとつながっていきます。基本的信頼が基本的不信を上まわるバランスを持続することが大切であると考えられており、この基本的信頼の量は食べ物の絶対量や愛情表現の絶対量によって決まるのではなく、母性的関係の質によって決まると考えられています。この時期は、アイデンティティの基礎となる感覚を形成するといえるでしょう。

表1 ● エリクソンによるライフサイクル

乳児期 （基本的信頼 対 基本的不信）	子どもが母親との一体感・相互信頼を体験する時期で、他者への安心感と自分自身に対する信頼感を獲得します。それが得られないと、他人や自分を信用できなくなり、基本的不信に陥ります。
幼児期前期 （自律性 対 恥と疑惑）	子どもの自立が始まる時期で、自立性を獲得します。しかし、それに失敗したり、他者により過剰にコントロールされたりすると、恥の意識が生じます。
幼児期後期 （自主性 対 罪悪感）	自主的な行動と、親や仲間に合わせるような自制心が発達してくる時期ですが、それが高じると自分の自主的行動に対する罪悪感が生じます。
学童期 （勤勉性 対 劣等感）	勤勉性と好奇心を発達させる時期で、周囲から認めてもらえないと、自分は何をやっても駄目だという劣等感に陥ります。
思春期・青年期 （同一性 対 同一性拡散）	自分は自分であるという確固たる自信をもつ同一性の時期ですが、同一性が困難な状況になると、自分で自分がわからなくなる混乱した同一性拡散が生じます。
成人前期 （親密性 対 孤立）	他者との関わりに親密さを感じる親密性によって、就職・恋愛・結婚を経験する、人生が充実した時期です。人間関係に親密さを築けないと、孤立します。
成人後期 （世代性 対 停滞）	子どもを生み育てること、後輩の教育、仕事や文化の継承などに意欲を示します。しかし、失敗すると、歪んだ親密さや対人関係における退行現象となって、停滞が生じます。
老年期 （統合 対 絶望）	自分自身の生涯を振り返り、死を受け入れる準備をする時期で、自分なりに存在価値を見出し、承認します。でなければ、自己の人生を悔いる絶望感に陥ります。

Column 心理社会的発達論

　心理社会発達論であるエリクソンの8つのライフステージ論（乳児期、幼児期前期、幼児期後期、学童期、青年期、成人期前期、成人期中期・後期、老年期）については本文中に詳しく説明していますが、この心理社会発達論とは人生におけるそれぞれのライフステージ（図）によって、さまざまな事項を解決していくプロセスによって発達することを図式によって説明したものです。ライフステージとは人生のある時期（段階）を意味していますが、この理論はそれぞれの時期でクリアすべき発達的特徴と特有の達成すべき課題があることを示したことに特徴があります。

　この理論のベースはそのステージで起こる心理社会的危機（crisis）を解決に導き、それを乗り越えればポジティブ、一方で、危機を自覚しなかったり、それの解決に失敗し、乗り越えられなければネガティブな意識になるというものです。エリクソンは老年期を含んだ生涯発達を提唱したことが評価されており、人間は社会との関係を重要視し、それらとの関わりによって心理社会的に発達することを示しました。

	第1段階	第2段階	第3段階	第4段階	第5段階	第6段階	第7段階	第8段階
老年期								統合／絶望
成人後期							世代性／停滞	
成人前期						親密性／孤立		
思春期・青年期					同一性／同一性拡散			
学童期				勤勉性／劣等感				
幼児期後期			自主性／罪悪感					
幼児期前期		自律性／恥と疑惑						
乳児期	基本的信頼／基本的不信							

2 幼児期前半におけるライフサイクルとアイデンティティ

　1歳から小学校に入学するまでを幼児期としますが、この時期の特徴としては、移動能力の獲得によって社会的範囲は拡大し、さまざまな環境への参加が起こることから対人関係を通じて幼児は積極的に自己を意識するようになります。その際、幼稚園などの集団生活のなかで対立と共感を感じ取り、そのプロセスのなかから他者への配慮と自己コントロールを学び始めます。

　幼児期前半（1歳～2歳）のライフサイクルにとって食事動作や排泄動作に代表されるような、生きていくうえで重要な身辺処理活動が自立します。1歳～2歳はその時期であり、この時のアイデンティティとしての発達課題は「自立性」と「恥・疑惑」です。生理的に十分な嚥下機能をもっている1歳の幼児はスプーンに食べ物をのせると、それを口に運ぶようになります。一連のスプーン動作が完成されるのは3歳頃ですが、その素地はもう1歳頃から起こっています。一方、排泄動作においても1歳頃から学習が可能になってきます。すなわち、尿意、便意を感じたら母親などにそれを報告することができ始めます。そして便器に座るといったこの継続の結果、3歳頃にはトイレで排泄ができるようになります。こうしたトイレトレーニングは自立を芽生えさせ、そしてそれに対する恥という意識や後に生まれる罪悪感の形成を促す重要な発達プロセスになります。

　このように、幼児期前半はある程度の援助を受けると、幼児は自分の意志を行使することができ、それに基づいて自己制御の仕方を学びます。すなわち、子どもと大人の相互調整に基づき少しずつ行動の自立のアイデンティティを確立させていくのです。こうした一連の行動の変化プロセスは学習から起こるものであり、この際、その行動に対して賞賛を与えるとポジティブな自立心が芽生え、自己有能感を形成し、それが自己のコントロールに関与していきます。その一方で、逆にネガティブな評価を受けると、その学習は不安とストレスになります。この際、自分の行動をみられることに対して恥の意識を起こさせ、自分で何ができるかについて「不安」「疑問」を抱くようになります。あまりにも恥をかかせすぎると、正しくあろうとする意識ではなく、見られていないのなら何でもやってうまく逃げてしまおうと恥知らずの意識をつくってしまう場合があります。その一方で、両親の擁護の度が過ぎると自立のアイデンティティの発達に負の影響を及ぼしていきます。

3 幼児期後半のライフサイクルとアイデンティティ

　幼児期後半（3歳～6歳）において、3歳以降になると自分の意志のもと移動し、ことばで自分の欲求を表し、身のまわりのこともできるようになります。そうすると心理的にも自立を望むようになります。よって、親の手助けも拒否するような場面もみられるようになります。この際、できることが増えるとともに危険も増し、自立を促したいものの抑制される機会が増えます。よって、両親との衝突が起こり第一次反抗期に入ります。しかし、このプロセスは自他の区別にとっては欠かせなく、さらに自己主張やその反面で大人に見放されるのは不安であるという葛藤を生じさせます。この時期は心の発達にとって重要です。

　エリクソンはこの時期を「自主性」と「罪悪感」の意識を発達させるとし、自主的な行動を伸ばす一方で、親や仲間に合わせるような自制心が芽生えてきます。さらにその自主性はより男性的、女性的な行動になり、ジェンダーの意識の礎がつくられ始めます。いずれも「ごっこ遊び」に没頭する時期でもありますが、男児ならヒーローごっこ遊び、女児ならままごと遊びなど、遊び方も異なり始めます。

　さらに就園することで、これまでの大人との付き合いから同級生との付き合いになり、対等の意識をつくり、さらに行動を同調させることによって、相手に対する共感の意識がつくられ始めます。あいさつから始まる身体行動の同調が自己と他者の共感的態度を構築し始めていくのです。

　自主性が起こるということは、自己で意識し自己で行動をし始めるということですが、できることが増えるとその行動は活発になりますが、その一方で、リスク回避から両親などから統制が加えられます。つまり、やってよいこととよくないことを学習する時期でもあります。やってよくないことをした場合の罪の意識の素地が起こり始めます。一方で、自主性を強く抑制されてしまうと、自力で試みることに罪悪感を抱き、消極的な行動をとるようになってしまうことがあります。この時期は環境のなかでこのような善悪の区別をしつつ、セルフコントロールを学ぶ時でもあり、このようなプロセスを通じて、前述した心の理論の基礎がつくられます。

4 学童期のライフサイクルとアイデンティティ

　世界中の多くの国が小学校年齢を7歳と定めています。5～6歳までに社会性の素地である心の理論を発達させ、それを学びの場で応用しつつ、学校教育を通じて知性を育てることで、さらに人間性を養っていく時期でもあります。すでに第2部で述べたように抽象的思考や論理的思考のトレーニングがなされ、そうして知的水準の高まりとともに、結果・成果という客観的な価値を意識するようになってきます。また、1日の多くの時間を学校で過ごすことから仲間を形成し、親や大人から情緒的に自立するプロセスであり、多様な葛藤を経験していきます。

　学童期は知的好奇心を発達させる時期であり、学問に取り組む姿勢である「勤勉性」と知りたいという好奇心を発揮させます。「学ぶ」「遊ぶ」「マスターする」という行動を通じて、空間関係、時間関係、数的関係、因果関係などの論理的思考を発達させ、子ども自身に客観的世界の意識が芽生え始めます。

　また、話しことばだけでなく、書きことばである学習言語を学び、時と場合によって表現の仕方を使い分けます。こうした意識をメタ意識と呼びます。このような認知能力の発達は第2部で示した通りですが、勤勉性を活かした学びを通じて養われてきます。

　このように課題に対して取り組む姿勢を学ぶわけですが、その一方で、課題を達成できなかったり、他者の期待にうまく答えられなかったりすると、勤勉性が高まっている分だけ、自己を責め悩むようにもなります。このようなプロセスを通じて、「劣等感」を抱くことも出てきます。自己認識が高まれば勤勉性に対抗するように劣等感が出現してきますが、この劣等感が長引いてしまうと目の前の課題に興味を示さなくなります。この場合、自己の苦悩や葛藤に対して励まされたり、あるいは悩むことも悪いことでないと価値基準を変えたり、今一番できることをすればよいと自己肯定するプロセスを通じて、自己の発展や成長に向き合えるようになります。

5 青年期のライフサイクルとアイデンティティ

青年期は時期的には曖昧ですが、本邦ですと大学卒業時の22歳頃までとすることが多く、すなわち13〜22歳までになります。この時期は身体の成熟と性への芽生え、思考方法・内容の成熟、自我の確立、友人関係の深まりと異性関係、職業意識などが発達の諸要素です。エリクソンの分類でいうと、「自我同一性」と「同一性拡散」の意識を生み出す期間ということになります。

自我同一性、いわゆるアイデンティティ（identity）の確立とは他の誰でもない自分らしさを身につけることであり、これにより職業意識・選択が起こり、それに基づき進路を自由意志から決定します。また異性パートナーの選択も起こり、選んだ結果を受け入れるといった責任の芽生えが起こってきます。自我同一性は「自分は自分である」という意識であり、これは「過去の自分」「現在の自分」「未来の自分」を統合する概念です。このなかで、未来の自分とは「そうありたいという自分」と「社会が期待している自分」の自己の視点と他者の視点を含んでいます。「自分は何者か？」「自分は何をなすために生まれてきたのか？」このようなことを常に意識し続けることはないものの、他者との違いにより「私とは」を意識するようになります。自己の概念の構造は図27に整理していますが、下位水準として学業的な自己概念、社会的自己概念、情緒的自己概念、身体的自己概念が存在しています。

けれども、単独でそのような意識を生み出すわけではなく、書物、思想、仲間、先輩、教師、両親などの影響を受けながら個別性を自覚するようになります。現代社会の青年期の人間の多くは高校生、大学生であり、いわゆる職をもった社会人ではありません。このような社会人としての役割と責任を免除された状態で自己同一性を模索することを社会心理的「モラトリアム」と呼びます。自己同一性の獲得は親からの独立や恋愛における親密性、そして友人関係の変化を起こします。それまでは両親を同一視の対象としていましたが、それが友人に移り、自己が主体的になることで、一人の人を愛するといった恋愛が実ります。

その一方で、選択肢を前に選択を迫られても決断

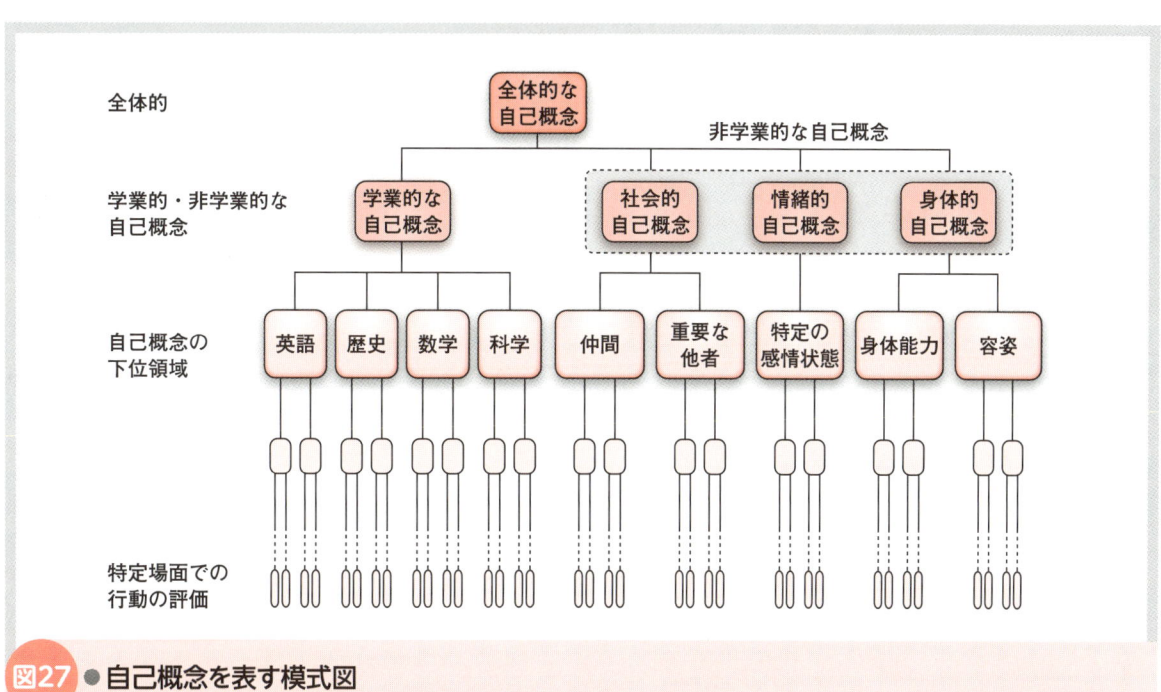

図27 ● 自己概念を表す模式図

自己の概念は社会的な他者との関係性によってつくられていくというモデル。
(Coleman J et al（白井利明、他・訳）：青年期の本質．ミネルヴァ書房，2003より)

表2 ● 自己同一性の拡散の感覚

自己同一性拡散の感覚	内　容
1. 選択の回避	● 選択したことに縛られるのが嫌で、何も選択しない ● 際限なく選択を延期する
2. 自意識過剰	● 空想した自分の世界のなかで自己陶酔する ● 現実のものが自分にふさわしくみえない
3. 時間的展望の喪失	● 何かを期待して、粘り強く行動することを放棄する ● 将来に対する見通しをもたない ● 何をしても、一時的なものとしか感じられない ● 無秩序な生活時間
4. 勤勉さの欠如	● こつこつと地道にやらない ● 好きなことだけに没頭する ● 何をやっても自分が生かされない
5. 対人的距離の失調	● 相手との適切な距離が保てず、相手に甘えるか、相手に圧倒されてしまうかのどちらかである ● 孤立し、引きこもる ● 人との親密な関わりを避ける
6. 否定役割への固執	● 暴走族に加わるなど、社会が価値をおいているものとは反対のものを自分の拠り所とし、そのなかでつっぱって生きる
7. 権威の否定	● いかなる権威も認めない ● 従属関係のあるいかなる組織にも参加しない ● 上の人にへつらい、下の人に支配的である
8. 理想の混乱	● 社会に飲み込まれる不安が強い ● 何を選んでよいかわからず、1つの主義によって割り切る
9. 性的混乱	● 自己の性、性的役割が受け入れられない ● 異性を愛せない

(小此木啓吾：現代青年とモラトリアム人間論. 小此木啓吾, 小川捷之：臨床社会心理学2, 統合と拡散, 現代のエスプリ別冊, p.248, 至文堂, 1980／鑪　幹八郎：アイデンティティの心理学. pp.76-81, 講談社, 1990／西平直喜：シリーズ人間の発達4, 成人になること. pp.93-104, 東京大学出版会, 1990より統合して改変)

できずあきらめてしまい、自分で自分がわからなくなり混乱してしまいます。これを同一性拡散と呼び、さまざまな対象に積極的な感心を抱かなくなる状態を指します。なかでも、職業的アイデンティティを決められないことが、何よりも青年期の人間を混乱させ、一時的にさまざまな人たちに同一化してしまいます。このような状態を含むことから、同一性拡散を自己喪失感と同義に扱います。自己探求を続ける青年の多くが一時的に自己喪失感を経験します。なお、自己同一性の拡散のさまざまな感覚は表2のようにまとめられています。現代社会はモラトリアムの様相は否めません。職業意識が自己同一性を形成するうえで大きなウエイトを占めますが、社会人として独立していない青年期に自己同一性を求めすぎてしまうと同一性拡散を引き起こしやすくなってしまいます。むしろ、この意識は現代社会においては、成人期を含めたスパンで考えるほうがよいでしょう。

6 成人期前期のライフサイクルとアイデンティティ

　成人期はいわゆる大人であり、発達を終えて人と成り人生が始まるというわけですが、成人期にもさまざまな発達的変化をきたすことから生涯発達と呼ばれる概念も形成されました。大人であることの条件としては、認知的側面では知的能力、コミュニケーション能力、作業能力、生活スキルの充実があげられます。一方、心理的側面では自覚・責任感、社会的判断力、自己抑制力と他者への配慮、異性との継続的関係の形成、そして社会的側面では経済的な自立、社会的役割・地位の獲得ならびにその役割の遂行があげられます。

　この時期の発達プロセスは主に人格の成熟と個性化のプロセスが生じ、社会的な活動（仕事や家庭生活）に密接に関与しています。エリクソンは成人期を前期と後期に分けています。本邦においては、前期は23歳〜35歳を表し、通過儀礼としての就職後からスタートすると考えてよいでしょう。その発達課題として「親密性」と「孤立」をエリクソンはあげています。親密性とは異性を含めた自己を自分以外の人と心的に関わらせることで、就職や恋愛、結婚を経験させるように自己を導きます。就職や家庭を築くということは生産を通じて社会貢献するということです。労働的に何かを生み出す直接的・間接的に社会に貢献することであり、自己の社会的存在価値を保証するものです。やりがいや生きがいというよりも、むしろ何かを生み出している、何かに貢献しているという意識が職業人としての自己確立に影響を与えていきます。すなわち、この時期は、与えられた義務と責任を自覚し、自己からみた社会・他者像でなく、他者・社会から見た自己像を意識し、自分自身が期待する社会像でなく、「社会が私に何を期待しているのか？」をメタ認知する時期といえます。一方で、仕事や家庭に慣れてくると、その日々の単調さに耐え、地道に継続していくことを学んでいきます。

　このように非常に充実した時期であるがゆえに、他者や社会と親密性を築くことができない場合は孤立し、破局的思考を呈することがあります。自分以外は何者も存在しないという意識を抱いたり、自分にとって危険と感じられる力や人物の存在を拒絶し、必要とあれば攻撃しようとする意識が起こったりします。青年期で確立された自我同一性が強まり、他者との違いばかりを意識して、自己からみた社会像ばかりでしかないと、他者と共存する意識を欠落させ、相手からどのように自分が見られているかを感じることができなくなるきらいがあることから、現実的な志向性にうまく転換することが求められる時期でもあります。いずれにしても、他者との関わりを断絶せず、自己による生産性を高め、社会から何を望まれているかメタ意識をきかせる時期といえるでしょう。

7 成人期後期のライフサイクルとアイデンティティ

　成人期後期は36〜64歳を示し、子どもを育て次世代への貢献を意識できる年齢です。この場合、自分の子どもに対する愛情的態度・行動だけでなく、社会的に次の世代を育てるという意識やそれに基づいた行動が生まれてきます。第2部で説明した「知恵」と称される結晶的知能が向上し、その経験を自分よりも下の世代に伝える大事な時期であり、自らの身体的衰えの意識にも押されるように、次世代の教育に熱を入れる時でもあります。

　エリクソンはこの時期を「世代性」と「停滞」という発達課題に分けています。子どもを持ち世話をし、育てることと同時に、仕事のために尽くすことに意欲を示します。尽くすという意識は現実の受容と社会的責任を自覚できていることの現れです。この時期は、単純な理想や個人の力の無力さを感じる時でもあり、矛盾や不条理のなか、生活をしていく時でもあります。よって、実社会をありのままに受け入れ認めていくことや、自己の無力さがゆえに協力という意識で社会を構成する一員としての責任を自覚し、道徳的に行動ができるようになります。

　その一方で、責任や役割がなく、社会的貢献の意識が得られないと、歪んだ、あるいは強迫的な親密さを求めたり、対人関係における退行現象となり、停滞が生じてきます。

　成人期後期では人生に課せられたさまざまな制約や限界に気づき、それを受け入れ、「だとすれば、どのように行動し、貢献すべきか？」を考える時期です。大きく影響しているのは生物学的な老いと衰え、そして一人称としての死の意識、そして自己の力量をメタ認知し、さらに自己の人格的限界にも気づくようになります。これらのプロセスを経ることで、さまざまな自己の人生の制約や限界を認め、死する存在として自己を自覚し、後に生きる人に託すという教育的・生産的意識を起こしていくわけです。

Column マズローの欲求階層

　マズローの欲求階層（図）は発達プロセスを考えるうえで参考になります。生後間もない時期には、自己の生命を守るために、一番下位層の生理的欲求を実現するため、泣いてお乳をもらいます。これは生きるための生理的欲求を他者に伝えるといった生物学的な手段です。こうしたことを可能にするためには脳幹や脊髄の機能が必要です。

　その上の層には安全欲求があります。安全欲求は本能的な自己防衛を含んでいることから、この本能のなかには生物学的な情動や記憶を含んでいます。これには大脳辺縁系が関わり、安全の欲求をつくっていきます。母親や家庭という安全基地を意識するのも大脳辺縁系の関わりとこの安全の欲求が働いた結果です。

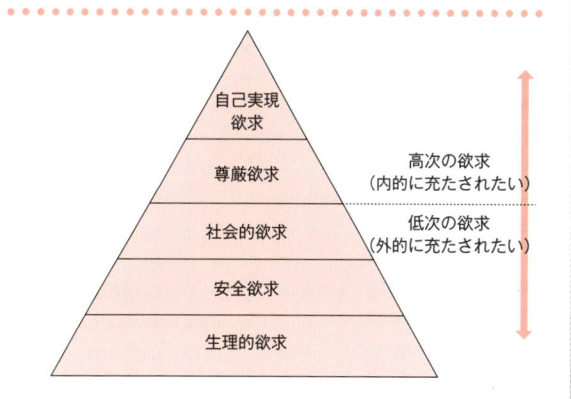

　その上には社会的欲求があります。これは集団に属したり、仲間に対して求愛したりする欲求ですが、これは社会を形成していくうえで重要です。互いに愛し愛されたりする欲求であり、大脳辺縁系のみならず大脳皮質の関与が起こってきます。家庭だけでなく他の集団（幼稚園での友人同士）に属しコミュニティを形成していくうえで重要な欲求になります。

　その上には尊厳欲求があります。これは他者に見られるといった外的な報酬だけでなく、認められるといった内的な報酬を含んでいます。他者から認められたいという欲求が生まれ、外的なモノでなく内的な心を充たしたいといった欲求が生まれてきます。これには大脳皮質が大きく関与してきます。「このような行動を起こせば認められるのではないか？」といった表象的思考が関わることから、学童期から顕著に発達していきます。

　最も上の層が自己実現の欲求です。自分の能力を引き出し創造的な活動がしたいといったものであり、これには自我同一性の発達が重要になってきます。いわゆる私らしさを意識するようになり、これにより職業の選択や進路の選択が起こってきます。自立心をベースに自我同一性を意識することで自己実現の欲求が生まれてきます。大脳皮質、なかでも前頭前野の発達が重要であるため青年期でこうした欲求が具体化してきます。

　マズローは晩年、5段階の欲求階層の上に、もう一つの欲求を追加しました。それは自己超越の欲求です。これは目的の遂行・達成だけを純粋に求めるという領域であり、見返りも求めずエゴもなく自我を忘れてただ目的のみに没頭するということであり、すなわち他者を育てることやコミュニティ発展の欲求と考えることもできます。自己よりも他者そして社会の発展を求める志向性です。この欲求の出現は、脳が成熟していくことで生まれる高度な人間がもつ志向性であり、いわゆる大人の脳で生まれるものです。

8 老年期のライフサイクルとアイデンティティ

　老年期とは65歳以上を指し、人生を総括する時期です。家庭や仕事の義務から離れ、人生における自己を強く自覚する時期です。責任がなく自己を意識することができるのは、青年期のモラトリアムの期間以来となります。この振り返りは、物や人を世話し、自分以外の自己を生み出し、物や思想を生成することであり、こうしたプロセスを経て成り立つのが自己ということになります。よって、その振りかえりは勝利や失望に自らを順応させてきたプロセスとなります。自分の人生を自分自身によってあらゆる経験や記憶から統合させていくわけです。エリクソンはこの時期の発達課題を「統合」と「絶望」と表現しています。

　その一方で、さまざまなものを喪失する時期でもあります。生物学的な心身機能や健康（生命も含む）だけでなく、社会的な地位や役割を失います。まずはこの喪失への適応が必要になる時期です。成人期後期から老年期への意識の移行においては、定年や年金などの通過儀礼だけでなく、社会的役割の喪失も大きく影響します。老年期における再度社会へという再社会化の意識や行動のためには喪失感への適応だけでなく、同年代の人々との継続的な親交、社会および市民としての義務を果たすこと、そして心身的に満足な生活を送ることへの準備が重要と考えられています。引退後に再度起こる自己の再認識、そして自我同一性の変化、この発達プロセスを通じて再社会化（社会への適応、自己受容、行動変容）が起こるわけです。

　その一方で、目標（ゴール）を果たせなかったことや大きな失敗、あるいは自己の無意味な人生を悔い、自己を承認できないケースにおいては、絶望感に陥ります。成人期は生きがいややりがいよりも、労働力として生産性を上げ社会に貢献しているという意識が重要と述べましたが、老年期はその生産性を生物学的にも社会的にも奪われてしまったわけですので、この時期においてむしろ生き甲斐という概念が重要になってきます。社会的な関わりが多い人は脳の機能を維持するであったり、孤独は健康を阻害し死亡率を高めるといったものであったりと、さまざまな研究からもこの時期の社会参加は重要なライフプロセスになります。この場合、社会参加の離脱をできるだけ抑止し、結晶的知能を活かした祖父母としての子育てへの参加、あるいは経験者としての次世代への伝達の機会を与えることが重要です。自己の不十分な経験であっても次の世代に対しては役立つという報酬感は、老年期以降の挑戦的関わりという意識を生み出すのにとても重要です。老年期は、自らの結晶された経験を次世代に伝えるということが、種の保存のための社会的責任であり、その役割を担うことは人間らしく生きることにとって重要であることを自覚し、自己の人生を振り返りつつ終焉（死へ適応）させていく時期になります。

第4部

観察結果の
マトリクス的統合
―発達を複眼的に捉える思考法―

運動や感覚統合から自己の身体運動や身体感が発達してくるという視点（第1部）、概念的思考力が発達してくるという視点（第2部）、そして、自己と他者あるいは物理的環境の統合を通して社会的な存在として発達してくるという視点（第3部）についてこれまで概説し、人間の発達を観察してきました。これらは細分化された人間の能力・発達と捉えることもでき、そのように観察することは、運動、認知、社会性という視点をトップダウン的思考に基づいて観察する方法といえるでしょう。

この第4部ではいくつかの発達検査を示していきますが、そのほとんどが、検査項目を運動、認知、社会性に分類し、それぞれの視点から評価した能力を得点化する方法をとっています。そして、最終的にそれらの得点を合計し、統計上示される定型発達と比べ、発達の遅延の有無を判断するという手続きになっています。こうした視点は、発達を捉えるうえで「なにが」「どのように」問題であるかを明確かつ客観的に知るために有用であることは間違いありませんが、さらに本書の第1部から第3部で示してきた3つの視点、いわば「発達テーマ（＝発達のうえで主要な軸となるもの）」という観点から、一人一人の子どもの抱える発達の姿をできる限り統合的に理解するための考察が必要です。

つまり、一人の人間として捉えると、決してそれらが独立して発達しているとはいえません。運動、認知、社会性に分化された人間がもつ能力は相互に関係し合い、それぞれの発達に影響を与え、一人の人間の脳のなかに表象として統合されていきます。たとえば、「二足歩行できること」「手を使って道具を操作できること」「記憶やイメージなどを使って未来をシミュレーションできること」「言語を利用できること」「他者に共感したり、他者の信念や意図を理解すること」「自他の信念を区別し自己の振る舞いを調整できること」など、人間を人間たらしめるこれらの能力は、互いに関係し合っていることは想像に難くないからです。

この第4部では、現在使用されている発達検査の概要を紹介するとともに、一例として使用頻度の高い発達検査である「遠城寺式・乳幼児分析的発達検査法」（図1）に触れながら、運動、認知、社会性といった人間発達に欠かせない能力の発達に留意しながら検査によって得られた情報を統合してその子どもの発達像を理解していく考え方を解説していきます。すなわち、この第4部では、既存の各種発達検査によって得られる結果を、第1部〜第3部で述べてきたような人間の発達の大きな特徴を踏まえて解釈することによって

> **Column** 新生児の評価
>
> 新生児は生理的所見である呼吸、心拍・心音、筋緊張、反応、皮膚所見、哺乳力、排尿・排便初見、血液循環動態、代謝動態、黄疸、睡眠と覚醒などの評価が中心です。新生児仮死を示す指標にアプガースコアがあります（表）。これは先に示した生理的所見のなかでも、心拍数、呼吸、筋緊張、刺激に対する反応、皮膚色の5項目から調べるものです。8点以上は正常、7点以下は仮死、4点以下は重症仮死と位置づけられています。出生から1分後と5分後に評価を行います。なお、予後は5分後の所見に関連するといわれています。
>
> その他、新生児に用いられる発達学的評価としては、新生児行動評価（neonatal behavioral assessment scale：NBAS）、Prechtlの自発運動観察法（general movements：GMs）、Dubowizの神経学的評価があります。それぞれに特徴があります。NBASは行動に関連する総合的な評価であり、28項目の行動評価、18項目の神経学的評価からなります。総合的評価であるがゆえに、この概念と評価は発達支援に関わる者の共通理解として認識されています。GMsは自発的な全身運動に着目した評価です。随意運動の出現とともに、その質的変化を観察しながら評価するもので、乳児の神経学的予後を予測する指標として利用されています。Dubowitz神経学的評価は低出生体重児の姿勢とその緊張パターンを評価するものです。評価内容は筋緊張だけでなく、運動や行動の項目も含み、姿勢観察からの問題を明らかにするものになっています。

アプガースコア（apgar score）

評価内容 \ 点数	0	1	2
心拍数	ない	100以下	100以上
呼吸	ない	弱い泣き声／不規則な浅い呼吸	強く泣く／規則的な呼吸
筋緊張	だらんとしている	いくらか四肢を曲げる	四肢を活発に動かす
反射	反応しない	顔をしかめる	泣く／咳嗽・嘔吐反射
皮膚の色	全身蒼白または暗紫色	体幹ピンク・四肢チアノーゼ	全身ピンク

いっそうよく活用するという、いわば発達を複眼的に観察するための「観察力」を養うための視点の一端を、読者（学生、医師、理学療法士、作業療法士、言語聴覚士、保育士、教師、保護者など）に提供していきます。なお、図2として「デンバー発達判定法」も載せました。

氏名			男女	外来番号		検査年月日	1. 年 月 日	3. 年 月 日
				外来番号			2. 年 月 日	4. 年 月 日

生年月日	年 月 日生	診 断					

4:8		スキップができる	紙飛行機を自分で折る	ひとりで着衣ができる	砂場で二人以上で協力して一つの山を作る	文章の復唱 (2/3) 子供が二人ブランコに乗っています。山の上に大きな月が出ました。きのうお母さんと買物に行きました。	左右がわかる
4:4		ブランコで立ちのりしてこぐ	はずむボールをつかむ	信号を見て正しく道路をわたる	ジャンケンで勝負をきめる	四数詞の復唱 (2/3) 5－2－4－9 6－8－3－5 7－3－2－8	数の概念がわかる (5まで)
4:0		片足で数歩とぶ	紙を直線にそって切る	入浴時、ある程度自分で体を洗う	母親にことわって友達の家に遊びに行く	両親の姓名、住所を言う	用途による物の指示 (5/5) 本、鉛筆、時計、いす、電燈
3:8		幅とび（両足をそろえて前にとぶ）	十字をかく	鼻をかむ	友達と順番にものを使う（ブランコなど）	文章の復唱 (2/3) きれいな花が咲いています。飛行機は空を飛びます。じょうずに歌をうたいます。	数の概念がわかる (3まで)
3:4		でんぐりがえしをする	ボタンをはめる	顔をひとりで洗う	「こうしていい？」と許可を求める	同年齢の子供と会話ができる	高い、低いがわかる
3:0		片足で2～3秒立つ	はさみを使って紙を切る	上着を自分で脱ぐ	ままごとで役を演じることができる	二語文の復唱 (2/3) 小さな人形、赤いふうせん、おいしいお菓子	赤、青、黄、緑がわかる (4/4)
2:9		立ったままでくるっとまわる	まねて〇をかく	靴をひとりではく	年下の子供の世話をやきたがる	二数詞の復唱 (2/3) 5－8 6－2 3－9	長い、短いがわかる
2:6		足を交互に出して階段をあがる	まねて直線を引く	こぼさないでひとりで食べる	友達とけんかをすると言いつけにくる	自分の姓名を言う	大きい、小さいがわかる
2:3							

～～～～～～～～～～～～～～～～～～～～～～

0:2		腹ばいで頭をちょっとあげる	手を口に持っていってしゃぶる	満腹になると乳首を舌でおし出したり顔をそむけたりする	人の顔をじいっと見つめる	いろいろな泣き声を出す	
0:1		あおむけでときどき左右に首の向きをかえる	手にふれたものをつかむ	空腹時に抱くと顔を乳の方に向けてほしがる	泣いているとき抱きあげるとしずまる	元気な声で泣く	大きな音に反応する
0:0	暦年齢	移動運動 手の運動 基本的習慣 対人関係 発語 言語理解	移動運動	手の運動	基本的習慣	対人関係	発 語	言語理解
[年:月]		運 動			社 会 性		言 語	

© 遠城寺宗徳　遠城寺式乳幼児分析的発達検査法，慶應義塾大学出版会，1977．

図1 ● 遠城寺式・乳幼児分析的発達検査法（九大小児科改訂版）

Column 乳幼児期の身体構造の発達

　在胎37週から41週末日の間に生まれる場合、正期産児と呼ばれ、体重は2,500～3,999gの新生児をさします。37週未満の児を早期産児と呼び、脳障害を受けるリスクが高まります。よって、厳重な新生児ケアが必要になってきます。42週以降は過期産児と呼びます。低出生体重児とは2,500g未満、1,500g未満を極低出生体重児、1,000g未満を超低出生体重児と呼びます。4,000g以上は巨大児と呼びます。生後3ヵ月で6,000g、1歳児には9,000gになり、幼児期を経て6歳には約20.0kgになります。

　身長は出生時48.0～49.0cmであり、1歳児には約74.0cmになり、幼児期を経て6歳児で平均114.0cm前後になります。

　乳幼児期に最も特徴的なものとしては骨の発生と成長があります。そのなかでも手根骨が新生児から幼児期にかけて発生していきます（図、上）。また、頭蓋骨の大泉門は2歳までに骨化が進み完全に閉鎖します（図、下）。

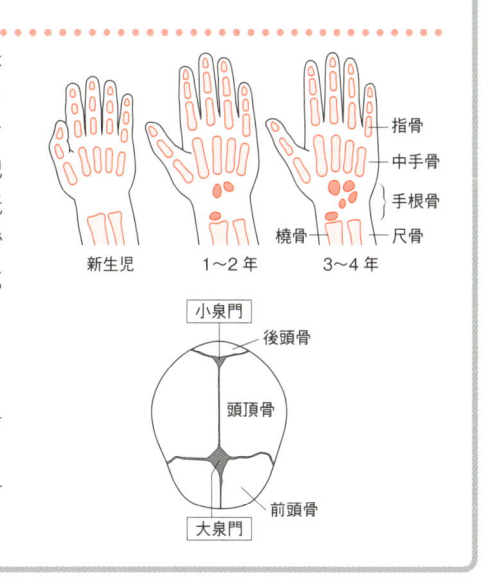

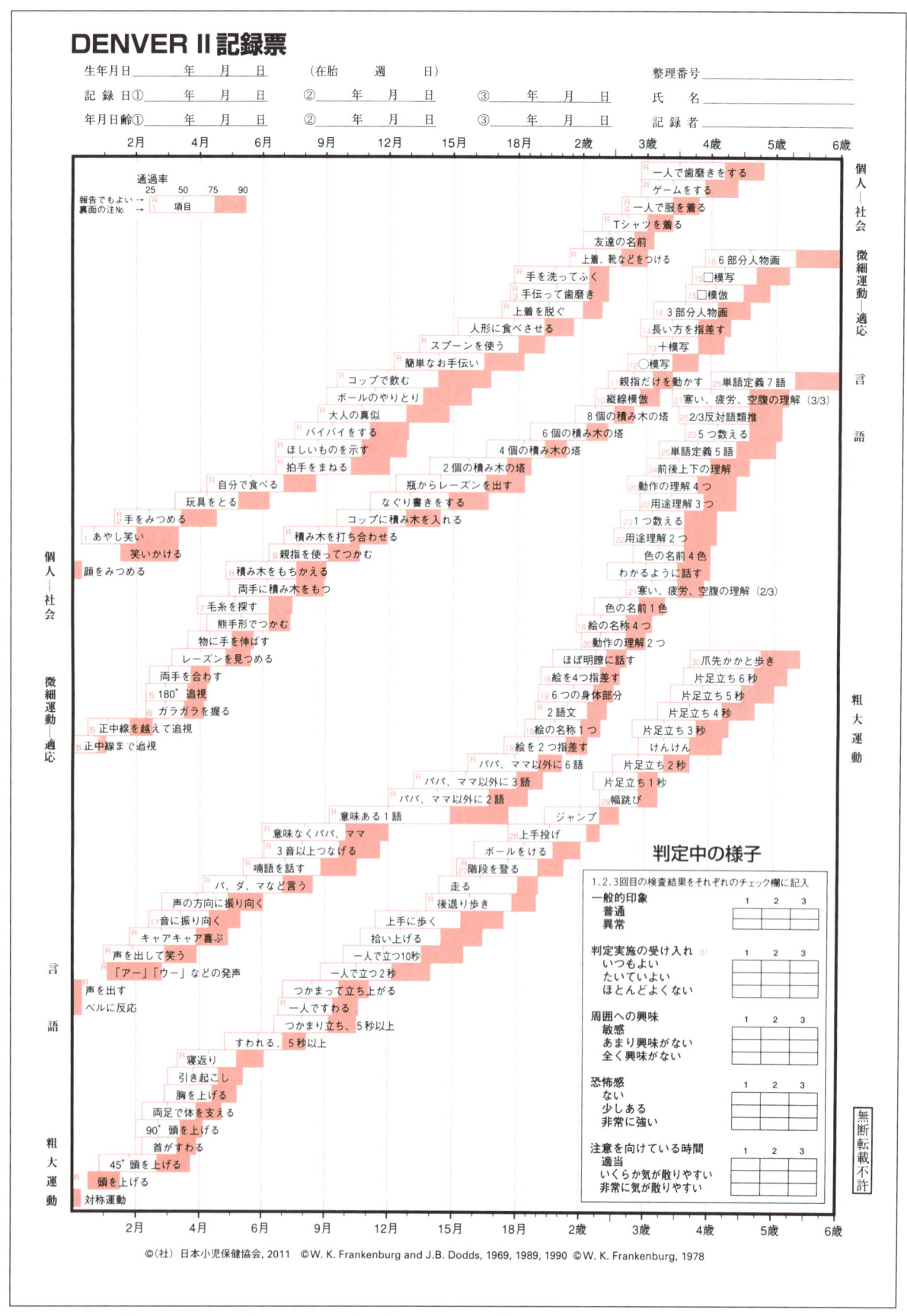

図2 ● DENVER II〜デンバー発達判定法

(Frankenburg WK (日本小児保健協会・訳):DENVER II〜デンバー発達判定法. 日本小児医事出版社より)

各種発達検査の概要

表1に一般的発達検査（スクリーニング検査を含む）、認知検査、社会能力の検査を示します。こうして概観するとそれぞれの検査法にはそれぞれに特徴がありますが、一般的発達検査を精査する

表1 ● 各種発達検査法の概要
（次ページに続く）

一般的発達検査

検査名	適応年齢	検査内容・特徴
遠城寺式・乳幼児分析的発達検査法	0〜4歳7ヵ月	移動運動、手の運動、基本的習慣、対人関係、発語、言語理解の6領域から検査し、発達の度合いを調べます。脳性まひの子どもでは運動障害が情緒や社会性の問題などは対人関係に影響してきます。本邦では標準化された検査として認識されています。15分ほどで検査が完了し、スクリーニング検査の代表として認識されています。（注記：こうした理由から、この第4部でもこの検査法を例としてとりあげながら述べています。）
DENVER Ⅱ（旧：改訂版日本版デンバー式発達スクリーニング検査：JDDST）（図2参照）	0〜6歳	個人−社会、微細運動−適応、言語、粗大運動の4領域、104項目から全体的に捉え、評価します。定型発達する子どもの25％、50％、75％、90％が可能になる時期を示す年月齢尺度が示されており、それが個人差の幅で帯として記入されているところに特徴があり、比較することが可能です。
津守・稲毛式乳幼児精神発達診断	0〜7歳	運動、探索・操作、社会、生活習慣、理解・言語の5つの領域の検査です。養育者が質問紙に記入するところに最大の特徴があります。また、0〜3歳用は、主に家庭生活で示す行動から、また3〜7歳用は主として幼稚園などの社会生活の側面から観察するような質問紙になっています。
新版K式発達検査	0〜14歳	姿勢・運動、認知・適応、言語・社会の3領域に分け数値を算出します。すなわち、発達指数を算出するもので、それは発達指数(DQ)＝発達年齢(DA)÷生活年齢(CA)×10から計算されます。比較的詳しく検査するため所要時間が60分ほどかかり、スクリーニング検査としては不適切です。

知能検査

検査名	適応年齢	検査内容・特徴
WISC-Ⅳ知能検査	5歳〜16歳11ヵ月	言語理解指標、知覚推理指標、ワーキングメモリ指標、処理速度指標から構成されています。言語は概念形成や推理力（流動性知能）、習得知識（結晶性知能）、知覚は非言語による絵の概念などの空間認知や視覚−運動協応、ワーキングメモリは数唱など一時的な記憶の保持や注意力、処理速度は刺激に対して正確に処理する能力であるプランニングなどを調べます。最終的に全検査IQが算出されます。
WPPSI知能検査	3歳10ヵ月〜7歳1ヵ月	6種類の言語性下位検査と5種類の動作性下位検査で構成されています。これらから、言語性IQと動作性IQ、そして全検査IQを算出します。WISC検査の幼児版と位置づけられていますが、それらの対象に対する綿密な知能検査であると認識されています。
田中−ビネー知能検査Ⅴ	2歳〜成人	知能の特徴を思考、言語、記憶、数量、知覚などから総合的に検査する方法で、成人までを対象にしています。また、結晶性領域、流動性領域、記憶領域、論理推理領域の領域別ならびに総合的に評価し、DIQを算出します。

と、その内容は「運動・行為」「言語を中心とした認知」そして「対人関係や適応を意識した社会性」の発達を調べるものになっています。これは本書の第1部から第3部までに記述してきた内容に含まれる「要素」を質問紙などで客観的に調査していくものになっています。こうした検査法を使いながら、その結果を次節から掲げる主要な「発達テーマ」を判断するためのデータとして活用していく必要があります。

表1 ● 各種発達検査法の概要（続き）

検査名	適応年齢	検査内容・特徴
DAMグッドイナフ人物画知能検査	3歳〜10歳	描画行動には運動機能、視覚−運動協応、認知機能が必要になりますが、人物像を描くことで、それぞれの身体部位の描き方によって知的水準を算出する方法です。また、知能の視点だけでなく、ボディーイメージの発達を観察することができる特徴があります。
WAIS Ⅲ知能検査	16歳〜89歳	言語性IQ、動作性IQ、全検査IQの3つのIQを算出します。また、言語理解、知覚統合、ワーキングメモリ、処理速度の4つの群指数も検査します。言語理解は単語や知識を、知覚統合は絵画完成や積木模様から、ワーキングメモリは数唱や語音整列、処理速度は符号や記号探しから調べていきます。一般的によく知られている知能指数（IQ）を算出する方法です。

認知（言語、知覚）検査

検査名	適応年齢	検査内容・特徴
ITPA言語学習能力診断検査	3歳〜9歳11ヵ月	コミュニケーションに関連する言語学習能力を調べるものであり、回路、過程、水準の3次元で示した10種類の検査項目により判定するものです。その内容は、ことばの理解、動作の表現、絵の理解、文の構成、ことばの類推、絵さがし、絵の類推、数の記憶、ことばの表現、形の記憶から成り立ちます。学習障害（LD）児を調べる検査として代表的なものです。
フロスティッグ視知覚発達検査	4歳〜7歳11ヵ月	5つの視知覚技能の検査からなります。すなわち、視覚と運動の協応、図形と素地、形の恒常性、空間における位置、空間関係です。知覚能力に困難のある領域や程度を捉える代表的な検査です。
日本版ミラー幼児発達スクリーニング検査（JMAP）	2歳9ヵ月〜6歳2ヵ月	基礎能力、協応性、言語、非言語、複合能力など認知能力を中心とした全26項目の評価項からなる就学前幼児を対象とした検査です。対象年齢を低年齢層にしぼり、障害をもつ可能性の高い子どもを早期発見しようとするものです。

社会能力の検査

検査名	適応年齢	検査内容・特徴
小児行動質問紙（CBCL）	2歳〜18歳	2歳〜3歳用と4歳〜18歳用があります。情緒と行動を総合的に評価する質問紙で構成されています。その内容はひきこもり、身体的訴え、不安・抑うつ、社会性の問題、思考の問題、注意の問題、非行的行動、攻撃的行動の8つの症状尺度と内向尺度と外向尺度2つの上位からなります。保護者が質問紙に回答していくものです。
自閉症スクリーニング質問紙（ASQ）	特になし	5歳以下用と以上用があります。39項目からなる自閉症を判断する項目から構成されるスクリーニング検査です。保護者が回答していくものです。
心の理論テスト	特になし	さまざまな心の理論の検査法がありますが、通常、他者の意図や感情を読み取る3〜5の課題のストーリー性のあるものを利用して検査していきます。知的障害のない自閉症スペクトラムを明らかにする際に役立ちます。

発達の複眼的観察方法

発達テーマ①
「誕生から頸定までのステージ」

　生後間もない新生児の身体は、小さいながらもその構造は完成されています。一方、機能的側面はまだ完成されているとはいえません。生まれて間もない新生児の動きは無秩序であり、徐々にそれが収束し、秩序を備えた動きが可能になります。こうした運動発達は自己の身体から得られる体性感覚情報に基づき起こってきますが、一度動きを収束し、その後自由度をもった動きへと発達していくためには、神経系の発達が関与していきます。けれども、この神経系の発達には身体運動の経験が影響しているわけですから、まずは身体を介した学習ということになります。こうした身体を介した体性感覚フィードバックは自己の身体を知る手続きだけでなく、外部環境を知るためにも重要な手続きになります。

　神経系の発達には順序性がありますが、胎児期後半から皮質脊髄路の髄鞘化が始まります。髄鞘化は身体運動を介することで促進されていきます。このようなプロセスを経て、大脳皮質の運動関連領域の機能が発達し、脊髄神経による原始反射が統御されていきます。こうした統御は意図的な運動を行ううえでとても重要です。発達が身体の中枢から末梢へと進むのであれば、その意図的な運動は頸部から起こっていきます。この運動を促進するためにとても重要なプロセスが五感の発達です。なかでも、対象を見るという意図的な動きは頸部の運動発達にとって、とても重要な手続きです。背臥位では見る対象が限られますが、腹臥位では見る世界がより広がります。すなわち、背臥位で動く対象を観察する際には、相手に依存したプロセスになりますが、腹臥位ではそれを観察する際、頸部を伸展させれば自己の意図によって自由に操作することができます。こう

Column 脳性麻痺

　脳性麻痺は英語でcerebral palsyと呼び、その頭文字をとってCPとも呼ばれています。脳性麻痺とは「胎生期（出産前）、出産時、出産後一年間に脳のある部分に損傷を受けたことによる随意筋の運動機能障害」を指します。非進行性で生涯を通じて存在するのがこの症状の特徴です。

　出産前に原因があるものは全体の約30％です。母子の血液異常、母体の妊娠中の感染・中毒、脳の先天性発育障害、黄疸、未熟状態・仮死状態での出産などによって起こる場合があります。なお、後で示す痙直型の脳性麻痺児では、仮死状態での出産率が高いといわれています。一方、黄疸（体内の貧血状態）では、アテトーゼ型になることが多いといわれていますが、今日の医療の早期治療体制により大部分を防ぐことができるようになっています。一方、出産時は全体の約60％で、分娩の際、胎児の頭へ外傷が与えられることや、脳の無酸素症などによるものです。また、出産後の原因は10％ほどであり、脳内出血、各種の感染症によるものがほとんどです。

　脳性麻痺は大きく次の症候群に分類されます。1) 痙直型：四肢の筋肉に痙直がみられるものであり、大脳皮質のダメージにより外側皮質脊髄路（錐体路）が損傷されたものをさします。2) アテトーゼ型：筋の緊張は強いですが痙直型とは区別されます。すなわち、顔面や四肢の筋肉の不随意運動が出現するパターンがこれに相当し、四肢の運動は自己の意志によらず目的もなく行われます。また、何か目的のある動作をしようとする時や、精神的に緊張している時にはアテトーゼが強く出現します。大脳基底核病変や皮質脊髄路以外のいわゆる錐体外路の損傷が原因です。3) 失調型：運動時において筋群の協調ができず、姿勢、四肢運動のコントロールがうまくできない状態であり、バランス障害や筋緊張の低下を引き起こします。小脳などへのダメージが原因です。4) 混合型：上記のタイプが混合している状態を指します。

　また、痙直型麻痺は1) 単麻痺：1個の上肢または下肢だけ麻痺、2) 片麻痺：片側だけの上・下肢の麻痺、3) 両麻痺：主に両下肢が麻痺、4) 三肢麻痺：両下肢と共に片上肢の麻痺が出現、5) 四肢麻痺：四肢に麻痺が出現の5つにタイプが分かれています。

　脳性麻痺は非進行形の疾患ですが、加齢に伴い筋の過緊張や不随運動によって全身の関節にストレスが加わることで骨関節系にさまざまな二次的障害が起こるとともに、運動経験の欠乏からそれに基づく認知・社会性の発達にも影響してきます。

した外界に意を発するといった動きを通じて脳機能が発達するとともに、抗重力活動を促進していきます。頸定する4ヵ月頃までは背臥位でなく腹臥位を好むというのは、外界を知ろうとする情動・欲求が源となります。

　頸定することによって、頸部コントロールの自由度が増大し、それにより注視・追視だけでなく、目と頸の協応によって動く対象物を捉えることができ始めます。こうした目と頸の協応はフィードフォワード制御を発達させるだけでなく、運動視を含めた空間知覚といった認知発達につながっていきます。一方で、寝返りや座位バランスに対してもポジティブな効果を与えていきます。すなわち、頸部を安定させるための上部体幹（肩甲骨周辺）が固定から解放され、意図的な運動へとその運動システムが参加できるようになります。すなわち、抗重力位での上肢の運動コントロールが可能になることで運動の自由度が与えられていくのです。すでに頸定する頃には、背臥位にて目の前の対象物を摑むことが可能になっています。よって、座位バランスは不安定ながらも、その姿勢をできるだけキープしながら、対象物を目で見てそれを摑もうとする意図が発生していきます。とりわけ、上肢の運動コントロールのためには下部体幹の固定性が重要となるため、体幹の筋活動の発達にも関与していきます。さらに上部体幹は意図的な運動に、下部体幹は固定に作用するといった運動の分化が起こっていきます。これに基づき寝返り動作も自立へと進んでいきます。

　さらに、これに基づき自ら能動的に対象物に関わることが可能な腹臥位や座位姿勢にて、目と手の協応を発達させていきます。このプロセスは運動発達だけでなく、空間知覚の発達、そして視覚と体性感覚を統合していくプロセスに基づいたイメージの発達、そして、他者との関わりに従って触れる対象物に対する共同注意や、その時、他者から与えられる言語によって起こる認知発達や社会性の発達、そしてそれに関わる脳機能の発達を促進していきます。

　こうしたことを念頭におくと、遠城寺式乳幼児分析的発達検査法でも、大きく運動、社会性、言語に分類されており、頸定（首がすわる）する4ヵ月頃までには、対象物を摑む、対象物（おもちゃ）を見ると動きが活発になる（意欲）、他者を意図的に観察することによるポジティブな情動の発達、そして、喃語の発生前の笑い声の生成や単純な音を発声させることが可能になってくるという発達の流れに沿って検査項目が配列されていることがわかります。検査で捉えるそれぞれの発達要素は分化された独立した能力ですが、地球上で生活する人間にとって、重力を受け、その重力に適応しながら外界を知ろうとする欲求や意図、そしてそれに関係する他者の影響を受けながら、一人の脳の中で統合しながら発達していくことが理解できるでしょう。

発達テーマ②
「能動的な外界探索および意図の共有」

　大脳の連合野は生後6ヵ月頃より徐々に髄鞘化を開始します。連合野の発達は自己と環境との相互作用の産物なのですが、この時期、原始反射のほとんどが統御され、寝返りも自由に行えるようになります。姿勢変換が意図的にできるようになると、運動のシミュレーション機能が発達し、自己のボディーイメージの形成にポジティブに作用していきます。同時に座位姿勢も安定し、座位にて意図的に対象物を操作し始めます。手のスキルの発達にとってもちろんこのプロセスは重要なのですが、他者と二項関係を結ぶうえでも大切なプロセスになります。たとえば、摑んだおもちゃを相手に渡し、そして相手からそのおもちゃをもらうといったように、道具を媒介物として二者間のやりとりが循環していきます。これは循環反応であると、すでに第2部で説明しましたが、このやりとりはコミュニケーション言語の発達の基盤になります。こうしたように自らの身体運動は、言語発生以前において他者に対して意図を伝搬する役割をもっており、言語に関係する脳領域を発達させるだけでなく、社会性に関わる脳領域も発達させていくうえでとても重要です。手は私自身の意図や心を示す心的道具なのです。

　その後、9ヵ月にもなれば、這い這いが習熟し、つたい歩きも可能になり始め、目的とする遠い対象物に接触できるようになります。すなわち、移動は手段であり、目的は対象物を接触するというように手段と目的を分化させることが可能になってきます。これは知能の発達の基盤になっていきます。そして、このプロセスに基づき、自らの行動が目標志向的であることに気づき始め、それに関係する大脳皮質の連合野がさらに発達し始めます。とりわけ前頭前野は目標志向的に自己をコントロールする働きをもっていますから、こうしたプロセスを通じてゆっくりながらも発達をスタートさせていきます。さらに、移動手段を獲得し始めたということ

Column 自閉症スペクトラム症候群

　社会性やコミュニケーション能力の獲得といったものに特異的な発達遅滞を示す症候群に自閉症スペクトラム症候群（autism spectrum disorder：ASD）と呼ばれるものがあります。自閉症（autism）やアスペルガー障害（Asperger's disorder）はこのなかに含まれます。通常、自閉症は上記の問題に加えて、こだわりが強くなる症状を含み、カナーによって発見されたことから、カナー自閉症とも呼ばれています。さまざまなものから診断されていますが、代表的なものとして自閉症スペクトラム質問紙（Autism Spectrum. Screening Questionnaire：ASSQ-R）があります（表）。

　この特徴を確認する診断は、情緒的相互作用の著明な欠如、コミュニケーション障害、限定された興味へのこだわりから行われます。情緒的相互作用の欠如は相手の意図や情動を読み取れなかったり、他者に対する興味を示さないなどで、コミュニケーション障害は言語、非言語の両者を含みます。一方、アスペルガー症候群の診断には話しことばの遅れを含めていません。したがって、知的障害を伴わないが、興味・コミュニケーションに特異性が認められる障害として位置づけられ、高機能自閉症とも呼ばれています。このタイプを「障害」や「症候群」として取り扱うことへの反論が強く、精神障害の分類のマニュアルであるDSM（Diagnostic and Statistical Manual of Mental Disorders）-5では自閉症スペクトラムとして統一されるようになっています。

自閉症スペクトラム質問紙（ASSQ-R）

記入年月日：20＿＿年(西暦)＿＿月＿＿日
記入した人：□母親　□父親　□担任

お子さんの名前：＿＿＿＿＿＿＿＿＿＿＿＿＿＿＿＿＿＿
お子さんの生年月日：＿＿＿＿年＿＿月＿＿日（満＿＿歳）

あなたのお子さんについて、「はい」、「多少」、「いいえ」の欄に✓または×を記入してください。
同じ年齢の児童生徒と比べて、特に目立つかどうかで考えて判断してください。

		はい	多少	いいえ
		□2	□1	□0
1	大人びている。ませている。	□	□	□
2	みんなから、「○○博士」「○○教授」と思われている（例：カレンダー博士）。	□	□	□
3	他の子どもは興味をもたないようなことに興味があり、「自分だけの知識世界」をもっている。	□	□	□
4	特定の分野の知識を蓄えているが、丸暗記であり、意味をきちんと理解していない。	□	□	□
5	含みのあることばや嫌みを言われてもわからず、ことば通りに受け止めてしまうことがある。	□	□	□
6	会話の仕方が形式的であり、抑揚なく話したり、間合いがとれなかったりすることがある。	□	□	□
7	ことばを組み合わせて、自分だけにしかわからないようなことばをつくる。	□	□	□
8	独特な声で話すことがある。	□	□	□
9	誰かに何かを伝える目的がなくても、場面に関係なく声を出す（例：唇を鳴らす、咳払い、喉を鳴らす、叫ぶ）。	□	□	□
10	とても得意なことがある一方で、極端に不得手なものがある。	□	□	□
11	いろいろなことを話すが、その時の場面や相手の感情や立場を理解しない。	□	□	□
12	共感性が乏しい。	□	□	□
13	周りの人が困惑するようなことも、配慮しないで言ってしまう。	□	□	□
14	独特な目つきをすることがある。	□	□	□
15	友達と仲良くしたいという気持ちはあるけれど、友達関係をうまく築けない。	□	□	□
16	友達のそばにはいるが、一人で遊んでいる。	□	□	□
17	仲のよい友人がいない。	□	□	□
18	常識が乏しい。	□	□	□
19	球技やゲームをする時、仲間と協力することに考えが及ばない。	□	□	□
20	動作やジェスチャーが不器用で、ぎこちないことがある。	□	□	□
21	意図的でなく、顔や体を動かすことがある。	□	□	□
22	ある行動や考えに強くこだわることによって、簡単な日常の活動ができなくなることがある。	□	□	□
23	自分なりの独特な日課や手順があり、変更や変化を避ける。	□	□	□
24	特定の物に執着がある。	□	□	□
25	他の子どもたちからいじめられることがある。	□	□	□
26	独特な表情をしていることがある。	□	□	□
27	独特な姿勢をしていることがある。	□	□	□

はい2点　多少1点　いいえ0点
判定：保護者が記入した時、19点以上　担任教師が記入した時、22点以上
＊注──この質問紙はEhlers, Gillberg & Wingによる論文（1999）をもとに井伊智子らにより日本語用に改変された。

は、自己の身体周辺のパーソナルスペースのみならず、遠距離の外部空間に対しても意識し始め、遠くを見ようと試み始めます。視力の発達と相互作用しながら、遠くの対象物に対して自己の意図を他者に伝えようと試み始めます。いわゆる指さしの誕生です。この時までに、すでに他者の視線に対して視線追従することを学んでおり、それに伴って情動を共有するプロセスを学習しているため、今度は自らの意図によって他者に自己の情動を共有してもらおうといった姿勢が現れてきます。この行動は自らが積極的に他者にコミュニケーションをとろうとする社会性の発達につながっていきます。さらに指さしは対象物の観察を他者と共有しようとする試みであり、これに成功すれば三項関係ができあがり、共同注意の発達へと進展していきます。共同注意に関

Column 注意欠陥多動症候群と学習障害

　注意欠陥多動症候群（attention deficit hyperactivity disorder：ADHD）は、行動を抑制できない特徴があり、多動性、不注意、衝動性の症状を含みます。いわゆる注意の集中を軸とする認知の障害と衝動的な行動が出現しそれを抑制できない行動の障害を指します。精神障害の分類のマニュアルであるDSM-IV-TR（表）やDSM-5などで診断が行われますが、過剰な診断も問題視されるようになっています。ADHDは社会適応を繰り返すことで減少していくとする報告もありますが、この症状が出現すると学習への問題が起こってきます。

　一方、学習障害（learning disability）は、読み書き、算数の障害とされ、なかでも最も多いのが読字障害（ディスレキシア：dyslexia）です。DSM-IV-TRの診断では算数障害、読字障害、書字表出障害、特定不能の学習障害に細分化されていましたが、DSM-5では限局性学習症・限局性学習障害（Specific learning disorder：SLD）と呼ぶようになり、DSM-IV-TRで細分していた障害は、包括され重なる病態、いわゆるスペクトラムとして再定義されました。今日、このように子どもの発達障害はスペクトラムの問題として位置づけられるようになっています。

注意欠如・多動性障害の診断基準

A．（1）か（2）のどちらか：
　（1）以下の不注意の症状のうち6つ（またはそれ以上）が少なくとも6ヵ月間持続したことがあり、その程度は不適応的で、発達の水準に相応しないもの：
　〈不注意〉
　　（a）学業、仕事、またはその他の活動において、しばしば綿密に注意することができない、または不注意な間違いをする。
　　（b）課題または遊びの活動で注意を集中し続けることがしばしば困難である。
　　（c）直接話しかけられた時にしばしば聞いていないようにみえる。
　　（d）しばしば指示に従えず、学業、用事、または職場での義務をやり遂げることができない（反抗的な行動、または指示を理解できないためではなく）。
　　（e）課題や活動を順序立てることがしばしば困難である。
　　（f）（学業や宿題のような）精神的努力の持続を要する課題に従事することをしばしば避ける、嫌う、またはいやいや行う。
　　（g）課題や活動に必要なもの（例：おもちゃ、学校の宿題、鉛筆、本、または道具）をしばしばなくしてしまう。
　　（h）しばしば外からの刺激によってすぐ気が散ってしまう。
　　（i）しばしば日々の活動で忘れっぽい。
　（2）以下の多動性－衝動性の症状のうち6つ（またはそれ以上）が少なくとも6ヵ月間持続したことがあり、その程度は不適応的で、発達水準に相応しない：
　〈多動性〉
　　（a）しばしば手足をそわそわと動かし、またはいすの上でもじもじする。
　　（b）しばしば教室や、その他、座っていることを要求される状況で席を離れる。
　　（c）しばしば、不適切な状況で、よけいに走り回ったり高い所へ上がったりする（青年または成人では落ち着かない感じの自覚のみに限られるかもしれない）。
　　（d）しばしば静かに遊んだり余暇活動につくことができない。
　　（e）しばしば"じっとしていない"、またはまるで"エンジンで動かされているように"行動する。
　　（f）しばしばしゃべりすぎる。
　〈衝動性〉
　　（g）しばしば質問が終わる前に出し抜けに答え始めてしまう。
　　（h）しばしば順番を待つことが困難である。
　　（i）しばしば人の話をさえぎったり、割り込んだりする（例：会話やゲームに干渉する）。
B．多動性－衝動性または不注意の症状のいくつかが7歳以前に存在し、障害を引き起こしている。
C．これらの症状による障害が2つ以上の状況（例：学校（または職場）と家庭）において存在する。
D．社会的・学業的、または職業的機能において、臨床的に著しい障害が存在するという明確な証拠が存在しなければならない。
E．その症状は広汎性発達障害、統合失調症、または他の精神病性障害の経過中にのみ起こるものではなく、他の精神疾患（例：気分障害、不安障害、解離性障害、またはパーソナリティ障害）ではうまく説明されない。

出典：APA編（高橋三郎，他訳）：DSM-IV-TR 精神疾患の分類と診断の手引き 新訂版．医学書院，pp59-61．2003．

しては、第2部、第3部で詳しく説明しましたが、目と手の意図的運動が発達することによって生まれる言語の発達であったり、共感や誤信念に代表される社会性の発達につながっていきます。このように座位姿勢における指さしは運動、認知、社会性の発達をつなぐ役割をもっています。

遠城寺式乳幼児分析的発達検査法においては、一人で座って遊ぶ、道具を掴んだり操作できる頃には、泣かずに欲求を示すことが可能になってくるという順序が示されています。すなわち、それまで泣くことでしか自分の意図や欲求を伝えることができなかったのが、自己の身体運動を使って他者に意図や欲求を示すことが可能になってきます。指さしによって、他者がその指さした道具を渡してくれるといったプロセスなどが自己の運動に基づく意図が他者に通じることを学習させていくのです。これは関係性の学習だけでなく、情緒の安定にもポジティブな効果を与えていきます。同時に身振りなどの「まね遊び」が生まれてきます。これは身体を使っての遊びですが、この「まね遊び」を通じてイメージ能力も発達していきます。また言語は喃語から一語文が話せるようになり、指さしといった運動を通じた三項関係によってさらに言語を学習していくようになります。

発達テーマ③
「体験に基づいた既知のシェマの更新プロセス」

自ら歩けるようになれば立位姿勢のまま遊ぶことも可能になってきます。これは姿勢バランスの発達だけでなく、それまでの安定していた姿勢（たとえば座位）以外で注意を操作する練習になります。すなわち、立位バランスをコントロールすることに注意を集中させず、それは意識の下でコントロールするようにして、手でおもちゃを意図的に操作する方に注意を集中させていきます。これは注意の分配能力の発達だけでなく、認知機能の大きなウェイトを占めるワーキングメモリの発達にも関わっていきます。歩きながら道具を運ぶといったように、意図は道具を運ぶわけですが、その手段に歩行を利用するといったように機能がさらに分化していきます。

一方で、経験に伴う手の巧緻性の発達とともに、移動手段の構築によって、さまざまな場所から見える空間が異なることを学習していきます。たとえば、高いところから見る空間と低いところから見る空間を比較しながら、その空間に関する知覚を発達させるとともに、その場所から手に持った道具を落下させることで、両者の音の違いなどを探索し始めます。1歳～2歳はこうした探索行動が積極的に現れる時期であり、歩行という移動手段を獲得することによって、積極的に既知のシェマの更新をしていきます。そして最終的に2歳までには自己の身体を利用した感覚運動的な発達が完成されていきます。

遠城寺式乳幼児分析的発達検査法においても、歩くことが可能になる時期は簡単な手伝いをする、困難なことに出会うと助けを求める、友達と手をつなぐなど、他者との関係性に基づく発達が急激にスキルアップしてきます。歩くという手段を利用して、自己の欲求をベースとした目的である他者との関係性の構築を積極的に試みるようになります。また言語の発達においては、絵本の読み聞かせに対して注意をいくらか持続させることが可能になり、これにはこれまで培ってきた共同注意の発達を利用すると同時に、絵本を通じて言語やイメージといった知性の発達が促進されていきます。

発達テーマ④
「豊かに生きるための運動ー認知ー社会性の相互作用」

歩行などの基本的動作が安定し、成人と同じ歩行パターンを呈すようになる時期には、基本的動作というよりも、応用的動作の発達が著しくなります。たとえば、積み木を家に見立てて倒れないように積み重ねたり、他者の動きを真似て自分も同じように行動する、細かい手の動きであるボタンをはめる、などが可能になってきます。積み木を家に見立てるといったイメージ能力の発達や、他者を模倣するといった自他の区別および共感能力の発達が進んでいることがうかがえます。同時に「ごっこ遊び」が盛んな時期であり、親から離れて友達と積極的に遊ぶようになります。社会的コミュニティーの拡大が進んでいることがわかります。つまり、挑

戦するべき巧緻的な取り組みに対して他者と協力しながら行っていくことを学んでいくわけです。スキルが要求される行動は一人では簡単に達成することができず、他者の援助を借りながら達成できます。この際、最近接領域に設定された挑戦課題をクリアしていくプロセスがさまざまな学習を形成していきます。

　こうした時期をピアジェは表象的思考期と呼び、エリクソンは自立性や自主性を発達図式としてあげました。すなわち、学習課題に対して既知のシェマではクリアできない挑戦課題に意図的かつ積極的に関わることで、自立性や自主性という意識を獲得していくわけです。この際、自力でクリアできない場合は、他者の援助を受けつつ、他者から言語を介してアドバイスを受けることから、言語の発達も同時に進んでいきます。挑戦する志向性は、物事に対して「なぜ？」と問いかける意識を生み出していきますが、その意識によって、他者に質問を投げかけ、そうしたコミュニケーションのやりとりによって、行為自体が自立するだけでなく、文化的教育的側面からの言語も学習していきます。これに基づき、自己の行動を基盤に他者の援助を受けることで、知能が発達していくわけです。いずれにしても、基本的動作を習得し、応用的動作に挑戦していく志向性から、動作だけでなくイメージや思考、そして社会性やコミュニケーション言語を発達させていきます。同時にこうした概念形成に関わる下頭頂小葉や自己の制御に関わる前頭前野、そして言語に関連する脳領域の発達も促進させていきます。

　遠城寺式乳幼児分析的発達検査法における「2歳を過ぎるとボールをける」「立ったままでくるっとまわる」「ブランコに立ち乗りしてこぐ」といった運動機能が著しく発達する時期において、これらに共通しているのは筋骨格系の発達というよりも、空間知覚の発達、なかでも自己の身体性の発達が大きく関わっています。どのように身体を動かし使うかといったシミュレーションの発達ももちろん必要です。このようなイメージ・表象能力は身体をどのように動かすかだけでなく、道具をどのように使用するかにも影響するわけで、身体性の発達は、道具操作などを含んだ概念形成にも関わっていきます。そういう意味では「知を形成する身体性」ということができるでしょう。人間の知性は、動物がそもそももっている身体性に道具・手の操作を介することで、言語や意味知識を発達させていきます。この時期には数の概念や左右の概念など知能の発達も自らの脳のなかで生み出す表象的思考によってどんどん進んでいきます。この際、言語は他者に意図を伝えるコミュニケーション手段だけでなく、内言に基づいて自己を制御することにも使用されていきます。こうした内言がイメージを形成するとともに、運動をよりなめらかに行っていくためのシミュレーションにも利用されていきます。さらには、こうした内言は行動を抑制するといった社会性にも大いに関わっていきます。つまり、言語は認知能力の一部ではなく、運動や社会性の発達にも関与していくわけです。

発達テーマ⑤
「大人は子どもの行動の変化に気づけているか？」

　本書を通して繰り返し述べてきましたように、人間の発達においては、子どもと大人との間の相互関係というものが発達上の大きなテーマとなります。人間の脳は、ある意味で未熟に生まれ、出生後の長い時間をかけて成熟していくという生物学的な性質をもっているからです。この点で、既存の発達検査に掲げられた検査項目だけで子どもの発達の実像を捉えるだけでは不足しがちな発達テーマが、この私たち「大人」による関わりという要素であると言えます。人間が成熟していく長いプロセスにとって、子どもと大人との関わりは非常に重要な意義をもちます。「子育て」ということばには、一方的に大人が子どもを養い、躾ける仕事といった語感がつきまといますが、本書で述べてきたように、とりわけ人間にとっては、「育つ」ということは大人と子どもとの共同作業の意味あいが強くあります。ですから、発達のプロセスを協力して乗り切っていくためには、まずは大人が子どもの行動の変化をどう捉え、その意味をどう理解するかという観点がたくさん必要になり、本書で述べてきたことからもそうした知識として活用していただくためのものです。

　子どもの発達は必ずしも平坦ではありません。育ちにつまずいている子どもが行動を通してそれに大人に訴えている時、それは大人にとってまずは「なぜ？」と気づき、その意味を問うことから始めなければいけません。必ずしもすべての「なぜ？」に明確な答えがあるわけではありませんが、子どもの抱える問題のありかを可能な限り推理できるものにしていく作業は大人が引き受けるしかありません。そうした大人の態度が大人本人のみならず、向き合う子どもの行動の変化を促していくこともあります。さらに言えば、一人一人の子ども

の問題はそれぞれの親の問題といった狭く、単純な話ではなく、その親子も含めた大人がつくっている社会、そしてこれからつくっていこうとする社会の問題でもあるということは、本書の第3部を読んでいただければ明らかであろうと思います。

　最後に大人の「なぜ？」をいくつか列挙してみます。これらの一つ一つについて、本書で述べてきましたことを活用して考えてみていただきたいと思います。

- 頸のすわりが他の子と比べて遅いのではないか？
- 抱くと嫌がるのはなぜ？
- 他の子と遊ぼうとしないのはなぜ？
- 目を合わせてくれないのはなぜ？
- 些細なことにこだわるのはなぜ？
- 一人遊びができず、他者に共有してもらおうとするのはなぜ？
- うつり気が激しく一つのものに集中できないのはなぜ？
- 大声でかんしゃくや奇声をあげてしまうのはなぜ？
- 危険なことを平気でするのはなぜ？
- ことばより先に手が出てしまうのはなぜ？

あとがき

　現代の医学あるいは教育はさまざまな方向に分化が進み、そうした分化が進むことで高度な治療や教育が開発され、それらが対象者に提供されています。たとえば、リハビリテーション領域に目を向けてみると理学療法士は運動課題を対象者に提供し、作業療法士は生活における道具操作などの作業課題を対象者に提供しています。こうした分化は高度な専門性を生み出し、それぞれの治療や技術を深化させていくうえで大事なプロセスである（あった）ことはいうまでもありません。しかしながら、「発達」という側面から観察すると、身体運動も道具操作も他者コミュニケーションも、その時々の社会・文脈のなかで互いに相互作用しながら、統合されつつ、それらの機能や能力がつくられてきたことがわかります。

　子どもを観察すると、突然今までできなかったことができるようになり、そうすると他の能力も突然つくられることがあります。こうした事実は環境－脳－身体を通じて行為が創発される現象によって起こるわけですが、そうすると、大人からの観察視点は、それらを複眼的にみていくことが求められるわけです。これは何も子どもを観察する視点だけではありません。運動障害をもつ対象者、言語障害をもつ対象者、認知障害をもつ対象者、社会的行動障害をもつ対象者といった一見異なる問題として捉えられがちなものを観察する際、専門的に細かくみようとするあまり本質的な問題を見落としてしまうこともしばしばあります。これも人間がもつ意識や注意機能の所以でありますが、比喩的にいうと「光のあたるところばかりで鍵を探してもみつからない」というわけです。実は、「鍵は光があたらないところにある」のかもしれません。人間がもつ機能や能力とは何か？そして、それらはどのように獲得されてきたのか？といった、「人間らしさ」の進化や発達の知識をもつことで、対象者に向く観察者の視点を変えることができれば、さらなる良き人間社会を築くことができるのかもしれません。本書によってそれを後押しするきっかけをつくることができれば幸いです。

　最後になりましたが、貴重なお子さんの情報（現象）をいただいた関係諸氏・友人に感謝いたします。子どもに対する教育や治療が良き方向に導かれることを祈って。

森岡　周

索　引

[ア]

アイコンタクト　103, 104, 115
ITPA言語学習能力診断検査　140
アイデンティティ　123
アクティブタッチ　67
アスペルガー症候群　75, 143
アタッチメント　121, 124
頭に対する身体の立ち直り反応
　（BOH）　16, 51
後戻り現象　12
アフォーダンス　58
アプガースコア　136
アポトーシス　35
一語文期　73
イド　92
意図検出器　111
意図伝達　68
アニミズム的因果関係　83
印象的因果関係　83
インプリンティング　62
隠喩　75
ヴィゴツキー　71
WISC-Ⅳ知能検査　139
WPPSI知能検査　139
ウェルニッケ野　76
ウルバッハビーテ病　93
運動視差　55
運動主体感　60, 67
運動スキル　32
運動プログラム　37
映像的表象　82
エゴ　92
　　スーパー――　92
S-R理論　99
エリクソン　123
遠城寺式・乳幼児分析的発達検査法
　137, 139
オペラント条件づけ　99
音韻意識　75
音源定位　57

[カ]

外側運動制御系　9, 37
外側皮質脊髄路　9, 10, 37, 47
改訂版デンバー式発達スクリーニン
　グ検査（JDDST）　139
概念形成　59, 68
概念的表象　60
カウンターバランス　18, 23
カウンターローテーション　14
顔偏好　100
過期産児　137
学習障害　144
学童期　57
仮説演繹的思考　86
片膝立ち　23
葛藤　118
下頭頂小葉　112
カナー自閉症　143
ガラント反射　49
感覚運動期　79
感覚運動表象　60
眼窩前頭皮質　113
眼球運動　56
　　滑動性――　56
　　衝動性――　56
感受期　62
感情　93
感情操作　118
　　――の神経基盤　120
キック運動（キッキング）　3
　　相反性――　3
　　両側性対称性――　3
帰納的思考　86
基本的信頼　124
基本的不信　124
きめの勾配　55
9ヵ月革命　70
吸啜反射　35, 50
強化学習　99
驚愕反応　98
共感　93
　　――的態度　93
叫喚発声　69
　　非――　69
強打運動　44
共同注意　70, 102, 103
　　――機構　109
　　――の神経基盤　112
　　意図的――　72
　　シンボル――　73
　　追跡的――　73
恐怖の条件づけ　97
極低出生体重児　137
起立不能期　27
キレる　122
均衡化　79, 80
緊張性迷路反射（TLR）　11, 13, 50
勤勉性　128
クーイング　69
空間イメージ　59
空間知覚　54, 55
　　――の神経基盤　66
空間の因果関係　59
空想遊び　84
屈曲逃避反射　8
屈曲優位　3
屈曲逃避反射　49
クラス化　85
gross motor skill　32
形式的操作　86
傾斜反応　52
鶏状歩行　40
頸定　3
系列化　85
嫌悪感　117
　　――の神経基盤　120
言語　68
　　――の3要素　69
　　――の神経基盤　76
　　――発達　73, 74
　　学習――　68, 75
現在自己　107
原始反射　3, 35
行為的表象　82
高機能自閉症　143
交叉性伸展反射　5, 49
抗重力筋　11
口唇反射　3, 50, 61
心の理論　54, 95, 102, 108
　　――テスト　140

151

──の機構　111
──の神経基盤　112
誤信念　84, 108
──課題　109
ごっこ遊び　84, 115, 127
古典的条件づけ　99
孤立　131

[サ]

座位　18
罪悪感　127
再社会化　134
座位バランス　22
作業記憶　87
サッカード　56
サリーとアンの課題　110
三項関係　71, 102-105, 115
三段論法　85
シーソー反応　25
ジェネラルムーブメント（GM）　32, 33, 61
シェマ　79, 80
視覚情報処理経路　66
視覚性頭の立ち直り反応　52
視覚的経験　63
視覚的断崖実験　55
自我同一性　123, 129, 130
　　　　──拡散　123, 129, 130
自己意識　106, 123
自己概念　129
自己喪失感　130
自己中心化　113
自己認知　106
　　　　──の神経基盤　112
自主性　127
姿勢発達システムモデル　38
姿勢バランス　36
視線検出器　111
視線追従行動　103, 104
自動歩行　28, 29, 49
シナプス刈り込み　33, 42
シナプス形成　35, 42
　　　　過剰──　42
指腹つまみ　47
自閉症スクリーニング質問紙（ASQ）　140
自閉症スペクトラム　75, 95, 100, 104, 114, 143
　　　　──質問紙（ASSQ-R）　143
シミリー　75

社会的随伴性　103
じゃれつき遊び　121
手掌把握反射　3, 7, 49
条件情動反応　99
上肢運動の統合的制御プログラム　46
象徴的表象　82
情動　91
　　　　──行動　91
　　　　──の階層　91
　　　　──の中枢起源説　94
　　　　──の発達　93
　　　　──の末梢起源説　94
　　　　基本的──　92
小児行動質問紙（CBCL）　140
職業意識　130
触覚的経験　61
自立性　126
人格　119
シングルタッチ　61
神経管　35
神経幹細胞　35
神経溝　35
神経板　35
新生児行動評価（NBAS）　136
新生児模倣　100
親切行動の伝染　121
身体所有感　60
身体図式　7, 8
「身体性」概念　60
身体性の神経基盤　67
身体に対する頭の立ち直り反応（NOB）　51
身体に対する身体の立ち直り反応（BOB）　51
身体描画　64
身体表象　62
心的回転　64
新版K式発達検査　139
親密性　131
心理社会的発達論　125
スキナー　99
　　　　──箱　99
スキャモンの臓器別発達曲線　58
スマーティ課題　109
刷り込み現象　62
成熟　56
成人期　57
成長　56
青年期　57

生理的弯曲　27
世代性　132
赤核脊髄路　9
絶望　134
セル・アッセンブリ　76
セルフタッチ　7, 9, 61
前庭脊髄路　9
前頭-頭頂ネットワーク　112
前方突出　3
早期産児　137
操作（オペレーティング）　19
足底把握反射　7, 30, 49
側頭-頭頂接合部　66
ソマティックマーカー仮説　94

[タ]

第一次循環反応　70, 80
第二次循環反応　80
第三次循環反応　81
第一質問期　73
第二質問期　73
大気遠近法　55
胎児期　57
対称性緊張性頸反射（STNR）　50
対象の永続性　59, 82
タクティールケア　98
多種感覚モダリティ領野　76
立ち直り反応　7, 35
脱中心化　86, 113
田中-ビネー知能検査Ⅴ　139
ダブルタッチ　61
DAMグッドイナフ人物画知能検査　140
知恵　132
知能　78
　　　　──指数（IQ）　78
　　　　──の神経基盤　87
　　　　結晶性──　86
　　　　言語性──　78
　　　　動作性──　78
　　　　流動性──　86
注意欠陥多動症候群　144
注視　7
中枢パターン発生器（CPG）　17, 29, 39
中枢末梢法則　58
長座位　21, 22
調節　79, 80
超低出生体重児　137
直立座位　22

追視　7
つたい歩き　41
津守・稲毛式乳幼児精神発達診断　139
低出生体重児　137
ディスレクシア　77, 144
停滞　132
テーラー姿勢　22
手さし　105
手の探索機能　58
テノデーシス効果　3, 5
DENBER II（デンバー発達判定法）　138, 139
同化　79, 80
道具操作　65
統合　134
到達運動（リーチング）　19, 21, 44
　　　　──の発達　45
道徳論的因果関係　83
頭尾法則　58
頭部コントロール　19
Dubowiz神経学的評価　136
「どこ」経路　66
トマセロ　70
トラウマ形成　98

[ナ]

内言　71, 74
内側運動制御系　7, 8, 37
「何」経路　66
喃語　57, 69, 105
　　　反復──　69
二項関係　70, 103
二語文期　73
日本版ミラー幼児発達スクリーニング検査（JMAP）　140
乳児期　57
認知発達論　80
命題的表象　60
寝返り　6
正中線を超えた寝返り　6
脳性麻痺　141
能動的接触　67
脳内表象　82
脳のなかの辞書　87
ノンバーバルコミュニケーション　70

[ハ]

把握（グラスピング）　19

──の発達　47
パーペッツの回路　87
ハイガード　23, 24, 27
背臥位　2
背反射　49
破局的思考　131
恥・疑惑　126
発育　56
発達（定義）　56
　　　──の基本原則　58
　　　──の経験説　56
　　　──の最近接領域　71, 72
　　　──の生得説　56
　　　生涯──　56, 57
バニーホッピング　14
パピー姿勢　12, 13
パブロフ　99
パラシュート反応　22, 25, 52
反張膝　31
ハンドスキル　48
ハンド把握　47
ピアジェ　71, 78
　　　──による発達段階　79
　　　──の「3つの山課題」　84
引き起こし反応　7
非対称性緊張性頸反射（ATNR）　3, 7, 50
ピボッティング　14, 17
ピボットプローン伸展姿勢　14
表象的思考期　79
敏感期　69
ピンチ運動　47
fine motor skill　43
フィードフォワード制御　7, 8, 15, 18, 24, 28, 35, 36
フィジェニティー　33
腹臥位　11
ふり遊び　115
ブルーナー　70, 71
　　　──による3つの表象手段　82
preshaping　46
Prechtl自発運動観察法（GMs）　136
フロイト　92
ブローカ野　76
フロスティッグ視知覚発達検査　140
文化社会的発達論　71
平衡反応　52
扁桃体　98, 113

報酬学習　99
歩行　39
　　　──の神経メカニズム　39
　　　──発達の7段階　40
保護伸展反応　52
postual set　37
保存の概念化　85
ボディーイメージ　54, 60
　　　──の神経基盤　66

[マ]

マクシ課題　109
マジック論的因果関係　83
マシュマロ課題　118
マズロー　133
　　　──の欲求階層　133
ミエリン形成　36, 42
ミラーニューロンシステム　95, 122
明喩　75
迷路性立ち直り反応　51
メタ意識　68, 131
メタファー　75
目と手の協応　44
メンタライジング　116
網様体脊髄路　9, 17, 24, 37
目的論的因果関係　83
モラトリアム　129
モロー反射　7, 36, 50

[ヤ]

ヤコブレフ回路　94
U字現象　34
豊かな環境　65
指さし　70, 103, 105
指しゃぶり　61
揺らぎのフィードバック情報　23
幼児期　57
陽性支持反射　27, 29, 49
横座り　21, 22
よじ登り　23
予測的姿勢制御　7, 17, 39
四つ這い移動　14, 15

[ラ]

ライジング　33
ライフサイクル　57, 124
　　　エリクソンによる──　124
ライフステージ論　125
ランドウ反射　14, 15, 17, 51

153

立位　26
　　——視　55
リテラシー　75
　　プリ——　75
リビドー発達論　92
臨界期　62
リング座位　19, 20, 21

ルーティング　3
　　——反射　35, 61
劣等感　128
老年期　57
ローガード　27, 31
ロッキング運動　14

[ワ]

ワーキングメモリ　87
　　言語性——　87
　　視空間性——　87
WAIS Ⅲ知能検査　140
割り坐　21

森岡　周（もりおか　しゅう）
1971年　高知県に生まれる
1992年　高知医療学院理学療法学科卒業
1992年　近森リハビリテーション病院，理学療法士
1995年　高知医療学院理学療法学科講師
1997年　佛教大学社会学部卒業
1997年　Centre Hospitalier Sainte-Anne, Paris（France）留学
2001年　高知大学大学院教育学研究科修士課程修了，修士（教育学）
2004年　高知医科大学大学院医学系研究科博士課程（神経科学系専攻）修了，博士（医学）
2004年　畿央大学健康科学部講師
2005年　畿央大学健康科学部助教授
2007年　畿央大学大学院健康科学研究科主任・教授
2013年　畿央大学ニューロリハビリテーション研究センター，センター長

発達を学ぶ　～人間発達学レクチャー

2015年 5月29日　初版第1刷発行
2023年 9月15日　　　第8刷発行

定価はカバーに表記
ISBN978-4-7639-1077-6

著　者　森岡　周 ©

発行者　関川　宏

印　刷
製　本　永和印刷株式会社

ＤＴＰ　Kyodoisho DTP Station

発行所　株式会社 協同医書出版社
　　　　〒113-0033　東京都文京区本郷3-21-10
　　　　電話03-3818-2361　ファックス03-3818-2368
　　　　郵便振替00160-1-148631
　　　　https://www.kyodo-isho.co.jp
　　　　E-mail：info@kyodo-isho.co.jp

JCOPY 〈(社)出版者著作権管理機構 委託出版物〉

本書の無断複写は著作権法上での例外を除き禁じられています．複写される場合は，そのつど事前に，(社)出版者著作権管理機構（電話03-5244-5088，FAX 03-5244-5089，e-mail: info@jcopy.or.jp）の許諾を得てください．

本書を無断で複製する行為（コピー，スキャン，デジタルデータ化など）は，「私的使用のための複製」など著作権法上の限られた例外を除き禁じられています．大学，病院，企業などにおいて，業務上使用する目的（診療，研究活動を含む）で上記の行為を行うことは，その使用範囲が内部的であっても，私的使用には該当せず，違法です．また私的使用に該当する場合であっても，代行業者等の第三者に依頼して上記の行為を行うことは違法となります．